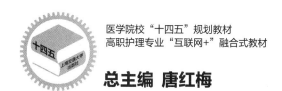

医学院校"十四五"规划教材
高职护理专业"互联网+"融合式教材

总主编 唐红梅

精神科护理

主编◎曹新妹　陶凤瑛　粟幼嵩　朱晓洁

数字教材

使用说明：

1. 刮开封底二维码涂层，扫描后下载"交我学"APP
2. 注册并登录，再次扫描二维码，激活本书配套数字教材
3. 如所在学校有教学管理要求，请学生向老师领取"班级二维码"，
   使用APP扫描加入在线班级
4. 点击激活后的数字教材，即可查看、学习各类多媒体内容
5. 激活后有效期：1年
6. 内容问题可咨询：021-61675196
7. 技术问题可咨询：029-68518879

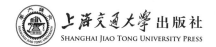
上海交通大学出版社
SHANGHAI JIAO TONG UNIVERSITY PRESS

内容提要

本教材是高职护理专业"互联网＋"融合式教材,全书共 13 章,内容包括绪论、精神障碍概述、各类躯体形式障碍和心理因素相关障碍及其护理、儿童和少年期精神障碍及其护理、精神科护理基本技能、精神障碍治疗与护理、精神障碍的社区康复和家庭护理、精神科护理相关的伦理与法律等内容。并根据最新的 ICD－11 调整章节结构和内容。每章前设有章前引言、学习目标、思维导图、案例导入模块。同时,依托纸媒教材,扫描封底二维码链接丰富、多元化的数字资源,如教学 PPT、导入案例解析、在线案例、云视频、拓展阅读、复习与自测等,内容丰富,形式多样,从而使教材内容立体化、生动化,易教易学。

本书主要供高职高专护理专业学生使用,也可作为临床护理工作者,特别是精神科、心理科护士继续教育的参考书。

图书在版编目(CIP)数据

精神科护理/曹新妹等主编.—上海:上海交通
大学出版社,2023.9
高职护理专业"互联网＋"融合式教材/唐红梅总主
编
ISBN 978－7－313－29175－2

Ⅰ.①精…　Ⅱ.①曹…　Ⅲ.①精神病学－护理学－高
等职业教育－教材　Ⅳ.①R473.74

中国国家版本馆 CIP 数据核字(2023)第 141167 号

精神科护理
JINGSHENKE HULI

主　　编:曹新妹　陶凤瑛　粟幼嵩　朱晓洁
出版发行:上海交通大学出版社　　　　　　　　地　　址:上海市番禺路 951 号
邮政编码:200030　　　　　　　　　　　　　　电　　话:021-64071208
印　　制:常熟市文化印刷有限公司　　　　　　经　　销:全国新华书店
开　　本:787mm×1092mm　1/16　　　　　　印　　张:19.75
字　　数:417 千字
版　　次:2023 年 9 月第 1 版　　　　　　　　印　　次:2023 年 9 月第 1 次印刷
书　　号:ISBN 978－7－313－29175－2　　　　　电子书号:ISBN 978－7－89424－339－3
定　　价:72.00 元

本书编委会

主　审

王　振　屠一敏

主　编

曹新妹　陶凤瑛　粟幼嵩　朱晓洁

副主编

吕迎春　李燕燕　刘　杰　龚　晴

编委会名单（以姓氏汉语拼音为序）

曹新妹　上海交通大学医学院附属精神卫生中心

陈　亮　重庆市第五人民医院

龚　晴　上海交通大学医学院附属精神卫生中心

李　芳　上海市黄浦区精神卫生中心

李　娜　上海市普陀区精神卫生中心

李燕燕　重庆医药高等专科学校

刘　杰　河北省精神卫生中心

吕　菲　上海市普陀区利群医院

吕迎春　鹤壁职业技术学院

闵海瑛　上海市浦东新区精神卫生中心

牛卫青　上海市闵行区精神卫生中心

粟幼嵩　上海交通大学医学院附属精神卫生中心

陶凤瑛　上海交通大学医学院附属精神卫生中心

叶晓丹　温州医科大学附属康宁医院

张　昊　上海睿宝傲宝儿科门诊部，上海哲选司法鉴定所

周依群　上海市静安区中心医院

朱晓洁　上海市杨浦区精神卫生中心

出版说明

党的十八大以来,党中央高度重视教材建设,做出了顶层规划与设计,提出了系列新理念、新政策和新举措。习近平总书记强调"坚持正确政治方向,弘扬优良传统,推进改革创新,用心打造培根铸魂、启智增慧的精品教材"。这也为本套教材的建设明确了前进的方向,提供了根本遵循。

高职护理专业"互联网+"融合式教材由上海交通大学出版社联合上海健康医学院牵头组织编写。教材编写得到全国十余所职业院校的积极响应与大力支持,由护理教育专家、护理专业一线教师、出版社编辑组成"三结合"编写队伍。编写团队在前期调研的基础上,结合我国护理卫生职业教育教学特点,深入贯彻落实习近平总书记关于职业教育工作和教材工作的重要指示批示精神,全面贯彻党的教育方针,落实立德树人根本任务,突显高等职业教育护理专业的特点,在注重"三基(基本理论、基本知识、基本技能)、五性(思想性、科学性、时代性、启发性、适用性)、三特定(特定对象为三年制高职专科护理专业学生、特定要求为纸质教材与互联网平台资源有机融合、特定限制为教材总字数应与教学时数相适应)"的基础上,以"十四五"时期全面推进健康中国建设对护理岗位工作实践提出的新要求为出发点,以教育部发布的《高等职业学校护理专业教学标准》等重要文件为书目制订和编写依据,以打造具有护理职业教育特点的立体教材为特色,紧紧围绕培养理想信念坚定,具有良好职业道德和创新意识,能够从事临床护理、社区护理、健康保健等工作的高素质技术技能人才为目标。全套教材共 27 册,包括专业基础课 8 册,专业核心课 7 册,专业扩展课 12 册。

本套教材编写具有如下特色:

1. 统分结合,目标清晰

本套教材的编写团队由全国卫生职业教育教学指导委员会护理类专业教学指导委员会主任委员唐红梅研究员领衔,集合了国内十余家院校的专家、学者。教材总体设计围绕学生护理岗位胜任力和数字化护理水平提升为目标,符合三年制高职专科学生教育教学规律和人才培养规律,在保证单册教材知识完整性的基础上,兼顾各册教材之间的有序衔接,减少内容交叉重复,使学生的培养目标通过各分册立体化的教材内容得以全面实现。

2. 立德树人,全程思政

本套教材紧紧围绕立德树人根本任务,强化教材培根铸魂、启智增慧的功能,把习近平新时代中国特色社会主义思想及救死扶伤、大爱无疆等优秀文化基因融入教材编写全过程。教材编写团队通过精心设计,巧妙结合,运用线下、线上全时空渠道,将教材与护理人文、职业认同、专业自信等课程思政内容有机融合,将护理知识、能力、素质培养有机结合,引导学生树立正确的护理观、职业观、人生观和价值观,着眼于学生"德智体美劳"全面发展。

3. 守正创新,科学专业

本套教材编写坚持"三基、五性、三特定"的原则,既全面准确阐述护理专业的基本理论、基础知识、基本技能和理论联系实践体系,又能根据群众差异化的护理服务需求,构建全面全程、优质高效的护理服务体系需要,反映护理实践的变化、阐明护理学科教学和科研的最新进展。教材编写内容科学准确、术语规范、逻辑清晰、图文得当,符合护理课程标准规定的知识类别、覆盖广度、难易程度,符合护理专业教学科学,具有鲜明护理专业职业教育特色,满足护理专业师生的教与学的要求。

4. 师生共创,共建共享

本套教材编写过程中广泛听取一线教师、护理专业学生对教材内容、形式、教学资源等方面的意见,再根据师生用书数据信息反馈不断改进编写策略与内容。师生用书过程中,还可以通过云端数据的共建共享,丰富教学资源、更新教与学的内容,为广大用书教师提供个性化、模块化、精准化、系统化、全方位的教学服务,助力教师成为"中国金师"。同时,教材为用书学生提供精美的视听资源、生动有趣的案例,线上、线下互动学习体验,助力学生护理临床思维养成,激发学生的学习兴趣及创新潜能。

5."纸数"融合,动态更新

本套教材纸质课本与线上数字化教学资源有机融合,以纸质教材为主,通过思维导图,便于学生了解知识点构架,明晰所学内容。依托纸媒教材,通过二维码链接多元化、动态更新的数字资源,配套"交我学"教学平台及移动终端APP,经过一体化教学设计,为用书师生提供教学课件、在线案例、知识点微课、云视频、拓展阅读、直击护考、处方分析、复习与自测等内容丰富、形式多样的富媒体资源,为现代化教学提供立体、互动的教学素材,为"教师教好"和"学生学好"提供一个实用便捷、动态更新、终身可用的护理专业智慧宝库。

打造培根铸魂、启智增慧的精品教材不是一蹴而就的。本套融合式教材也需要不断总结、调整、完善、动态更新,才能使教材常用常新。希望全国广大院校在使用过程中能够多提供宝贵意见,反馈使用信息,以逐步完善教材内容,提高教材质量,为建设中国特色高质量职业教育教材体系做出更多有益的研究与探索。最后,感谢所有参与本套教材编写的专家、教师及出版社编辑老师们,因为有大家辛勤的付出,本套教材才能顺利出版。

前　言

　　贯彻落实国家卫生健康委员会、教育部最新教改精神，进一步提高专业教材水平和质量，已成为我们研究的主要课题。此次由上海交通大学出版社策划，上海健康医学院牵头，全国卫生职业教育教学指导委员会主任唐红梅担任总主编的高职护理专业"互联网＋"融合式教材就是本着这个宗旨组织编写的。《精神科护理》为本系列教材分册，如何编写好一本优秀的教材是对编者的挑战，也是一种责任。

　　本教材主要供三年制医学高职高专护理专业学生使用，为适应我国高等医学发展的需要，根据国家卫生健康委员会高职高专护理专业教材编写要求和原则，本着以职业目标和劳动过程为教材编写导向，坚持"对优质教学资源进行产教融合，共创共享，教师为第一用户，学生为第二用户"的出版理念。其基本理论知识以"必需、够用"为原则，适当扩展。在知识点、技能点、能力点方面和国家标准接轨，引入案例教学和启发式教学方法，便于激发学生的学习兴趣。本教材旨在以强调基本技能为培养目标，充分体现护理专业的特色，渗透人文关怀精神，注重培养学生的综合素质和动手能力，并为今后的临床实践打下良好的基础。本教材与国内同类教材相比较具有以下特点。

1. 创新模式、理念技术先进：进行数据化分析，教材内容与技术同步发展，及时对教材进行修订升级。体现新知识、新技术，保持教材的领先性与先进性。

2. 教学形式多样化：线上线下互动体验学习，提供个性化、模块化、精准化、系统化的教学服务，灵活多变。

3. 导图引领：设置思维导图，专业课程知识点构架明显，便于学生了解。

4. 教学方法的新颖性：应用案例教学、情景模拟及启发式等教学方法，便于激发学生学习兴趣。

5. 紧跟教改，产教融合：加强"校企合作"，编写教材的团队人员有 40% 为双师型专家（即具备从事精神科临床实践教学能力和学校理论教学能力的专业课教师）。其余均为学校教师或临床医护专家。

6. 配套习题，"复习与自测"是注册护士直通护考题型，每章节都配套相关习题，提高护考通过率。

在教材编写过程中得到了多方的支持和帮助，特别要感谢各位编委努力而出色的工作；感谢上海健康医学院副院长、全国卫生职业教育教学指导委员会主任唐红梅教授的组织和指导；感谢上海交通大学医学院附属精神卫生中心博士生导师、副院长王振教授和上海市杨浦区精神卫生中心屠一敏院长对本书的指导和严谨把关。

由于编写时间仓促，编委们知识有一定的局限性，在编写过程中可能存在一些不足之处，敬请广大读者提出宝贵的意见，以便本教材在修订和再版时进一步完善。

曹新妹

2023 年 3 月

目　录

第一章　绪论 001

    第一节　概述 003

    第二节　精神医学发展简史 004

    第三节　精神科护理的发展沿革与趋势 005

    第四节　精神科护理工作的任务及范畴 008

    第五节　精神科护理工作的角色与素质 010

第二章　精神障碍概述 014

    第一节　精神障碍的概念、病因与分类 015

    第二节　精神障碍常见症状 018

第三章　器质性精神障碍及其护理 039

    第一节　概述 041

    第二节　脑器质性精神障碍 043

    第三节　脑器质性精神障碍患者的护理 050

    第四节　躯体疾病所致精神障碍 055

    第五节　躯体疾病所致精神障碍患者的护理 059

第四章　精神活性物质所致精神障碍及其护理 063

    第一节　概述 065

    第二节　阿片类物质所致精神障碍 068

    第三节　酒精所致精神障碍 071

    第四节　中枢神经系统兴奋剂和致幻剂所致精神障碍 074

    第五节　其他精神活性物质所致精神障碍 076

第六节　精神活性物质所致精神障碍护理 079

第五章　精神分裂症及其护理 083
　　第一节　精神分裂症 085
　　第二节　精神分裂症护理 090

第六章　心境障碍及其护理 100
　　第一节　心境障碍 102
　　第二节　心境障碍护理 111

第七章　神经症性、应激相关及躯体形式障碍及其护理 118
　　第一节　神经症性障碍及其护理 120
　　第二节　应激相关障碍及其护理 133
　　第三节　躯体形式障碍及其护理 142
　　第四节　分离转换障碍及其护理 147

第八章　心理因素相关生理障碍及其护理 157
　　第一节　概述 160
　　第二节　喂养或进食障碍及其护理 160
　　第三节　睡眠与觉醒障碍及其护理 172

第九章　儿童和少年期精神障碍及其护理 181
　　第一节　概述 183
　　第二节　智力发育障碍及其护理 184
　　第三节　孤独症及其护理 191
　　第四节　注意缺陷多动障碍及其护理 198
　　第五节　品行障碍及其护理 204
　　第六节　儿童情绪障碍及其护理 209

第十章　精神科护理基本技能 214
　　第一节　精神科基础护理 216
　　第二节　治疗性护患关系的建立 223
　　第三节　精神障碍患者的护理观察和记录 227
　　第四节　精神障碍患者的组织和管理 229
　　第五节　精神科专科技能 235

第十一章　精神障碍治疗与护理 242
　　第一节　精神科药物治疗与护理 244
　　第二节　改良电休克治疗与护理 253
　　第三节　重复经颅磁刺激治疗与护理 256
　　第四节　住院患者康复护理 257
　　第五节　心理治疗与护理 259

第十二章　精神障碍患者的社区康复和家庭护理 262
　　第一节　社区精神卫生康复概述 264
　　第二节　社区精神康复护理范畴和评估要求 268
　　第三节　社区精神障碍的家庭护理 274

第十三章　精神科护理相关的伦理与法律 277
　　第一节　概述 279
　　第二节　精神科护理相关的伦理 282
　　第三节　精神科护理与相关的法律 288

参考文献 293
中英文名词对照 296

第一章 绪 论

章前引言

　　精神障碍护理（mental disorder nursing）是随着现代医学模式的转变和精神医学的快速发展而建立起来的一门交叉性学科。它与精神病学、心理学、护理学、社会学和行为医学等学科有着紧密的联系。当今社会，在现代护理学以人为本以及整体护理理念的引领下，学好精神障碍护理学不但是精神医学的要求，而且对临床其他各科护理具有重要意义。本章通过介绍精神科护理的基本概念、精神科护理发展简史、精神科护理的工作任务和精神科护士的角色与要求，使学生了解精神科护理的概况，为接下来系统地学习精神障碍护理学奠定基础。

学习目标

1. 阐述精神科护理的发展沿革、精神科护理人员的角色及素质要求。
2. 理解精神科护理工作的内容及任务。
3. 能判断个体的精神活动是否正常。

思维导图

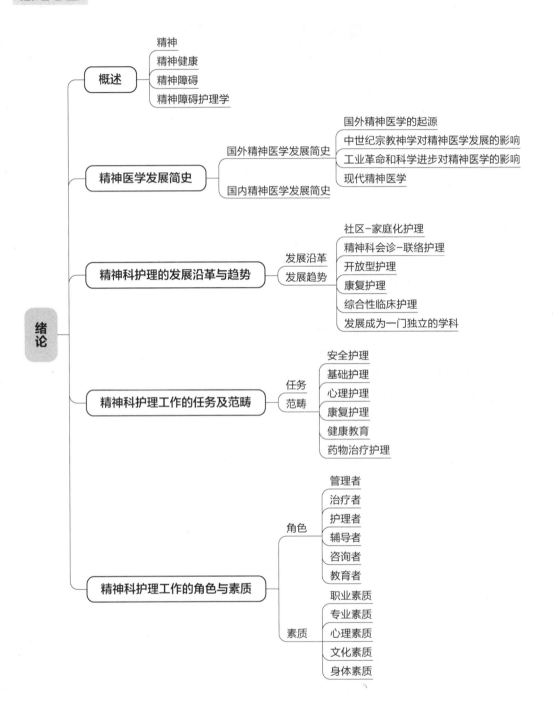

绪论

概述
- 精神
- 精神健康
- 精神障碍
- 精神障碍护理学

精神医学发展简史
- 国外精神医学发展简史
  - 国外精神医学的起源
  - 中世纪宗教神学对精神医学发展的影响
  - 工业革命和科学进步对精神医学的影响
  - 现代精神医学
- 国内精神医学发展简史

精神科护理的发展沿革与趋势
- 发展沿革
- 发展趋势
  - 社区-家庭化护理
  - 精神科会诊-联络护理
  - 开放型护理
  - 康复护理
  - 综合性临床护理
  - 发展成为一门独立的学科

精神科护理工作的任务及范畴
- 任务
- 范畴
  - 安全护理
  - 基础护理
  - 心理护理
  - 康复护理
  - 健康教育
  - 药物治疗护理

精神科护理工作的角色与素质
- 角色
  - 管理者
  - 治疗者
  - 护理者
  - 辅导者
  - 咨询者
  - 教育者
- 素质
  - 职业素质
  - 专业素质
  - 心理素质
  - 文化素质
  - 身体素质

案例导入

患者,女,未婚,20 岁,大专学历。近半年来她自感痛苦,不愿与人接触,也不愿去上班,说:"马路上的人一举一动都是在针对我,有的人看到我就咳嗽,甚至吐痰,这就是看不起我,故意贬低我;有的人看到我就冷笑,认为我没有修养,素质差;商店里的营业员对我态度也很生硬,说我这人很小气,没有派头;单位里同事也指桑骂槐,讲我这人是垃圾,看到我进办公室就故意扫地,赶我出门。"所以,该患者常常闭门不出。

问题:

1. 该患者出现了什么问题?

2. 针对该患者的问题,怎样帮助她?

第一节 概 述

定义

1. **精神** 又称心理(mind),是人脑对客观世界的主观能动的反映。精神是通过精神活动表现出来的,它是人的意识、思维活动和心理状态的总称。精神活动的物质基础是大脑,大脑的功能结构健全是产生精神活动的基础。

2. **精神健康(mental health)** 又称心理健康,是指个体的生理、心理与社会处于相互协调的和谐状态,是自我与他人之间一种良好的人际关系的维持。世界卫生组织(World Health Organization,WHO)曾给心理健康下的定义是精神健康是一种舒适状态,个体能够认识到自己的潜能,处理生活中的常见应激现象,工作效率高,能为社区(社会)创造价值。

📖 **拓展阅读1-1 心理健康的标准**

3. **精神障碍(mental disorder)** 又称精神疾病(mental illness),目前多使用精神障碍一词来取代传统的、单一的生物医学模式的精神疾病概念。精神障碍是指在各种因素作用下产生的精神活动紊乱或失调,出现感知、情感、思维、意志和行为等精神活动异常,导致患者明显的心理痛苦或社会适应等功能损害。

4. **精神障碍护理学(psychiatric nursing)** 是以临床精神医学为背景,以一般护理学理论原则为基础,结合精神障碍的具体特点,从生物、心理、社会三方面开展研究和帮助精神障碍患者恢复健康,以及对健康人保持健康、预防精神障碍的一门应用性学科。

📖 **拓展阅读1-2 精神病和神经病并非同一种疾病**

第二节　精神医学发展简史

一、国外精神医学发展简史

（一）国外精神医学的起源

国外精神医学起源于古希腊医学家希波克拉底（Hippocrates，前 460—前 370），他也被称为"精神医学之父"。他提出脑是思维活动的器官，提出了精神疾病的体液病理学说。他认为人体内存在 4 种基本体液，即血液、黏液、黄胆汁和黑胆汁，就像自然界中存在的火、土、空气和水一样。4 种体液处于平衡则人体健康，但如果其中一种过多或过少，或它们之间相互关系失常时，人就容易生病。例如，他认为忧郁症是过多的黑胆汁进入脑内，破坏了脑内活动所致。

（二）中世纪宗教神学对精神医学发展的影响

中世纪时代的西欧医学已沦为宗教和神学的附属，出现了严重的倒退。精神障碍患者被视为鬼神附体，无数的精神障碍患者被送进寺院，并用祷告、符咒、驱鬼等方法进行"治疗"。精神医学专注研究的是鬼神与精神疾病的关系。到了中世纪末叶，精神障碍患者受到监禁刑罚，理由是必须用苦刑来驱除他们体内的魔鬼，才能拯救其灵魂。而反对这些观点的正义呼声却被宣判为异端邪说。

（三）工业革命和科学进步对精神医学的影响

随着 18 世纪 60 年代工业革命的兴起，医学也逐渐摆脱了宗教神学的束缚。精神医学出现了重大的转折，精神疾病被认为是需要治疗的疾病。18 世纪末，法国大革命后，法国精神病学家比奈（Pinel，1745—1826）是第一个被任命为"疯人院"院长的医生，他去掉了精神障碍患者身上的铁链和枷锁，主张人道地对待患者。这也被公认为精神医学首次革命性的运动，实现了历史意义的改革。

（四）现代精神医学

国外精神医学真正发展是从 19 世纪逐渐开始的。尤其是 19 世纪末到 20 世纪初，"现代精神病学之父"克雷佩林（Kraepelin，1856—1926）将内外科疾病的研究方法运用于精神疾病，提出了精神疾病分类原则。他创立了"描述性精神病学"，明确地区分了躁狂忧郁性精神病与早发性痴呆。克雷佩林始终认为精神分裂症存在生物学基础，受他的观点影响，阿尔茨海默（Alzheimer）在老年痴呆患者的脑组织中发现了老年斑和神经纤维缠结。20 世纪以来，许多精神医学专家对精神疾病的病因、发病机制分别从神经解剖学、生理学和心理学等不同角度进行了大量的研究和探讨，以期阐明精神疾病的发病机制，形成了精神医学的各种学派。

1953 年，氯丙嗪抗精神病作用的发现和应用是现代精神医学史上最为重要的革命性事件,不仅极大地促进了临床精神障碍防治工作的发展,也使人们对精神疾病的生物学机制有了更为深刻的了解。越来越多的人主张精神医学应向"生物-心理-社会"的现代医学模式转变,而且这种新的医学模式在精神医学中显得最恰当、最适用,也最需要。精神医学不仅要服务于精神病院,也要面向社区精神卫生服务。

二、国内精神医学发展简史

我国是对精神障碍认识最早的国家,在公元前 11 世纪已有"狂"这一病名,如最早的有关精神疾病现象的文字记载见于《尚书·微子》:"我其发出狂"。在我国最古老的医典《内经》中就将人的精神活动归结于"心神"活动,并对情志与精神障碍进行了较为系统的论述,如"怒伤肝,喜伤心,思伤脾,忧伤肺,惊伤肾"等。秦汉时期的《难经》《伤寒论》等医书中对诸多精神症状作了相对详细的描述,如将精神症状归类为"狂""躁""谵妄""癫""痴""痫"等,并以其独特的理论与实践对这些精神障碍的病因、发病机制与症状进行了论述。此后 1500 多年,我国精神医学基本上是沿着这条思路缓慢地向前发展。但是由于我国精神医学的理论基础囿于阴阳五行学说,在精神医学理论上并未有突破性进展。

19 世纪末开始,随着外国传教士的传教活动进入我国,国外现代精神医学开始传入我国。继之,一些教会在我国广州、北京等大城市相继建立了精神病院与收容所或精神病教学机构。新中国成立后,我国精神疾病的防治工作主要由卫生行政部门、民政部门和公安部门管理,相继在各省建立了新的精神病院及康复医院,主要工作是收容和治疗无家可归或影响社会治安的精神障碍患者。改革开放以来,我国精神医学取得了长足的进步,精神卫生服务已基本覆盖全国各地。此外,上海、北京的精神健康三级防治网络逐渐推广,与国际精神病学界的交流逐渐增多,各种抗精神病药物与新治疗方法和理论的引进,丰富了国内精神医学的临床研究,其主要任务也已由收容性质转变为向社区居民提供优质的精神卫生服务,且逐渐与国际精神医学的发展趋势接轨。

第三节　精神科护理的发展沿革与趋势

一、精神科护理的发展沿革

正式的精神科护理的形成比较晚,国外有关精神科护理的文字记载源于 1814 年希区(Hitch)在精神病疗养院使用受过专门训练的女护士,进行专门的看护工作。继之,1860 年在英国伦敦,南丁格尔(Nightingale)创办了世界上第一所护理学校,由此开创了专业性的护理工作。1873 年,美国的琳达·理查兹(Linda Richards)在伊利诺伊州市立精神病医院制订了一项精神科护理计划,主张对精神障碍患者与内科疾病患者提供同等水平的护理,强调病区环境、个人卫生、新鲜空气和运动,注意患者的饮食和睡眠,以及对患者的服务态度等,确定了精神科护理的基础模式,被称为"美国第一位精神科护士"。此阶段的精神科护理以看护、照顾及改善患者的生活环境为主。1882 年,在美国马萨诸塞州的马克林医院建立了第一所培养精神科护士的学校,通过 2 年的护理课程,主要学习保护患者和管理病房的技巧,而有关精神专科方面的内容较少。

20 世纪 30—40 年代,随着精神医学研究的飞速发展,精神科的一些治疗方法如胰岛素休克治疗、睡眠治疗、电休克治疗、药物治疗等先后被精神医学界广泛应用,从根本上改变了精神科治疗手段的困境,住院患者增加,治疗效果明显提高,需要更有经验的精神科护理人员负责做更直接的护理。精神科护理的职能越来越大,护士角色也得到了肯定。1954 年,苏联《精神病护理》一书出版,详细阐述了精神疾病患者的基础护理与症状护理,强调对患者应保持亲切、体贴、爱护、尊重的态度,并强调废除约束,开展文娱活动和劳动等。从此,精神科护理走上正规道路,开始步入新的历程。1963 年后,在社区精神卫生运动的推动下,精神科护理的功能逐步由院内封闭的护理,开始走向社区、家庭和精神疾病的预防保健及康复。20 世纪 80 年代,美国乔治梅森大学袁剑云博士提出了中国的护理模式,使我国的护理事业不断发展,对外交流越来越多,从而推动了精神科护理的发展。

20 世纪末、21 世纪初,随着社会的进步和科学的发展,人民群众对心理健康需求水平的提高,使精神科护理功能发生了重要的改变,其工作内容由过去仅仅是承担对精神障碍患者的安全护理、生活护理以及治疗方面的护理,延伸到心理护理、康复护理、健康教育和社区护理等。同时,服务的对象扩展到一般的心理障碍者和健康人群。整体护理观念和理论的应用,不仅增强了护理工作的科学性,而且使护理的服务更加完善。精神科护理不仅涉及住院的精神病患者,而且还拓展到社区、家庭中有现存和潜在心理障碍和心理问题的人群,所以其发挥着预防疾病、减轻痛苦、恢复健康的巨大作用。为进一步加强精神科护理界的学术交流,1990 年中华护理学会成立了精神科护理专业委员会,定期举行全国性精神科护理工作的学术交流,大大地推动了我国精神科护理的发展。

二、精神科护理的发展趋势

(一) 社区-家庭化护理

精神障碍是一种慢性病,患者长期住院不仅不利于其康复,反而由于长期住院脱离社会,易患住院综合征从而引起社会功能的退缩。与躯体疾病患者相比,精神障碍患者更需要家庭的温暖,患者更喜欢在家庭和社区接受治疗和护理。因此,大力发展社区精神障碍护理和家庭健康教育,使精神障碍患者回归社会和家庭已成为必然趋势。

从 20 世纪 60 年代就开始对精神障碍患者的管理模式进行了改革,从传统的以医院为主的管理模式转向以社区-家庭化为主的管理模式。英国是社区精神卫生工作开展得较早且较好的国家之一,很早就主张在社区中照料精神障碍患者。自 20 世纪末,美国兴起了大量的自助组织,这些组织由有过类似不幸经历的人组成,如嗜酒者互戒协会、赌友互戒协会等。自助组织的创建者和成员认为,目前的社会机构不能够满足他们的需要,而自助组织则既能提供信息,也能提供心理援助。日本在 20 世纪 80 年代中期建立约 600 个社区精神卫生保健机构,配备了专门的家访人员,并且十分重视教育培训和普及宣传工作。新中国成立初期,我国已将社区精神卫生工作列为重点工作之一,并且在 1958 年全国第一次精神障碍防治工作会议上,便提出了"积极防治,就地管理,重点收治,开发治疗"的工作方针,把社区精神卫生服务列为工作重点之一;会议决定由南京、上海、北京、湖南和四川 5 个地区负责为全国培养人才,制订规划,建立精神障碍防治机构,重点在于对重型精神障碍的防治管理,要求做到早期发现、早期治疗和预防复发。从而推动了我国社区精神障碍防治工作的发展。

(二) 精神科会诊-联络护理

这是一种护理业务模式,是指由具有精神科专业知识的护理人员对有特殊需要的单位提供协助,以解决该单位所面临的问题。在综合医院里如果患者出现精神方面的问题而护理人员存在照护困难时,就主动地邀请与其有持续关系的精神科资深护理人员来协助其解决困难,即为精神科会诊-联络护理。

(三) 开放型护理

开放型护理是指精神障碍患者在住院期根据病情状态不同,可实行周末或节假日回家,与社区接触、与家人团聚,以促进患者社会功能的恢复。实行开放式护理,既能增强精神障碍患者与社会的联系,又能促进患者康复和重返社会。因此,实行开放型护理是精神科专科医院发展的必然趋势。

(四) 康复护理

精神障碍给患者社会功能带来的损害和精神残疾,可严重影响患者的生活质量和社会经济的发展,是一个非常重要的医疗问题和社会问题。训练精神障碍患者的生活、学习、工作及社交技能是减少精神残疾的重要因素,而护士在患者康复过程中发挥着重要作用。因此,大力推动精神科康复护理的发展,加强精神障碍患者社会功能的恢复,减少精神残疾是精神科护理工作的重要组成部分。

(五) 综合性临床护理

从 WHO 对健康的定义上看,人是一个完整的个体,其生理、心理和社会的健康处在同等重要的位置。精神健康服务和躯体健康服务融为一体是发展的必然趋势,而且患者的心理问题将是护理工作的重点。护士不仅要有能力帮助患者解决生理上的问题,还要有能力帮助患者解决心理、社会方面的问题。这就要求相关护理人员不仅要掌握专业的精神科知识,还要具备其他学科的综合知识与技能。目前国内也趋向两方面的发展,一是在精神科机构内设立多种学科,如神经科、内外科等;二是精神科临床管理模式多样性,如开放化、家庭化和整体化相结合。

(六) 发展成为一门独立的学科

随着精神医学的发展,现代护理的发展进步,以及人们对精神健康的重视和社会需求的增加,精神科护理也逐渐发展成为一门独立的学科。尤其是近 10 年现代护理的发展,生物-心理-社会医学模式主张以患者为中心,更强调精神与心理的护理。另外,精神科护理教育和科研的发展,使更多的高级护理人才投入精神科护理事业中,加快了精神科护理的发展,使之成为一门独立的学科。随着专科护士的兴起和发展,精神科专科护士的培养也逐渐受到重视。中华护理学会精神科护理专业委员会根据我国国情并参照国外标准,明确了精神科专科护士的执业领域、角色和内容,开展了相关的培训项目,执业护士在接受相关培训并经过资格考核后,取得精神科专科护士资格。各精神卫生机构和医疗主管部门也开展了相应的培训项目。但我国精神科专科护士在培养、资质认证等方面还存在一些问题,如不同机构对精神科专科护士的培养目标不同、认证的标准有差别等,因而精神科专科护士的发展仍需进一步探讨和统一规范。

另外,在学校应该设有精神科专业,培养专业的精神科护理人才。目前在我国(除港、澳、台地区外)精神科护士大多是从普通的护理学院专业毕业后直接参加工作,在校时也只是学习过精神科护理课程,没有进行系统、规范化的培训,而精神科又是专业性很强的学科,社会的进步对学科的发展提出了更高的要求,尤其是在精神障碍患者的康复中,护士承担着越来越重要的角色。

第四节　精神科护理工作的任务及范畴

一、精神科护理工作的任务

(1) 研究和实施对临床精神障碍患者科学的和人性化的组织管理方法。确保医疗任务的完成和防止意外事故的发生;为患者创造安全、舒适、愉悦的治疗环境,确保患者在安静、舒适、安全的环境中生活。

(2) 研究和实施与精神障碍患者接触的有效沟通技巧。探索精神障碍患者的心理活动,了解患者的心理需求,做出正确的护理评估,制订合适的护理计划,实施有效的护理措施,进而开展有针对性的心理护理。

(3) 以精神病学为基础,从护理学的角度去研究精神障碍患者病态行为的表现,探索精神障碍发生、发展规律及各种治疗的护理和特殊护理。

(4) 研究和实施严密的护理观察和记录工作。严密观察和记录精神障碍患者的临床症状是精神科护理人员的重要职责,这是一项特殊的任务,其目的是协助诊断和开展有针对性的治疗和护理措施,同时也为医疗、科研、教学、预防等工作积累资料,必要时可作为法律和劳动能力鉴定的参考依据。

(5) 根据马斯洛需求层次理论,了解和分析患者的需求,尽可能地满足其合理的需求。纠正和淡化患者病态所致的不正常或不合理的需求。

(6) 研究和实施精神障碍患者的康复护理,做好健康宣教,积极开展各种康复活动,促进康复期的患者最大程度地恢复生活自理能力及社交功能,为其顺利回归社会创造条件。

(7)研究和实施社区人群心理健康教育和咨询。在社区积极开展精神卫生知识宣教工作,对患者及其家属、社区群众等开展宣传、教育及精神障碍的预防工作,如筛查、培训、随访和家庭护理等内容。

(8)研究精神科护理过程中相关的伦理和法律问题,尊重精神障碍患者的人格和尊严,维护患者的合法权益。关心、爱护患者,保障患者的正常生活待遇和权利。

(9)研究如何提高护理人员的教学和科研能力,不断提高其专业学术水平和科研能力。

二、精神科护理工作的范畴

精神障碍患者在思维、情感、意志、行为等方面明显异常,不能正确反映客观世界,影响其正常的工作与学习,部分患者受精神症状的支配,易发生危及自身或他人生命安全的行为。在长期患病过程中又容易出现睡眠、饮食等障碍,生活不能自理,机体抵抗力降低,往往并发各种躯体疾患。因此,做好精神障碍患者的护理工作非常重要,主要涉及以下几个方面的内容。

(一)安全护理

安全护理是精神障碍护理中非常重要的内容,患者在各种幻觉、妄想等症状的支配下出现兴奋、躁动、伤人毁物或自杀、自伤行为等。这些行为不仅严重影响患者自身的安全和健康,且对他人或环境也具有极大的破坏性。稍有疏忽,便可在患有精神疾病的同时合并躯体残疾,甚至威胁生命。因此,护理人员要有高度的安全意识,随时警惕危险因素,谨防意外发生。

(二)基础护理

精神障碍患者由于疾病的影响,导致其认知功能下降,生活懒散,甚至个人卫生不能自理。护理人员应督促、鼓励和帮助患者处理日常生活,协助患者做好个人卫生、饮食护理、睡眠护理、排便护理、发药护理和监测生命体征等。护理人员通过为精神障碍患者提供全面、优质的基础护理工作,创造良好的治疗与护理环境,促进其早日康复。

(三)心理护理

精神障碍患者由于疾病原因致使其言行异常,思想怪异,往往会招致他人的疏远、冷落甚至歧视,再加上疾病使其认知功能受到影响,工作、学习能力下降,继而导致情绪低落、自卑或自暴自弃。在内外压力下,患者非常痛苦,不利于治疗和康复。因此,如何帮助精神障碍患者从不良情绪中走出来,以积极的心态接受治疗及面对未来,是心理护理的主要任务。护理人员要掌握丰富的心理护理知识和技巧,与患者建立良好的人际关系,对患者要热情、耐心、温柔,有同情心、爱心和责任心,以取得患者的信任。心理护理的重点是让患者能正确地认识和对待疾病,积极主动地参与治疗活动,帮助患者消除心理障碍和改变不良行为。实施心理护理时,注意避免移情或反移情影响等。

（四）康复护理

康复护理主要是指对精神障碍患者进行生活、学习、职业技能的训练，最大限度地降低患者心理、社会功能的损害程度，提高其生活技能与社会适应能力，使其重新回归社会的一种治疗护理方法。精神障碍患者的病程较长，因此在康复期进行康复护理尤为重要。通过康复护理可以减轻患者痛苦，最大限度地恢复其社会功能，提高患者的生活质量。

（五）健康教育

健康教育是一项增进健康的有计划、有组织、有评价的教育活动过程，其核心是改变患者不恰当的行为和生活方式。在精神科护理工作中开展健康教育，是将健康教育贯穿于患者从入院到出院及家庭、社区的各个环节，使健康教育与系统地治疗、护理及康复护理有机结合，为患者健康提供服务，使患者和家属了解有关疾病的知识以及治疗、护理、预防的知识，使其能正确对待疾病，从而自觉地配合治疗和护理，消除或减轻影响健康的危险因素，预防疾病复发、促进康复、提高生活质量。

（六）药物治疗的护理

部分精神障碍患者缺少对疾病的自知力，并不认为自己患有疾病，从而无治疗要求，甚至强烈反对接受各种必要的治疗。同时，由于疾病的影响，患者一般生活自理能力下降或缺失。因此，如何使医嘱得以执行，让患者得到及时、必要的治疗是精神科护理的一项重要内容。服药是精神科最常用的治疗方法，必须时刻关注并保证患者按医嘱服药，在治疗效果不佳时还要考虑患者是否按医嘱服药。如果是在精神科病房，发药给患者后还要确定患者是否服下了药物，要严防患者吐药或藏药，服药后要检查患者的口腔并观察其反应，确认患者服下药物后才能离开。对于拒不服药者，应及时向医生报告，改换给药途径。

第五节　精神科护理工作的角色与素质

一、精神科护理工作的角色

（一）管理者

管理者主要体现在对精神科病房及患者两方面的管理。一方面，为精神障碍患者提供一个清洁、舒适、安全的治疗性环境；另一方面，制订和组织实施保证治疗和护理工作正常运转的规章制度及对精神障碍患者的组织管理，使其尽可能地生活在舒适、轻松和有序的环境之中。

（二）治疗者

精神科的治疗方法具有多样性，以及具有医护人员共同协作完成治疗的特点。在治疗过程中,护理人员既是执行者、协作者,又是治疗者。护理人员应掌握相关的理论知识及技能,与医生共同完成治疗任务。精神科护理人员的治疗作用主要体现在积极地参与对精神障碍患者的各种治疗,如给药、心理治疗、松弛治疗、行为矫正、电休克治疗及家庭治疗等。

(三) 护理者

同其他临床科室的护士一样,精神科护士首先要满足患者的基本需求,保持患者内外环境的稳定,特别是部分患者在患病期间不能料理个人日常生活,不能保护自己的安全,对住院感到恐惧、焦虑。这就需要护理人员如同亲人一般照顾患者,照护患者的日常生活,如洗漱、沐浴、更衣、睡眠、饮食、大小便等。同时,护理人员还要执行常规护理操作,如注射、输液、吸氧、给药、导尿等。此外,护理人员还要为患者提供舒适的治疗环境,如保持病房整洁、空气新鲜、光线适中和无噪声等。

(四) 辅导者

辅导者主要体现在对患者的康复治疗中,帮助患者恢复正常的生活和社会交往。护理人员在此过程中主要承担辅导者的角色,训练患者料理个人生活、增进人际交往,提高患者的生活自理能力及社会适应能力。

(五) 咨询者

赫得嘉·佩普劳(Hildegard Peplau)认为,护理中的咨询能使患者知道目前自己发生了什么,并且将目前的经历与过去的经历互相联系。由于护理人员与患者接触最多,是患者的主要倾诉对象,因此,无论是在医院、社区或家庭,护理人员永远是患者最值得信赖的人。因此,护理人员不仅需要具备良好的心理素质和丰富的专业知识,精通沟通技巧,懂得各种精神障碍患者的特点,还要懂得多民族文化,尊重、接纳具有各种异常行为的患者。研究患者的心理活动,倾听患者的心声,耐心解答各种问题,与患者建立良好的治疗性护患关系,为患者提供疾病相关信息,使患者获得健康指导和心理支持。

(六) 教育者

精神疾病具有慢性、容易反复的特点。因此,精神科护士经常扮演着教育者的角色,不仅向患者、家属以及社区不同群体宣传有关精神疾病的病因、疾病特点、治疗、预防及护理等知识,还要教会患者及其家属理解造成病情加重的因素,识别疾病复发的征兆,学会避免焦虑升级的技术,指导患者如何有效地与他人沟通交流等。

二、精神科护理工作的素质

(一) 良好的职业素质

1. 具有敬业及奉献精神　由于精神障碍患者在病态情况下,无法控制自己的言行,常出现一些伤己、伤人等行为。因此,作为一名精神科护理人员必须具备敬业及奉献精神。从事该领域的护理人员在面临患者暴力行为的威胁及其他行为所带来的困扰时,应该充分理解患者的痛苦,要正确认识精神障碍所造成异常行为的病态性,同时也要正确认识自己工作的重要意义。要热爱自己的本职工作,不厌其烦地、耐心地帮助患者恢复健康。

2. 尊重、同情、关爱患者　现实社会中存在着对精神障碍患者的歧视和偏见,这对于患者是不公平的。精神障碍患者同样具有人格尊严和社会价值。精神障碍患者是特殊的人群,理应受到人格上的尊重,受到家庭、社会、人道主义的保护,这也是精神卫生道德对社会的呼唤。护理人员要尊重、同情、关爱患者,不得对患者进行人格侮辱、讽刺或讥笑,不得谈笑患者的病情,更不得变相虐待患者。对待患者态度要和蔼,对其合理的要求应尽量予以满足,与患者建立良好的护患关系,取得其信任,促进患者早日康复。

3. 恪守慎独　精神疾病往往导致患者不能对自己的行为负责,也不能有效地对护理行为进行监督和客观评价。因此,精神科护理人员要恪守慎独、自觉主动、尽职尽责地完成护理工作。那种认为精神障碍患者"糊涂",在临床护理工作中少做或做错也没关系的想法是极其错误的,是缺乏道德责任感的表现。

4. 保守秘密　精神科由于治疗、护理的需要,常常需要详细了解精神障碍患者的工作、生活、学习等情况,其中可能包括个人隐私的内容。在精神科诊疗、护理中,保守秘密是对患者高度负责的表现。护理人员必须严守秘密,不能随意泄露,更不能作为茶余饭后的笑料,否则就是侵犯患者的隐私权,损害患者及其家属的自尊心。

(二) 高超的专业素质

1. 扎实的理论知识　精神科护理人员要熟悉各种常见病的临床知识和抢救治疗知识,更主要的是精神科的护理知识,熟悉精神科药物的名称、剂量、用法、适应证、禁忌证、不良反应及应急措施等。因此,护理人员要掌握扎实的专业知识,在此基础上才能全面评估护理对象的健康状况和需求,确定护理问题,制订和实施护理计划。

2. 具有娴熟的护理技能　对于精神科患者,尤其是兴奋、躁动患者,在护理过程中要确保技术过硬,否则容易造成意外的发生。娴熟的护理技术操作的要求:①稳,即动作轻柔、协调、灵巧、稳妥,这不仅给人以安全感,而且使人有美的感受;②准,即动作严格按照操作规程办事,准确无误;③快,即动作熟练、眼疾手快、干净利落;④好,即质量高、效果好,患者满意,自己也满意。

3. 具有敏锐的观察力　这一点在精神科尤为重要,因为精神障碍患者的症状一旦经过初步控制,没有明显异常行为,如果不仔细观察病情,就难以发现细微变化,容易出现自杀、逃跑等严重后果。护理人员要善于从患者的言语、表情、行为、姿势和眼神中了解患者的心态,从而防止意外事件的发生。

(三) 良好的心理素质

1. 具有健康的心理及稳定的情绪　护理人员的情绪在与患者和家属进行交往的过程中具有重要的影响。护士积极的情绪、和蔼可亲的表情不仅能够调节气氛,而且能够对患者激动或抑郁的情绪起安抚作用,有利于增强患者的安全感。这要求护理人员要学会自我心理调节,加强自身的心理健康知识的学习,以提高自身的文化修养及生活情趣,不断地提高自身的心理承受能力。

2. 具有果断、灵活的心理品质 护士的工作繁琐复杂,而患者的病情又变化多端,有时难以预料,这要求护士具有灵活的注意力和敏锐的观察力,善于发现患者的瞬间变化;同时又要具有意志的果断性,能根据情况的变化立即做出果断的决定和科学的应对,从而采取积极、有效的防范措施,才能较好地保证患者和自身的安全。

(四)文化素质

护理学是一门综合性应用科学,精神科护理学是护理学的一个重要组成部分。为了提高护理服务质量,精神科护理人员应该具有较高的文化修养,知识结构应该合理,不仅要掌握精神病学和一般医学专业的基础理论知识,还应掌握心理、社会、美学及行为学等多学科知识。只有这样才能适应整体护理工作的开展,适应护理学科发展的需要,适应精神障碍护理工作的需要与发展。

(五)健康的身体素质

精神科护理人员与其他科的护理人员相比,精神紧张度大得多,因为精神科护理人员长期与精神障碍患者接触,要随时警惕患者冲动伤人及发生意外。加之患者多,病种复杂,如果护理人员没有健康的身体素质,则无法胜任现代精神科护理工作。同时,很多患者因长期住院而身体呈衰退状态,生活不能自理,需要护理人员的全面照料。这些都要求精神科护理人员要有良好的身体素质,才能全身心地投入到紧张而又繁忙的精神科护理工作中。

(曹新妹、李燕燕)

数字课程学习

◎ ○教学 PPT ○导入案例解析 ○复习与自测 ○更多内容

第二章　精神障碍概述

章前引言

　　精神障碍是一类具有诊断意义的精神方面的问题,以认知、情绪、行为等方面的改变为主要临床特征,患者常常伴有痛苦的体验或者社会功能的损害。专门研究精神症状规律性的学科称为精神障碍症状学或精神病理学(psychopathology)。因此,要重点熟悉和掌握精神症状的概念、表现和临床意义,避免在临床工作中混淆某些症状。

学习目标

1. 知道精神障碍的病因和分类系统。
2. 理解常见精神症状的名称、定义及临床意义。
3. 判断各类精神障碍,确立症状的维度。

思维导图

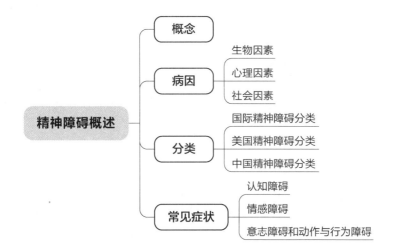

案例导入

　　患者,女,18岁,学生。老师和家人均发现她近半年来变得少言寡语,发呆。她觉得同学们好像有读心术,能读懂她的心灵,知道自己的想法,多次询问同学:"我的想法你们知道吗?"患者认为从别人的表情、眼神和语言中就可以看出他们知道自己的想法。患者近半个月来症状加重,不愿意去上学,认为同学们都能知道她所想的内容,自己没有隐私可言,认为同学们开始说她的坏话,脑内也有声音在评论她。

　　问题:

　　患者目前存在的症状是什么? 请对症状进行分析。

第一节　精神障碍的概念、病因与分类

一、概念

　　精神障碍是指大脑在各种因素的作用下,发生病理变化和功能损害,从而出现感知、思维、记忆、情感、意志和行为等精神活动方面的异常。大多数精神障碍至今未确定其病因与发病机制,缺乏客观的诊断标准和有效的检查手段。因此,学习症状学,正确识别精神症状是诊治精神障碍、观察和判断疾病转归的重要依据,是做好精神科临床护理工作的基础。

精神症状一般具有以下特点：①症状的出现和消失不受患者意志控制；②症状的内容和表现形式与客观环境明显不符；③症状给患者带来不同程度的痛苦体验或社会功能受损。判断一个人的精神活动正常与否，可从以下两方面进行分析：①纵向比较，将其现在的精神活动表现与其过去一贯的表现进行比较，看是否有明显改变；②横向比较，将其精神活动与相似文化背景下的大多数人进行比较，看是否存在较大差异。需要注意的是，无论纵向还是横向比较，均要对患者的心理状态和当时所处的环境进行考虑和具体分析。判断精神活动正常与否，必须整体综合考虑，千万不能分割判断。

二、病因

精神障碍是一类病因复杂的脑疾病。研究发现，精神刺激和躯体反应密切相关，疾病发生常伴随不愉快情绪、无助感、无望感等心理反应，情绪也可导致躯体功能障碍。同时，疾病发生与环境因素也有密切关系。因此，精神障碍的病因学异常复杂。目前，较为一致的观点认为，精神障碍是多因素疾病，涉及生物、心理及社会因素。

(一) 生物因素

1. 遗传因素　遗传因素在某些精神障碍的发病中起重要作用，如精神分裂症、情感性精神障碍、人格障碍和某些类型的智力发育障碍等，是基因将疾病的易感性进行生物学传递。

2. 神经发育异常　神经发育障碍患者的大脑从一开始就未能获得正常的发育，由于遗传和神经发育危险因素的相互作用，大脑在胚胎期就出现了某些神经病理改变，其即刻效应并不明显，随着进入儿童青少年期或成年后，在外界因素的刺激下，或许最终可导致疾病发生。

3. 神经生化因素　目前，大多数精神障碍确切的生化改变机制尚不清楚，但单胺类神经递质、氨基酸类神经递质可能参与了精神障碍的发病机制，与其相关的一些药物可以用于精神障碍的有效治疗。

4. 神经内分泌因素　内分泌系统和神经系统相互调节，内分泌功能障碍和精神障碍特别是情感障碍具有较高的共病率。

5. 感染　全身感染、中枢系统感染和其他系统感染均可引起精神障碍。最常引起精神障碍的感染有败血症、流行性感冒、伤寒、肺炎、脑膜炎、神经梅毒以及获得性免疫缺陷病等。

(二) 心理因素

心理因素包括心理素质和心理应激两方面。心理素质主要包括气质和性格，是发病的条件。临床上，精神分裂症患者的性格多表现为内向、孤僻和敏感。双相障碍患者多为外向性格。另外，抑郁障碍、分离障碍和强迫性神经症患者也都有其特有的性格特点。心理应激(psychological stress)是指某种时间或处境对个人心理产生的压力或不利影响，是发病的诱因。心理刺激因素可概括为生活事件和自然灾害两大类。适当的心理应激具有激发潜能、鼓舞士气的作用,但过度强烈的应激常导致急性应激反应或创伤后应激障碍。

(三) 社会因素

社会因素指对个体心理健康产生良好的或不良的社会影响,包括社会文化、社会变迁和社会支持等。良好的社会因素对心理健康产生保护作用,不良的社会因素则对心理健康产生致病作用或促使疾病因素发挥作用。环境因素在疾病的发生、发展、严重程度、表现特点、病程及预后方面非常重要。

在精神障碍的发生、发展与转归过程中,社会因素和心理因素起着重要的作用,两者常统称为心理-社会因素。

三、分类

精神障碍的分类是将各种纷繁复杂的不同疾病按照特点与相互关系进行划分,加以系统归类的过程,便于对各种精神障碍在病因、发病机制、诊断、治疗、护理和预防等方面进行深入的研究与认识。

对精神病学来说,目前最主要、影响最大的分类系统是 WHO 发布的《疾病及有关健康问题的国际分类》(*International Classification of Diseases and Related Health Problems*,ICD)的精神与行为障碍分类和美国精神病学会《精神障碍诊断与统计手册》(*Diagnostic and Statistical Manual of Mental Disorders*,DSM)。我国自 2002 年起正式使用 ICD 系统进行疾病分类统计,在临床和科研中已基本采用 ICD 与 DSM 分类系统。

(一) 国际精神障碍分类

目前临床及科研主要使用 ICD-11 和 DSM-5 的诊断标准,代表了目前精神障碍的发展趋向。ICD-11 是几乎囊括所有疾病的分类系统,对精神障碍的主要分类类别如下。

6A0　神经发育障碍

6A2　精神分裂症或其他原发性精神病性障碍

6A4　紧张症

6A6　心境障碍

6B0　焦虑或恐惧相关障碍

6B2　强迫及相关障碍

6B4　应激相关障碍

6B6　分离性障碍

6B8　喂养或进食障碍

6C0　排泄障碍

6C2　躯体痛苦或体验障碍

6C4　物质使用或成瘾行为所致障碍

6C7　冲动控制障碍

6C9　破坏性行为或去社会性障碍

6D1　人格障碍及相关人格特征

6D3　性心理障碍

6D5　做作障碍

6D7　神经认知障碍

6D8　痴呆

6E2　妊娠、分娩及围产期相关精神行为障碍

6E6　继发性精神行为综合征,与分类于他处的障碍或疾病相关的智力发育障碍

(二) 美国精神障碍分类

1952 年,美国医院-心理学会制定了 DSM-Ⅰ,直到 1980 年出版的 DSM-Ⅲ,对精神障碍制定了诊断标准且具有可操作性。虽然属于美国国内的诊断分类系统,但由于其影响比较大,具有重要的国际地位。2013 年 5 月,美国精神医学学会推出了最新版本 DSM-Ⅴ,对精神障碍诊断进行了重新排列组合,摒弃了多轴诊断系统,由从原来的 17 类变成了 22 类。

(三) 中国精神障碍分类

1989 年,我国制定了《中国精神障碍分类与诊断标准》(*Chinese Classification and Diagnostic Criteria of Mental Disorders*,CCMD),2001 年已出版第 3 版。其特点为:一方面向国际疾病分类法靠拢,多数疾病的命名、分类方法、描述、诊断标准都尽量与 ICD-10 保持一致,同时注意借鉴 DSM-Ⅳ的优点;另一方面,结合中国国情与传统经验,保留一些传统分类分型方法与诊断或症状名称。

第二节　精神障碍常见症状

人的心理活动的过程一般分为认知、情感和意志行为等。由于精神障碍的诊断和分类主要依据患者的临床表现,因此,认识和识别精神症状是从事精神科护理的重要基础和工作内容。为了便于对精神症状进行描述和记忆,以下按精神活动的各个心理过程分别进行描述。

一、认知障碍

(一) 感知觉障碍

感知觉障碍包括感觉(sensation)和知觉(perception),都是大脑对客观事物的反映。两者的区别:感觉是大脑通过感觉器官对客观事物的个别属性的反映,如颜色、形状、气味和冷热等。知觉是在这些感觉的基础上综合而成的,大脑将事物的各种属性联系整

合在一起形成了对事物的整体印象。例如，看到一个水果，它的颜色、形状、味道、大小等个别属性都是一种感觉，从综合而成的整体印象得出这是一根香蕉，这就是知觉。

1. 感觉障碍　感觉是外界事物个别属性在人脑中的反映，如光、声、色、形等。感觉障碍（Sensory disorders）在临床上并不多见，现将主要几种列举如下。

1）感觉过敏（hyperesthesia）　指机体对外界一般强度的刺激感受性增高。如感到阳光特别耀眼，普通的关门声特别震耳，轻微碰触皮肤就感到疼痛难忍。感觉过敏多见于神经症、分离障碍和感染后的虚弱状态等。

【案例2-1】一名疑病症患者近期出现感觉异常，如普通的气味感到异常刺鼻，关门的声音突然比以前大了许多倍，窗外的汽车声异常刺耳。

2）感觉减退（hypoesthesia）　与感觉过敏症状相反，指机体对外界刺激的感受性降低。患者对强烈刺激感觉轻微，如剧烈的疼痛、难以忍受的味道等。严重者对外界刺激完全不能感知，称为感觉缺失（anesthesia）。感觉减退多见于抑郁状态、木僵状态、意识障碍、分离障碍和精神分裂症。感觉缺失多见于分离障碍。

3）感觉倒错（paraesthesia）　对外界刺激产生与正常人相反的或不同性质的异常感觉。如对凉的刺激产生了烫的感觉；用棉签轻擦皮肤时，感到疼痛。多见于分离障碍。

4）内感性不适（senestopathia）　又称体感异常，是指躯体内部产生的各种不适或不能忍受的异样感觉，常难以表达，如虫爬感、牵拉感、撕扯感、挤压感等。其特点是无法指出明确的不适部位，此点可与内脏性幻觉加以区别。内感性不适可继发疑病观念，多见于神经症、精神分裂症、抑郁状态和脑外伤所致精神障碍。

2. 知觉障碍　知觉是将个别属性综合起来形成一件事物在脑中的反映，即事物的整体属性。知觉障碍（perception deficit）在精神科临床上最为常见，是精神障碍患者的主要症状。知觉障碍常见有错觉、幻觉和感知综合障碍。

1）错觉（illusion）　是一种歪曲的知觉体验，即对客观事物整体属性的错误认知。例如，把挂着衣服的衣架看成是一个人。正常人在光线暗淡、恐惧、紧张等状态下也可产生错觉，但经验证后错觉可以消除。病理性错觉常在意识障碍时出现，带有恐怖性色彩，多见于谵妄和躯体疾病，也见于精神分裂症。

【案例2-2】患者，男，有精神疾病，看到地上的一条绳索，惊恐地叫道"蛇……有蛇"，簌簌发抖。

2）幻觉（hallucination）　指缺乏客观刺激作用于感觉器官而产生的感知觉体验，是一种虚幻的知觉。

（1）按照幻觉相关的不同感觉器官分类：

① 幻听（auditory hallucination）：精神科临床上最常见的幻觉。幻听的内容、种类和性质多种多样，如讲话声、音乐声、无线广播等。根据幻听的结构性质可分为原始性幻听和言语性幻听。原始性幻听是单纯的自然声音，如风声、雨声等，不包括语言，多见

于大脑局灶性病变。言语性幻听最多见,具有诊断意义。幻听的内容复杂多样且不易理解,清晰程度也不一致,有的非常清晰,有的模糊难辨。出现的频率也有差异,有的接连发生以至持续不消退,有的偶尔出现。说话的方式也不一样,有的是个别人的声音,还有的是2个或2个以上的声音在争论(议论性幻听)。也有对患者的行为进行评论(评论性幻听)。谈话的内容以嘲笑、威胁、辱骂多见,常使患者苦恼、愤怒。有时幻听命令患者做某种事,如殴打别人、自杀和自伤等,患者常常无法违背而遵照执行(命令性幻听)。幻听可见于多种精神障碍,其中评论性幻听、议论性幻听和命令性幻听为诊断精神分裂症的重要症状。

【案例2-3】一名25岁患精神分裂症的女性患者,近几天听到窗外有同事谈论她的声音,说她工作不认真、偷懒,应给予批评。虽然周围没有一个人听到这些声音,但患者常向窗外回答说,"我要报警抓你们,你们破坏我的名誉。"

②幻视(visual hallucination):也是常见的幻觉形式。内容多种多样,从单调的光、色,到人物、景象、场面等,有时具体有时模糊。幻视以具体形象较为多见,形象有时比实物大,有时比实物小,持续时间通常比较短暂。在意识障碍时,幻视多为生动、鲜明、恐怖的形象,常见于躯体疾病伴发精神障碍的谵妄状态、癫痫、中毒等。在意识清晰时出现的幻视多见于精神分裂症或脑器质性精神障碍。

【案例2-4】一名精神分裂症患者对护士说:"我常看见一对父女,样子看着像一个中年男人和一个小女孩,我不想看见他们,但总是挥之不去。"

③幻嗅(olfactory hallucination):患者可闻到一些容易引起不愉快情感体验的难闻气味,如鱼腥味、腐烂味和化学品的味道等。幻嗅可单独出现,但往往与其他幻觉和妄想结合在一起,主要见于精神分裂症,如患者闻到空气中飘散的难闻气味,更加强了被害妄想对患者的影响。

【案例2-5】患者,女,20岁,精神分裂症。在工作期间,她总闻到自己身上有股难闻的气味,于是反复洗澡并大量喷香水,仍旧感到不满意,不愿参与社会活动,不愿上班。

④幻味(gustatory hallucination):患者尝到饭菜中有某种特殊的奇怪味道,因而拒食。幻味常继发于被害妄想,幻味和幻嗅常常同时出现,多见于颞叶癫痫和精神分裂症。

⑤幻触(tactile hallucination):患者感到皮肤或黏膜上有某种异常的感觉,如针刺感、虫爬感、麻木感等,也可有性接触感。幻触可见于精神分裂症、器质性精神障碍、分离障碍。

【案例2-6】患者,男,20岁,精神分裂症。近2个月来总感到身体上有蚂蚁在爬,有时感觉有人针刺他的全身。

⑥内脏性幻觉(visceral hallucination):是本体幻觉的一种,患者感到躯体内部某一固定部位或某一脏器的异常知觉体验。例如,感到肠扭转、肝破裂、心脏穿孔、腹腔内有

虫爬行等,形式复杂,内容荒谬。内脏性幻觉常与疑病妄想、虚无妄想相伴随出现,多见于精神分裂症及抑郁障碍。

（2）按幻觉体验的来源分类:

① 真性幻觉(genuine hallucination):患者体验到的幻觉形象鲜明生动,来源于客观事物,存在于外部空间,是通过感觉器官而获得的。患者常叙述这是其亲眼看到、亲耳听到的,因而常常坚信不疑,并对幻觉做出相应的情感与行为反应。

② 假性幻觉(pseudo hallucination):幻觉形象不够鲜明生动,往往不完整,产生于患者的主观空间,不是通过感觉器官而获得。例如,患者感到有说话的声音,却不是耳朵听到的,好像是在大脑里"听"到的,并对此坚信不疑,多见于精神分裂症。

（3）特殊类型的幻觉:

① 功能性幻觉(functional hallucination):曾称机能性幻觉,是一种伴随现实刺激而出现的幻觉。即当某感觉器官感受到现实刺激的同时所涉及的器官随即出现的幻觉(如听见脚步声时听到言语性幻听),内容单调固定,其特点是正常的知觉与幻觉并存。功能性幻觉多见于精神分裂症或应激相关障碍等。

② 反射性幻觉(reflex hallucination):是当某一感觉器官感受到现实刺激时(如听见真实的流水声),出现另一感觉器官的幻觉(如闻到臭蛋味)。反射性幻觉见于精神分裂症和分离障碍。

③ 思维鸣响(audible thought):又称思维回声、思维化声。当患者想到什么,就听到(幻听)说话声讲出其所想的内容,即幻听的内容正是患者当时所想之事。例如,患者想吃饭,即听见了"吃饭! 吃饭!"的声音;患者感觉到"自己的想法变成了声音"。思维鸣响的特征:当时存在的是幻听,幻听的内容是患者所想又尚未说出的思想,这是一种知觉障碍而不是思维障碍,应与内心被洞悉感相区别。

3. 感知综合障碍(psychosensory disturbance)　指对某一客观事物整体上的感知是正确的,但对其个别属性(如大小比例、形状结构、空间距离、动静等)产生了错误的感知,多见于中毒、器质性精神障碍、癫痫性精神障碍、精神分裂症。临床上常见的类型包括以下几类。

1）视物变形症(metamorphopsia)　患者感到周围的人或事物的形状、大小、颜色和体积等方面发生了改变。例如,看到某人的眼睛特别大,某幢建筑物特别小。看到某物体比实际增大称为视物显大症(macropsia);视物比实际缩小称为视物显小症(micropsia)。

【案例2-7】一名精神分裂症患者感觉自己在被一白胡子老头触碰后,发现周围的事物一下子变得高大了许多。

2）空间知觉障碍　患者感到与周围事物的距离发生变化,似乎变得更接近了或远离了。不能正确地确定周围事物与自己的距离,或者感到有的事物似乎不在它原来所处的位置上。

【案例2-8】患者，男，21岁，不能准确地确定周围事物与自己之间的距离，看见的东西似乎不在它原来的位置上，如眼前的水杯需要错开1米才能够拿到。

3）周围环境改变的感知综合障碍　患者感到周围的一切似乎都是固定不动的，有的感觉周围一切都在急速剧烈地变化。有的患者觉得周围的事物变得不鲜明、模糊不清，缺乏真实的感觉，称为非真实感。患者常诉说"感觉周围的东西似乎隔了一层纱似的"。此障碍多见于精神分裂症、中毒性或颅脑创伤伴发精神障碍等。

4）对自身躯体结构方面的感知综合障碍　体像感知综合障碍是指患者感到自己整个躯体或部分躯体，如四肢的长短、粗细、形态、颜色、重量等发生了变化。例如，患者觉得自己变得像羽毛一样轻，刮阵风就能吹上天；或感觉手臂变得非常长。还有的患者不断照镜子，看到自己变得非常丑，五官改变了位置，即"窥镜症状"。

（二）思维障碍

思维（thinking）是人脑对客观事物间接和概括的反映，是认识过程的高级形式，是人类精神活动的重要特征。思维是在感知觉的基础上产生的，并通过语言和文字来表达，包括分析、综合、抽象、比较、概括、判断和推理等过程。思维一般具有以下特征：①目的性，思维是围绕着一定目的，是有意识地进行的；②连贯性，指思维过程前后相连，互相衔接；③逻辑性，是指思维过程是有一定规律，且合乎逻辑。思维障碍的表现形式多样，思维障碍是精神障碍的重要症状，主要包括思维形式障碍和思维内容障碍。

1. 思维形式障碍（thought form disorder）　包括思维联想障碍和思维逻辑障碍两个部分。思维联想障碍是指在联想过程中思维活动的速度、数量和连贯性等方面的障碍；思维逻辑障碍是指逻辑推理过程的紊乱，使得思维变得荒谬、脱离实际。思维形式障碍常见有如下症状。

1）思维奔逸（flight of thought）　是指思维的速度加快和数量增多。患者思维过程异常快速，大脑内概念不断涌现，内容丰富生动但不能稳定地指向一定的目的，思维的片段虽然与周围现实相关，但内容往往肤浅不深刻，给人以信口雌黄的感觉。患者表现为讲话语速增快，滔滔不绝，一个主题未完又接着说另一主题。有时甚至出现由于联想过快而超过语言表达的速度以致语言断续不成句，但在句与句或段落之间可出现随意的关系或音韵、词义等相连，出现音联（押韵的词间联想：如"我是西安人，人人都要学雷锋，打雷下雨我不怕……"）和意联（如"我姓方，天涯何处无芳草"）。思维奔逸常见于躁狂发作。

2）思维迟缓（inhibition of thought）　思维活动的数量减少，速度减慢，患者表现为思考问题感到困难，回答一个简单问题需要花上很长时间，言语缓慢，语量减少，语调低沉。思维迟缓多见于抑郁障碍患者。

3）思维贫乏（poverty of thought）　主要指思维内容空虚，词汇贫乏。患者表现为语言缺乏主动性，多为被动地简单地回答问题，类似电报式语言，缺少形容词，常有脑子空空，没什么可说的体验。患者对此往往漠然以对，常伴随有情感淡漠，意志缺乏症状。

思维贫乏多见于慢性精神分裂症或脑器质性精神障碍。

【案例2-9】护士询问一衰退期精神分裂症患者："今天感觉怎么样？"患者回答："嗯。"护士问"您昨晚睡得怎么样？"患者还是只能简单地回答："嗯。"再追问也不能引出更多的言语。

4）思维散漫（loosening of thought）　又称思维松弛，是思维目的性和连贯性的障碍。其思维过程缺乏贯穿始终的目的性，没有明确的主题。患者思维活动表现为联想松弛，内容散漫，对问题的讲述不中肯、不切题，缺乏一定的逻辑关系，以至整个谈话没有中心内容，使人感觉交谈困难，难以理解。思维散漫常见于精神分裂症和智能障碍者，严重者可发展为思维破裂。

5）思维破裂（splitting of thought）　患者在意识清晰的情况下，思维联想过程缺乏内在意义上的连贯性和逻辑性，患者谈话虽单个语句在结构和文法上正确，但句子之间、主题之间缺乏内在联系，使人无法理解。严重者表现为语言支离破碎，字词杂乱堆砌，称为语词杂拌。思维破裂主要见于精神分裂症和智能障碍者。

【案例2-10】患者，女，24岁，精神分裂症，护士问："你叫什么名字？"答："你上课，水流哗哗地响。人民都兴高采烈。我的鼻子不好，可能是感染的。有两个问题我不懂，我想参加马拉松，但手臂有个疤……"

6）思维不连贯（incoherence of thought）　是在严重的意识障碍情况下产生的，患者的言语更为杂乱，不成句子，毫无主题可言，可与思维破裂相鉴别。思维不连贯多见于感染中毒、颅脑损伤引起的意识障碍和癫痫性精神障碍患者。

【案例2-11】某患者在高热的情况下表现为胡言乱语，口中不停地说："光……，电……，你来……，飞啊……"

7）思维中断（thought blocking）　是指患者在无意识障碍和外界事物干扰的情况下，思维联想过程突然出现停顿或中断。通常表现为语言突然中断，片刻后谈话恢复，但往往已不是原来的主题，不受患者意志支配。思维中断多见于精神分裂症患者。

8）思维云集（pressure of thought）　又称强制性思维（forced thought），指不受主观意志的控制，脑中大量涌现杂乱无章的想法，突然出现又突然消失，但内容仍是自己的思想，患者欲罢不能。思维云集多见于精神分裂症、颅脑损伤伴精神障碍患者。

9）思维插入（thought insertion）　患者在思考过程中感到脑子里突然插入了别人的思想（有别于强制性思维），思想是通过某种方法强加于己的。思维插入多见于精神分裂症患者。

10）思维扩散（diffusion of thought）和思维播散（thought broadcasting）　患者体验到自己的思想一出现就被所有人都知道，感到自己的思想被别人共享，毫无秘密保留，称为思维扩散。如果患者认为自己的思想是通过广播或电台而扩散出去的，称为思维播散。思维扩散和思维播散常见于精神分裂症患者。

11）强迫观念（obsessional idea）　指一种反复出现的思维，表现一种想法、冲动等，尽管患者明知道不必要、不对、不合理,但也很难摆脱和克服。抵抗是强迫观念的特征,也是与妄想鉴别的要点。强迫观念通常是不愉快的、痛苦的。强迫观念主要见于强迫症患者,也见于抑郁障碍、精神分裂症患者。

　🔲 拓展阅读2-1　强迫观念

12) 病理性赘述(circumstantiality)　思维过程不失去基本的线索和目的,但其联想过程夹杂了大量迂回曲折、琐碎的枝节,做不必要的、过分详细的叙述。病理性赘述多见于癫痫性精神障碍、脑器质性精神障碍患者。

13) 持续言语(perseveration)　患者在某一概念上停滞不前,单调地重复某一概念,或对不同的问题总是用第一次回答的话来回答。例如,医生问:“您贵姓?”患者答:“姓李。”问:“您几岁?”答:“姓李……”。持续言语多见于脑器质性精神障碍患者。

14) 重复言语(palilalia)与刻板言语(stereotype speech)　是指联想在原地停滞,作机械持续性重复。如果重复的是每一句话的最后几个字,称为重复言语。例如,患者说:“我要回屋睡觉、睡觉、睡觉”。如果机械而刻板地重复同一语句,则称为刻板言语。例如,患者反复说:“我要回屋睡觉,我要回屋睡觉”。重复言语与刻板言语多见于脑器质性精神障碍患者。

【案例2-12】一名意识清晰的阿尔茨海默病患者独自在病房里说道:“给我做手术吧! 给我做手术吧! 给我做手术吧!”

15) 病理性象征性思维(pathological symbolic thinking)　患者用一些无关的具体概念、词语、动作来表示另一个抽象概念,不经患者本人解释,他人无法理解。例如,某患者经常将衣服反穿,认为这样才能体现自己表里如一。这里患者混淆了“反穿衣服”的具体概念与“表里如一”的抽象概念。病理性象征性思维常见于精神分裂症患者。

【案例2-13】患者,男,22岁,诊断:精神分裂症。2个月来患者多次撞向汽车轮胎,他解释说这样做是为了投胎,重新做人。

16) 语词新作(neologism)　是指患者用自创的符号、图形、文字和语言来表达一种新的意义,或把现有的符号、图形、文字赋予特殊的概念。例如,用“%”代表离婚等。语词新作多见于精神分裂症患者。

17) 逻辑倒错性思维(paralogic thinking)　主要为推理的逻辑性错误,最终导致结果违反常理和不能理解。例如,患者认为人是由动物进化而来的,所以人不应该吃肉,而动物又是由植物进化来的,所以蔬菜也不应该吃。逻辑倒错性思维常见于精神分裂症患者。

2. 思维内容障碍　妄想(delusion)是思维内容障碍中最常见、最重要的精神症状。妄想是指在病态的分析、推理和判断的基础上产生的歪曲的病理性信念。其特征:①妄想的内容与客观现实不符,不能通过摆事实、讲道理来说服,即不接受事实与纠正,有别于正常人的错误认知,后者往往可以接受实践检验而纠正;②妄想的内容均涉及个人,即自我关联性;③妄想具有个人特性,其内容是个人所独有的,与文化或亚文化群体的某些共同的信念(如迷信观念、宗教观念、偏见等)不同;④妄想的内容可因文化背景和个人经历不同而有差异,但不符合其受教育的水平。

1) 按妄想的起源分类　可分为原发性妄想(primary delusion)和继发性妄想(secondary delusion)。

(1) 原发性妄想:突然产生,很快达到确信程度,找不到任何心理活动或精神刺激的基础。临床上常见的有妄想知觉(delusional perception)和妄想心境(delusional mood)两种形式。妄想知觉是指在正常知觉体验的同时,产生与此毫无关系的妄想。例如,患者看到其母亲在刮鱼鳞,忽然认为其母亲不是自己的亲生母亲。妄想心境是指患者突然感到自己熟悉的环境变得使自己困惑不解,但对自己有特别的含义,却又不能清楚地描述。这种体验常伴随妄想形成。以上两种形式多见于急性起病的精神分裂症,也见于一些器质性精神障碍患者,如癫痫。

(2) 继发性妄想:指继发于心理过程障碍如感知觉障碍、情感因素所产生的妄想,心理因素消失,妄想观念随之消失。例如,抑郁障碍患者的自罪妄想、躁狂发作的夸大妄想。

2) 按妄想的结构分类　可分为系统性妄想(systematic delusion)和非系统性妄想(unsystematic delusion)。

(1) 系统性妄想:内容结构紧密,逻辑性强,其形成和系统化,常经过不断补充和充实,形成后长期坚持难以动摇,多见于偏执性精神障碍患者。

(2) 非系统性妄想:一般结构前后矛盾、杂乱无章、内容较为荒谬。

3) 按妄想的内容分类

(1) 被害妄想(delusion of persecution):是最常见的妄想之一。患者坚信自己遭到他人或群体的迫害,如被监视、下毒、跟踪、陷害等。此类妄想常与幻觉和其他妄想同时存在,相互影响,可有拒食、自伤、自杀、攻击等行为。被害妄想常见于各类精神病状态,伴有幻觉的被害妄想多见于精神分裂症患者。

【案例2-14】一名24岁患精神分裂症的男患者,从10年前因工作出现了一些小纰漏,开始觉得有人针对他,故意刁难他,坚决要求辞职。近年来一直待岗在家不愿工作,靠打游戏、上网和看电视度日,不愿与外人联系,声称外面不安全,有人要害他。

(2) 关系妄想(delusion of reference):患者将周围环境中一些与他无关的事同自己联系起来,认为都与本人有关。例如,患者认为周围人的谈话、说笑、吐痰、咳嗽、关门,甚至一举一动都是针对自己的,甚至认为广播和电视里的内容都是在影射、暗示自己。关系妄想常见于精神分裂症患者,也见于其他各类精神病患者。

(3) 物理影响妄想(delusion of physical influence):也称被控制感,患者感到有人使用仪器控制、干扰、操纵了自己的认知、情感和意志行为等,从而失去了自主能力。物理影响妄想主要见于精神分裂症患者。

【案例2-15】一名老年精神分裂症患者,坚信自己一直做着脑电图,认为自己所有的活动都受脑电波控制,因此不能吃饭,无法睡觉。

（4）嫉妒妄想（delusion of jealousy）：指患者在没有任何事实根据的情况下，坚信配偶对自己不忠诚、另有外遇的一种精神病理状态。其特征是患者经常监视、跟踪配偶，不断纠缠吵闹，甚至有伤害配偶的行为。嫉妒妄想主要见于精神分裂症、偏执性精神病患者。

【案例 2-16】患者，男，36 岁，诊断：精神分裂症。某日起床后，悄声外出关门，即从窗缝中窥视尚在熟睡中的妻子，良久不动，旁人问其所为，患者回答正在监视老婆是否与他人有出轨行为。

（5）夸大妄想（grandiose delusion）：患者对自我能力给予过高的评价。夸大的内容包括坚信自己有非凡的能力、地位和财富等。夸大妄想常见于躁狂发作、精神分裂症和器质性精神障碍患者。

【案例 2-17】患者，男，46 岁，工人。自称："我是超级总司令，有 100 个军队，有 1 000 架飞机，有无数坦克、大炮等，中国是他解放的，开了好几家银行，有 200 个佣人，有 80 个儿女……"

（6）非血统妄想（delusion of nonconsanguinity）：患者坚决否认与亲生父母之间的血缘关系，且有对立、敌视的行为。患者坚定地认为与某一名人有着血缘关系，认为本人是名门之后。非血统妄想常见于精神分裂症患者。

（7）钟情妄想（delusion of love）：患者坚信自己得到某位异性的钟情，故而反复追求表达爱意，即便遭到拒绝或亲眼见到对方有配偶后仍毫不在意，纠缠不休，认为这是对方对自己的考验。钟情妄想常见于精神分裂症患者。

（8）罪恶妄想（delusion of guilt）：又称自罪妄想，此类妄想的特征是毫无根据地认为自己犯了严重的罪行或错误，坚信自己罪孽深重，死有余辜，要求改造赎罪，容易出现拒食、自伤、自杀等行为。罪恶妄想常见于抑郁障碍和精神分裂症患者。

【案例 2-18】一名患者在抑郁发作时口中常常喃喃自语："我该死，我该死，我有罪"。每晚席地而卧，盖一破床单。

（9）被洞悉感（experience of being revealed）：又称内心被揭露感，对诊断精神分裂症有一定的意义。其特征是患者认为自己所想之事都被获悉，已经人尽皆知，但通过什么方式被知道的则不能描述清楚。

【案例 2-19】一名患者认为自己想的事情别人都知道，比如在食堂吃饭时，心里突然想喝饮料，其同事就问他喝不喝可乐；心里想着这饭菜真难吃，其同事就放下碗筷不吃了。

（10）疑病妄想（hypochondriacal delusion）：患者毫无根据地坚信自己患了某种严重的疾病和不治之症，即使四处求医，经过一系列详细的检查和多次反复的医学验证，也不能改变患者的病态信念。严重者认为自己的内脏都腐烂了，脑子变空了，称为否定妄想（delusion of negation）。疑病妄想多见于抑郁障碍、精神分裂症和老年期精神障碍患者。

（三）注意障碍

注意（attention）是指个体的精神活动集中地指向某事物的过程。注意的指向性表现出人的心理活动具有选择性和保持性的特点。注意的集中性使注意对象被清晰和明白地感知。

注意一般可分为两类，即主动注意和被动注意。主动注意也称随意注意，是对既定目标自觉的、指向性的注意，需要主观努力才能完成，与个人的思想、心境、兴趣和过往体验等有关。例如，课堂上的注意听讲。被动注意又称不随意注意，是没有预定目标，不需要主观努力，由外界刺激自然引起的注意。例如，听见背后突然的响动，人们会转头看。我们通常所说的注意是指主动注意。临床上常见的注意障碍的表现形式有以下几类。

1. 注意增强（hyperprosexia）　即在某些精神病状态下，患者特别易于注意某些事物。患者常过分注意某些外在的事物或内在的生理活动情况，其他事件都不易转移其注意力。注意增强常见于妄想发作、躁狂发作和疑病症患者。

2. 注意减弱（hypoprosexia）　即主动注意的兴奋性减弱，患者的注意力很难在较长时间内集中于某一事物，稳定性下降。注意减弱多见于神经症、精神分裂症、儿童多动症和过度疲劳患者。

3. 注意狭窄（narrowing of attention）　指注意的范围显著缩小，主动注意范围缩小，被动注意减弱。当注意集中于某一事物时，其他一些易于引起注意的事物不再能引起患者的注意。注意狭窄常见于智能障碍、意识障碍患者。

4. 注意涣散（divergence of attention）　指主动注意显著减退，注意的稳定性降低而不能保持，即注意力不集中。注意涣散多见于神经症、精神分裂症和儿童注意缺陷多动障碍患者。

5. 注意转移（shifting of attention）　指由于被动注意的显著增强，主动注意不能持久，随着外界环境的吸引而不断转移（随境转移）。因患者对事物的注意短暂而不持久，往往伴随有不停地变换谈话主题。注意转移多见于躁狂发作和儿童注意缺陷多动障碍患者。

6. 注意减退（hypoprosexia）　指患者的主动注意和被动注意均减弱，外界刺激不易引起患者的注意。注意减退常见于严重脑器质性疾病和衰竭状态患者。

（四）记忆障碍

记忆（memory）是过往事物和经验在大脑中的重现。过往事物和经验包括感知过的形象、体验过的情绪、思考过的问题和学习过的动作等。记忆的整个过程包括识记、保存、回忆（再现）、再认 4 个部分。识记是记忆过程的开始，感知的事物和经验在脑子里留下痕迹的过程。保存是使识记过的痕迹免于消失的过程。回忆是对某些保存的痕迹再现的过程。再认是验证复现的映象是否正确的过程。记忆根据生理机制可分为瞬时记忆、短时记忆和长时记忆。一般认为，意识障碍造成的遗忘多与损害了瞬时记忆有关,痴呆的记忆障碍首先损害的是短时记忆。常见的记忆障碍如下。

1. 记忆增强(hypermnesia) 指一种病理性的记忆增强,常表现为对某事件发生有关的情节或非常细致的情景都能回忆,且这些生活事件常为病前不能回忆或不重要的事情。这种记忆增强实际上并不是记忆能力的增强,而是过分增强了对某事物的感知过程。记忆增强常见于偏执性精神障碍、躁狂发作和强迫症患者。

2. 记忆减退(hypomnesia) 主要表现为识记、保存、回忆和再认全面减退,对过去感知过的事物不能保存和再认。记忆障碍最常见的形式是近记忆减退,由于老年及脑器质性病变,表现为由近到远的记忆减退,即从新近事件的记忆减退缓慢地逆行发展,越是早年的记忆则保留越久。

3. 遗忘(amnesia) 指对以往感知过的事物部分或完全不能回忆,它不是记忆的减弱,是记忆的丧失。遗忘症是指某段时间内生活经历的记忆基本丧失,只残留一些记忆的"岛"或片段。发生遗忘症最常见的原因是意识障碍,其次是痴呆与其他的脑器质性疾病。根据遗忘所涉及的时间阶段,一般可分为以下几类:

1) 顺行性遗忘(anterograde amnesia) 指疾病发生后一段时间内经历的遗忘。例如,脑震荡、脑挫伤的患者对受伤后一段时间内所经历的事情,即对疾病发生后对于任何外界事物的映象都不能保留记忆痕迹,但对疾病发生前的事则保持着较好的记忆。

【案例2-20】某男,18岁,在一次体育锻炼中,失手滑倒,意识不清达20 min,醒后能回忆当时情形,但对于如何被抬入急救室则无法回忆。

2) 逆行性遗忘(retrograde amnesia) 指回忆不起疾病发生前某一阶段的事件。例如,患者回忆不起受伤之前在什么地方,正在干什么。遗忘阶段的长短与脑损伤的严重程度及意识障碍持续的时间有关。逆行性遗忘常见于急性脑外伤、短暂昏迷患者。

【案例2-21】某女在被人用车猛烈撞击后出现严重脑震荡,苏醒后忘记了自己的姓名,忘记了自己被撞前的所有经历。

3) 心因性遗忘(psychogenic amnesia) 又称界限性遗忘,指对生活中某一特定阶段的经历不能回忆。表现为对某一段时间内生活经历的完全遗忘,这段经历往往与某件痛苦的创伤性情感体验和处境密切相关,而与此无关的记忆则保持相对完好,也无近记忆力减退。心因性遗忘多见于分离障碍和应激障碍患者。

4) 进行性遗忘(progressive amnesia) 主要是再认和回忆过程障碍不断发展,日渐严重。进行性遗忘多见于阿尔茨海默病患者,患者除有遗忘外,同时伴有日益加重的痴呆和淡漠。

4. 错构症(paramnesia) 是一种记忆障碍,主要表现为对过去实际经历过的事物在发生时间、地点、情节上出现错误回忆,尤其是时间,并坚信不疑的病理状态。错构症可见于智力发育障碍、酒精中毒性精神病、脑器质性精神障碍和抑郁障碍患者。

5. 虚构症(confabulation) 也是一种记忆障碍,主要表现为患者在回忆中将事实上过去从未发生过的事情说成是亲身经历。虚构症是在严重记忆损害的基础之上用想象的、未曾经历的事件弥补记忆的空缺。患者往往是在被要求回忆往事时，以虚构的事实来填补记忆的空白，以致每次重述时都不尽相同。当虚构与近事遗忘、定向障碍同时出现，临床上称为科尔萨科夫综合征（Korsakoff syndrome），多见于慢性弥漫性脑病，如麻痹性痴呆、阿尔茨海默病、慢性酒精中毒、脑外伤、一氧化碳中毒等脑器质性疾病患者。

6. 似曾相识症　指对新的事物有一种似曾体验过的熟悉感觉，是错误的识记，即把对当前事物的映象，与以往类似的事物表象相混淆。似曾相识症常见于癫痫患者，也见于正常人。

7. 旧事如新症　指对于熟悉的周围事物感到陌生，有一种疏离感，即对当前感知的事物的映象，无法与以往相同事物的表象接通。旧事如新症常见于癫痫患者，也见于正常人。

（五）智能障碍

智能（intelligence）也称智力，主要指获得或运用以往的知识和经验，来解决问题和形成新的概念的能力。临床上，常通过一些有目的的简单提问和操作，了解患者的常识、理解能力、分析判断能力、记忆能力和计算能力等，从而对患者的智能是否受到损害和损害的程度作出判断，也可通过测智商（intelligence quotient，IQ）来判断智能。智力受先天因素与后天环境的影响。因此，智能障碍可分为先天性的智力发育障碍与后天性的获得性痴呆两种类型。

1. 智力发育障碍（disorders of intellectual development）　指先天性或在围产期和生长发育成熟以前（18岁以前），由于受各种致病因素（如遗传、感染、中毒、缺氧、妊娠期疾病和分娩并发症等）影响，导致大脑发育不良或受阻，使智能发育停滞在一定阶段。随着年龄的增长，智能可能有所改善，但仍然低于正常的同龄人。正常人群的IQ呈正态曲线分布，大多数人的IQ在90～110分，IQ高于130分属于高智商，IQ低于70分属于低智商。根据智能发育情况，一般IQ在70～86分为边缘智力，50～69分为轻度智力发育障碍，35～49分为中度智力发育障碍，20～34分为重度智力发育障碍，20分以下为极重度智力发育障碍。

2. 痴呆（dementia）　指由于疾病造成大脑的损害而导致智能部分或全部减退的现象，患者后天获得的部分知识或全部知识丧失。痴呆往往没有意识障碍，主要表现为智能（如记忆、理解、计算、学习、判断、定向能力）的显著下降，同时常伴有行为异常等其他精神障碍，导致学习、工作和生活自理困难。根据智能损害的严重程度，可以分为轻、中、重度痴呆。痴呆常见于阿尔茨海默病、脑动脉粥样硬化性精神病、脑炎后遗症等患者。

痴呆是在脑器质性病变的基础上发生的智能的不可逆的进行性损害，常不易恢复。临床上，还可见到一些类似痴呆的表现，无大脑病变基础，是一种功能性的、可逆的、短时期的类痴呆状态，常发生于强烈的精神创伤之后，称为假性痴呆（pseudodementia）。其中最常见的有：①童样痴呆（puerilism）：以行为幼稚、模拟幼童的言行为特点，可表现为见人都叫叔叔、阿姨，吸吮手指，进食、排泄要人照料等，多见于分离障碍患者。②心因性假性痴呆（甘瑟综合征）：主要表现为对简单问题给予近似而错误的回答,生活一般可以自理。心因性假性痴呆多见于分离障碍、强烈刺激或创伤后的精神障碍患者。

(六) 定向力障碍

定向力(orientation)指一个人对周围环境包括时间、地点、人物及自身状况的认识能力。对时间、地点、环境及自身状况的认识能力丧失或认识错误称为定向障碍。

1. 对周围环境的认识　包括时间、地点、人物三个方面。

1) 时间　了解当时的时间,如上午或下午、白天或夜晚、日期、月份、季节和年份等。

2) 地点　了解当时所处的地点,如医院、学校和单位等。

3) 人物　了解其周围环境中其他人物的身份,以及与患者的关系等。

2. 对自身状况的认识　包括患者本人的姓名、年龄和职业等。要确定定向力有无障碍,主要通过当面询问上述方面的情况,了解和观察患者的反应及其行为来加以判断。

定向力障碍常常是意识障碍的标志,故而在脑器质性精神病中较多见。但也有部分可能与意识障碍无关,如精神分裂症、昏迷后意识恢复清醒的人等都可有短暂的定向力丧失。精神分裂症患者常可有人物和地点的定向障碍,这多与患者的妄想有关。双重定向是精神分裂症的特征性表现之一,这时患者认为其同时处于两个不同的地点。例如,患者声称自己是在医院,同时又说自己是在监狱内。这两种不同判断,其中之一是正确的,另一个则是带有妄想性质的错误的判断。

(七) 自知力障碍

自知力(insight)也称洞察力、内省力,是指患者对自身精神异常状态的认识能力。大多数精神障碍患者有不等程度的自知力损害,在不同的病程中,自知力的完整程度也随之变化。在精神障碍发病初期,患者的自知力尚存,还能觉察到自己精神状态的异常。随着病情逐渐发展,患者的自知力逐渐丧失,常常否认症状,且拒绝治疗。当疾病好转时,自知力亦随之有所恢复。在多数情况下,精神症状完全消失后,自知力也逐渐恢复。但也有少数患者,精神症状虽完全消失,但长时间内自知力不能完全恢复,仍不承认自己有病。自知力完整的患者能认识自己患了病,知道自己有哪些病态表现,能主动就医,并积极配合治疗。

自知力丧失在临床上可作为判断精神障碍的指标之一。自知力的恢复程度及其变化常常作为判断精神障碍恶化、好转或痊愈的一个标准,自知力完整是精神病病情痊愈的重要指标之一。但要注意一些自知力缺乏的患者,为了达到出院的目的,口头上承认有"病",并对某些症状进行"假批判",口是心非,企图欺骗医务人员以达到出院的目的。

(八) 意识障碍

意识(consciousness)是指患者对周围环境及自身的认识和反应的能力。在临床精神病学上,意识这一概念的含义是指两大类别:人对客观环境的认识——周围环境意识,以及对主观自身的认识——自我意识。

在精神病学中，常使用"意识障碍"一词来说明意识的清晰和完整程度。意识障碍经常可由躯体疾病引起，如感染、中毒、颅脑损伤和癫痫发作等多种躯体疾患，一般多表现为短暂性的意识障碍；在急性发病的精神障碍中，如反应性精神病、分离障碍，以及某些精神分裂症、情感性精神病等，也往往可伴有意识障碍。

意识障碍根据其概念，可分为对周围环境的意识障碍和自我意识障碍两方面。

1. 对周围环境的意识障碍　包括对周围环境的清晰度、意识范围、意识内容的变化 3 种类型。

1）以意识清晰度降低为主的意识障碍

（1）嗜睡（drowsiness）：此时意识的清晰度水平降低轻微，在安静的环境下，患者多处于嗜睡状态，呼叫或推动患者，可立即清醒，能进行简单的交谈或做一些简单的动作。但刺激一旦消失，患者马上又入睡，此时患者吞咽、瞳孔、角膜等的生理反射均存在。

（2）昏睡（sopor）：指患者的意识水平较嗜睡更低，对周围环境及自我意识均丧失，但在强烈刺激下患者可以有简单或轻度的反应。此时角膜反射减弱，对光反射和吞咽反射存在。

（3）意识混浊（clouding of consciousness）：指一种意识受损状态，它是由完全清醒到昏迷这一连续过程的轻度阶段，觉察、定向感知障碍，伴发于脑或躯体器质性疾病。此时患者多处于半睡状态，对外界刺激的阈限明显增高。除强烈刺激以外难以引起反应，注意、记忆、理解都有困难，无言语反应。角膜对光反射仍存在。

（4）意识错乱（confusion）：是一种伴发于急慢性脑器质性疾病的意识受损状态，表现为定向力障碍、精神活动缓慢、情感平淡、缺乏主动性、注意力不集中。轻症者检查可引起合理的反应，加重时不能保持与环境的接触。意识混浊、意识错乱可过渡到昏迷状态。

（5）昏迷（coma）：此时意识完全丧失，患者无自发运动，对外界刺激不产生反应，吞咽反射、防御反射，甚至瞳孔对光反射均可消失，并可引出病理性反射。

2）以意识范围改变为主的意识障碍

（1）朦胧状态（twilight state）：是意识范围的缩小或狭窄，同时伴有意识清晰度水平的降低。意识活动集中在较狭窄、孤立的范围以内，患者只对这部分的体验能感知，对这一范围以内的事物尚能保持正常的行为，完成连续的行动。但对这一范围以外的事物的感知、判断则有困难，甚至给予不正确的评价。患者在此状态下可出现定向力障碍、片段的幻觉、错觉和妄想，并可在幻觉、妄想的支配下产生攻击或伤害周围人的行为。朦胧状态一般呈发作性，常突然产生、突然终止，持续时间一般为数分钟至数小时，长至数日的则很少见。发作后一般多陷入深度睡眠，意识恢复后多伴有完全性遗忘，少数病例则呈部分遗忘。朦胧状态多见于癫痫性精神障碍和分离障碍患者，但在反应性精神病、颅脑损伤、感染中毒以及躯体疾病患者中均可见到。

（2）走动性自动症（ambulatory automatism）：这是意识朦胧状态的一种特殊形式，其特点为患者在意识障碍中可执行某种无目的性的且与当时处境不相适应的，甚至没有意义的动作。例如,在室内或室外无目的地徘徊,刻板地执行日常的一些开、关门等简单的动作。具有无幻觉、妄想和情绪改变的临床特点。往往突然开始而又突然消失,持续短暂,清醒后不能回忆。临床上较多见的有两种形式:①在患者入睡后1～2 h突然发作的梦游症(somnambulism);②于白天或晨起突然发作的神游症(fugue)。

3) 以意识内容改变为主的意识障碍

(1) 谵妄状态(delirium):是一种病因学上非特异性的脑器质性综合征,特点为意识障碍,意识清晰度明显下降,同时产生大量生动、形象的错觉和幻觉,多为幻视,患者多伴有紧张、恐惧的情绪反应和相应的兴奋不安、行为冲动、杂乱无章。思维方面表现为言语不连贯、自语,会有短暂的妄想,内容常为迫害性,对周围环境的定向力可丧失,可有逃避、伤人、自伤行为。持续数小时至数日不等,一般与病情变化有关,并具有昼轻夜重的波动特点。意识恢复后,患者对病中经过可有部分回忆,也可完全遗忘。谵妄状态常由感染、中毒、躯体疾病所致的急性脑病综合征引起。

(2) 梦样状态(oneiroid state):这是伴有意识清晰度水平降低的一种梦境样体验。患者似乎处于梦境中,这种体验又常与幻觉和其他想象中的体验相结合,有时也可伴有妄想性质的幻想体验。这种梦境的内容多反映现实生活中的某些片段,患者经常沉溺于这种体验的幻想世界中,而与周围环境丧失联系,成为幻想事件的参与者。梦样状态中常出现假性幻视和幻听。此症状可持续数周至数月,而谵妄状态则以真性幻觉为主,患者以旁观者身份出现。梦样状态可见于精神分裂症患者,也可见于睡眠剥夺、过度疲劳、致幻剂所致者。

2. 自我意识障碍　在临床上的表现多种多样,下面列举几种类别。

1) 人格解体(depersonalization)　核心症状是对身体和环境的不真实感和陌生感。对自我的不真实感即指狭义的人格解体,可以单独产生。对周围环境的不真实感称为现实解体(derealization)。患者不能觉察到自己的精神活动或躯体存在,丧失了"自我"的感觉,如感觉到"我的脑子变得不是我自己的了"。有的患者感到自己与周围环境之间似乎放了一块幕布,产生一种不真实的疏远的感觉。抑郁障碍、精神分裂症、颞叶癫痫、中毒性精神病和器质性精神病等均可伴发人格解体。

2) 交替人格(alternating personality)　即同一患者在不同时间内可表现为两种完全不同的个性特征和内心体验,即两种不同人格,在不同时间内可交替出现。交替人格多见于分离障碍患者,偶见于精神分裂症患者。

3) 双重人格(dual personality)和多重人格(multiple personality)　是统一性意识障碍的表现。患者在同一时间内表现为完全不同的两种人格,称为双重人格。例如,一方面以甲的身份出现,而另一方面又以乙的身份、言语、行为出现。有的同一患者出现2种以上的人格,称为多重人格。双重人格和多重人格见于精神分裂症和分离障碍的患者。

4) 人格转换(transformation of personality)　患者否认原来的自身,而自称是另一个人或某种鬼或神,但无相应的行为和言语的转变。人格转换可见于分离障碍、亚文化性附体状态的患者。

二、情感障碍

当人们在感知事物时,不论是对来自躯体内部的感觉,还是对外部世界的感知,必然会伴随着相应的态度和外部表现,如面部表情等。这种喜、怒、哀、乐、爱、憎等体验和表情,总称为情感活动。情感活动是人类对客观世界的主观感受。

心境是指保持较为长久但强度不大的情绪状态。激情是指突然产生的强度很高但持续时间很短的情感。情感作为心理规程具有一定的特征:①情感的倾向性:指人的情感由什么引起的。②情感的稳定性:指情感活动的稳定程度。③情感的深刻性:指情感活动在人的思想和行动中的普遍性和深入程度。④情感的效能性:指情感有鼓舞人们行动的作用。

临床上常见的情感障碍分类如下。

(一) 情感高涨

情感高涨(elation)是指患者的情感活动增强,连续的一段时间中(一般指 1 周以上甚至更长的时间),个体的情绪保持过分的喜悦和愉快状态。情感高涨常表现为不分场合的兴高采烈、滔滔不绝、语音高亢、眉飞色舞、自我感觉良好、易激惹等,常伴有明显夸大色彩。这种喜悦与周围环境和患者内心体验协调一致,具有可理解性和感染力,与精神分裂症的兴奋状态可鉴别。情感高涨往往同时伴有联想奔逸、动作增多,一起构成心境障碍的躁狂状态。

【案例2-22】一名 27 岁患躁狂发作的女患者,这段时间内整天忙个不停,做事虎头蛇尾,有始无终。患者到了病室,神态轻松愉快,面带笑容,与病友一一握手打招呼。一会儿唱歌,一会儿讲故事,不停地说话,整夜不睡,周而复始,不知疲倦。

(二) 欣快

欣快(euphoria)症状表面上与情感高涨非常类似,患者也经常表现得乐呵呵的,似乎十分满足、幸福,但这种快乐情绪与周围环境不协调,缺乏内心体验,面部表情给人以呆傻、愚蠢的感觉。情感内容也比较单调刻板,难以引起周围人的共鸣,因而与情感高涨有着本质的不同。欣快多发生于器质性精神障碍、阿尔茨海默病患者。

(三) 情感低落

情感低落是指在连续的一段时间中(一般指 2 周甚至更长的时间),个体的情绪保持过分的低沉、忧郁和沮丧。情感低落常表现为与所处境遇不相称的情绪不振、终日愁眉苦脸、言语行动减少、反应迟钝、悲观绝望等。常伴有明显的失落感,兴趣、欲望(食欲、性欲、生存欲等)、自信心等均有不同程度的下降或丧失,甚至可以出现对一切事物悲观失望,自罪自责的行为,严重者出现自杀念头或行为。情感低落多见于抑郁状态的患者。

(四) 焦虑

【案例 2-23】一患者半个月前因朋友患急病去世,出现总是莫名地担心自己的身体健康出现问题。整日忧心忡忡,唉声叹气,坐立不安,惶惶不可终日,出现虚汗、心慌和易激惹等症状。

焦虑(anxiety)是指在缺乏相应的客观因素的刺激下,出现无目的、无对象的担心害怕,且对这种担心害怕感到坐立不安,无法应对。焦虑是人体一种正常的情感反应,适当的焦虑有利于提高机体的警觉水平,以应对应激事件。但过于持久而严重的焦虑,则可发展成病理性焦虑。患者常表现为惶惶不可终日,如大难临头,似热锅上的蚂蚁,找不到出路,不知如何办才好。焦虑常伴有自主神经系统变化与运动性不安(如心悸、多汗、手足发冷、手抖、尿频、坐立不安、无目的动作增加等)。焦虑常见于焦虑性神经症和抑郁障碍患者,也可见于其他多种精神障碍患者。急性的焦虑发作称为惊恐发作(panic attack),患者常体验到濒死感、失控感,伴有呼吸困难、心跳加快等自主神经功能紊乱症状,一般发作持续数分钟至半小时左右。

(五) 恐惧

恐惧(phobia)是指人们面临不利或危险处境时出现的一种情感反应,常伴有回避的行为。表现为紧张、害怕,伴有明显的自主神经功能紊乱症状,如心悸、出汗、四肢发抖,甚至出现大小便失禁等。恐惧也是人体一种正常的情感反应,但转化成为异常的精神活动时,恐惧具有以下特点:①对一种特定的场景或平时无关紧要的物体、活动感到持续的、较长时间的恐惧,如对动物恐惧的患者,见到蛇时出现明显的恐惧,甚至见到一根绳子时也表现出明显的恐惧情绪;②恐惧对象是存在于个体之外的,常是对特定事物的恐惧;③患者自觉痛苦,并出现对恐惧情景的回避,以至影响社会功能。

(六) 易激惹

易激惹(irritability)表现为极易因小事而引发强烈的情绪反应。引发的剧烈情绪反应主要为易怒,持续时间较短暂。易激惹常见于分离障碍、躁狂状态、神经衰弱、器质性精神障碍患者。

(七) 强制性哭笑

强制性哭笑(forced crying and laughing)是一种情绪表达的障碍,表现为无明显原因、与客观环境不相适应的自发地、刻板地、强制性地哭或笑。强制性哭笑的特点是此时患者心中并无相应的内心体验,多见于器质性精神障碍患者。

(八) 病理性激情

病理性激情(pathological affect)是一类程度非常强烈、病程短暂、突然出现的情感障碍。通常表现为特殊的紧张、兴奋和不满情绪,然后爆发为十分猛烈的情感冲动,对此患者不能自控,且不能意识到自己行为的后果,可出现严重的冲动伤人行为。病理性激情发作时往往伴有意识模糊,发作后有遗忘。病理性激情多见于癫痫、颅脑损伤性精神障碍、中毒性精神障碍患者,也可见于急性应激障碍、智能发育不全伴发的精神障碍和精神分裂症患者。

(九) 情感淡漠

情感淡漠(apathy)是指对外界任何刺激缺乏相应的情感反应。患者对周围发生的事情漠不关心,毫无兴趣,面部表情冷漠呆板,内心体验贫乏,对生离死别、久别重逢等事件也无动于衷。情感淡漠最常见于精神分裂症衰退期、严重的器质性痴呆的患者。

(十) 情感倒错

情感倒错(parathymia)是指情感反应与思维内容不协调。例如,在听到一件悲痛的事件或在描述自己的不幸遭遇时,表现为面带笑容,轻松愉快。情感倒错常见于精神分裂症患者。

(十一) 矛盾情感

矛盾情感(ambivalent feeling)是指同一患者对同一事物同时产生两种相反的、互相矛盾的情感体验,也称为对立情感。矛盾情感是精神分裂症患者的特征性症状,意味着情感活动本身的不协调和不配合,如又爱又恨,既喜欢又讨厌。患者对此矛盾情感不加分析和批判,也不会因此感到焦虑和痛苦。

(十二) 情感幼稚

情感幼稚(affective infantility)指患者的情感反应退化到童年时代的水平,容易受直觉和本能活动的影响,缺乏节制。面部表情幼稚,喜怒形于色,易受环境的影响而波动。情感幼稚多见于分离障碍和痴呆患者。

三、意志障碍和动作与行为障碍

(一) 意志障碍

意志(will)是人们自觉地确定目标,并支配其行动去实现目标的心理过程。意志与认识活动、情感活动和行为紧密相连而又相互影响。意志是认识过程进一步发展的结果,而情感活动则可能成为意志活动的动力或阻力。乐观奋发的情感对意志活动起到推动作用,悲观失望则使意志消沉。常见的意志障碍有以下几类。

1. 意志增强(hyperbulia)　指病理性的意志活动增多,是由于认知活动的偏差或受病态情感的影响,导致确定目标和实现目标的动力明显增强。表现为整天忙碌而一事无成,或一意孤行、坚持不懈。例如,存在发明妄想的患者夜以继日地从事其发明;有嫉妒妄想的患者坚信配偶在外与人有不正当关系,故长期对配偶进行跟踪和监视。意志增强常见于偏执性精神障碍和精神分裂症患者。

2. 意志减退(hypobulia)　意志活动明显减少,是由于认知活动的偏差或受病态情感的影响,导致确定目标和实现目标的动力明显减弱。意志减退表现为缺乏积极性及主动性,对周围一切事物兴趣减低,工作学习难以为继,做事不能长期坚持。但与周围环境的关系并不脱离,患者能意识到此症状。此类患者不缺乏意志要求,而是由于情绪低沉,总感到缺乏意义因而不想做。意志减退常见于抑郁障碍、精神分裂症、物质成瘾患者。

3. **意志缺失(abulia)** 此类症状也表现为意志活动减少,但与意志减退有本质的不同。意志缺失的患者由于受病理因素的影响,导致确定目标和实现目标的动力丧失。意志缺失表现为对任何事物缺乏积极性、主动性,行为被动,严重者本能的要求也没有,行为孤僻、退缩,常伴有情感淡漠和思维贫乏。患者对生活毫无所求,对前途无打算,对工作、学习无责任心,对外界环境失去兴趣,日常生活极端懒散且缺乏自觉,且完全不能意识到此种行为的不正常,因此,也毫不在意。意志缺失多见于精神分裂症衰退期和痴呆患者。

4. **意向倒错(parabulia)** 主要指患者的意向要求与一般常情相违背,以致患者的某些活动使人感到难以理解。例如,患者伤害自己的身体,吃常人不能吃、不敢吃或厌恶的东西,如肥皂、昆虫、草木、大便等。患者的这种行为在幻觉和妄想的支配下产生,患者对此常做出一些荒谬的解释。意向倒错多见于精神分裂症青春型和偏执型患者。

5. **矛盾意向(ambitendency)** 患者对同一事物同时产生对立的、相互矛盾的意志活动,患者对此毫无察觉,不能意识到其之间的矛盾性,因而从不主动纠正。例如,遇见亲人时,一面想哭,一面又想笑。矛盾意向是精神分裂症患者的意志障碍表现之一。

(二) 动作与行为障碍

简单的随意和不随意运动称为动作。有动机、有目的而进行的复杂的随意运动称为行为。行为最典型的特征就是有动机和目的,是根据主观意志来改变客观现实。动作行为障碍又称精神运动性障碍,是由于认知、情感、意志等活动障碍,导致动作和行为的异常,是受精神障碍的影响表现出的病理性行为。临床上常见的动作与行为障碍有以下几类。

1. **精神运动性兴奋(psychomotor excitement)** 主要表现为动作和行为的明显增多。依据动作、行为与精神活动和环境的协调性又可分为协调性精神运动性兴奋和不协调性精神运动性兴奋两类。

1) **协调性精神运动性兴奋** 是指动作和行为的增加与思维、情感等精神活动协调一致,并和环境密切联系。患者的行为具有一定的目的性,能被周围的人理解,多见于躁狂发作。躁狂性兴奋(manic excitement)的临床特征:兴奋遍及精神活动各方面,但患者的知、情、意本身和三者之间,以及与周围环境互相协调配合,因此患者的言语和行动比较易于理解,且容易引起他人的共鸣。这类兴奋状态包括情感高涨、思维奔逸和意志增强。

2) **不协调性精神运动性兴奋** 主要是指患者的言语、动作增多,与思维和情感等精神活动不相协调,与外界环境也不相称;患者表现为动作行为无明显动机和目的,以致杂乱无章、不可理解,具有愚蠢、做作、幼稚、冲动、荒谬的特点。不协调性精神运动性兴奋常见于青春型精神分裂症和谵妄状态,脑器质性精神障碍的兴奋常与意识障碍和智能障碍共存。

2. 精神运动性抑制（psychomotor inhibition） 与精神运动性兴奋相反，主要表现为动作和行为的明显减少。患者言语、动作减少，思维迟钝，轻者对工作、学习、生活仍保留责任心与义务感，但感到力不从心，应做的事完成不了，对于自己的病态有一定的自知力；严重者即进入木僵状态，出现言语、表情和动作的全部抑制。

1）木僵（stupor） 指动作行为和言语活动的完全抑制或减少，并经常保持一种固定姿势。根据发病机制可分为以下几类。

（1）紧张性木僵（catatonic stupor）：是最常见的一类木僵，常见于精神分裂症紧张型患者。轻者表现为言语行为减少、缓慢或笨拙，重者则表现为完全抑制，出现蜡样屈曲。患者白天一般卧床不起，但夜晚会稍有活动或自进饮食。意识一般清晰，能感知外界对其的刺激和他人对其的摆弄，但患者无法抗拒，康复后能回忆和叙述木僵经过。

（2）心因性木僵（psychogenic stupor）：是一种在急剧和强烈的精神刺激下出现的反应状态，一般维持时间较短。患者表现为普遍的抑制状态，呆滞、缄默、拒食、僵住。例如，亲人意外死亡，遭遇天灾人祸等。有时可出现轻度意识障碍，外因消除后木僵状态可消除，事后不能完全回忆。

（3）抑郁性木僵（depressive stupor）：常由急性抑郁引起，患者表现为缺乏任何自主行动和要求，反应迟钝，卧床不起，行动、言语抑制，一般程度较轻。但在反复劝导和追问下，有时对外界刺激可做出相应反应，如点头、摇头、轻声应答等。患者的情感活动在表情和姿势方面与内心体验相符合，这与紧张性木僵有区别。

2）蜡样屈曲（waxy flexibility） 患者静坐或呆立不动，身体各个部位可任人摆布，即使摆成一个不舒服的位置，也能维持很长时间，如同泥塑蜡人一样。患者意识清楚，事后能回忆。当患者躺在床上，把枕头抽去，患者头部仍可悬空，称为"空气枕头"。蜡样屈曲是一种被动服从，常见于精神分裂症患者。

3）缄默症（mutism） 患者缄默不语，也不回答问题，有时可以通过手势示意或纸笔表达。缄默症多见于分离障碍、精神分裂症紧张型和分离障碍患者。

4）违拗症（negativism） 分为主动违拗和被动违拗。患者对于他人的指令非但没有相应反应，反而会无意、不由自主地对抗。被动性违拗症（passive negativism）患者是拒绝执行任何指令；主动性违拗症（active negativism）患者则表现为做出与指令完全相反的行为，如叫患者张开嘴时，反而牙关紧闭等。违拗症常见于精神分裂症患者，常在木僵基础上出现。

5）被动服从（passive obedience） 与违拗相反，患者任人摆布，听从旁人的任何吩咐，即使是一些不愉快、使其难受的动作也绝对服从。被动服从多见于精神分裂症患者。

6）强迫动作（compulsive act） 是一种不由自主地、非本意志所能控制的某种固定的行为或仪式性动作。患者明知其不合理、不必要，但欲罢不能，无法摆脱。例如，反复检查门窗是否已关好、反复洗手等。患者为此感到痛苦，对治疗要求迫切。强迫动作常见于强迫性神经症、精神分裂症早期患者。

7）模仿动作（echopraxia）　患者完全无目的、毫无意义地模仿他人的动作，常与模仿言语同时出现。完全是一种机械式的自动的动作，并非戏谑行为。模仿动作常见于器质性精神障碍和精神分裂症患者。

8）刻板动作（stereotyped movement）　指机械、刻板地反复重复同一单调的动作，常与刻板言语同时出现。这种动作是机械的、毫无意义的，但患者却毫无知觉地执行着。例如，用手掌拍膝，直至充血还不能停止。它与强迫动作的区别是：患者不以为苦，也不想去控制它，并非强迫着要做，而是机械、自动地进行。刻板动作常见于精神分裂症患者。

9）持续动作（perseveration）　当周围人提出新的要求后，患者仍然持续地重复刚才的动作，常和持续言语同时出现。持续动作常见于器质性精神障碍患者。

（朱晓洁、粟幼嵩）

数字课程学习

○教学PPT　○导入案例解析　○复习与自测　○更多内容

第三章　器质性精神障碍及其护理

章前引言

精神障碍分为器质性与功能性两大类,但需要注意的是器质性精神障碍中的"器质性"是相对的概念,它仅表示被目前的医疗技术证实的、能归因于某种被独立诊断的大脑或全身性疾病所致的精神障碍。随着科学技术的发展和进步,关于许多"功能性"精神障碍,如精神分裂症及心境障碍等,人们对其在遗传学、生物化学和病理学等方面的研究中,发现了存在神经系统的病理改变。

学习目标

1. 知道谵妄、痴呆、遗忘综合征的临床表现;阿尔茨海默病、血管性痴呆、躯体疾病所致精神障碍的常见症状及护理要点。

2. 理解脑器质性精神障碍、躯体疾病所致精神障碍的病因与发病机制、治疗与诊断原则;躯体疾病所致精神障碍的共同特征。

3. 学会对器质性精神障碍、躯体疾病所致精神障碍的临床表现进行识别及判断,并应用这些知识和技能对患者进行相关的护理。

思维导图

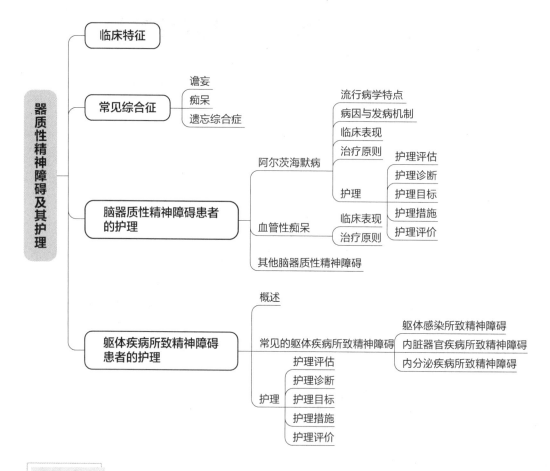

案例导入

患者,女,78岁,丧偶。2年前出现记忆力问题,经常说自己丢东西,怀疑有人进了她房间,觉得冰箱内存放的食物被人动过,有人要害她,每日惶恐不安,极度缺乏安全感。家人认为老人糊涂了,未予重视。老人脾气越来越暴躁,偶尔出现攻击行为,与人沟通较少,不愿意出门,外出活动明显减少。家属试图带老人外出就医,被老人拒绝。

问题:

1. 分析患者出现了哪些精神症状?

2. 患者可能的医学诊断是什么?

3. 针对患者目前的情况,应如何进行护理?

第一节　概　述

一、临床特征

器质性精神障碍（organic mental disorder）是指由于脑部疾病或躯体疾病引起的一组精神障碍。前者称之为脑器质性精神障碍，是指由脑部病理或病理生理改变引起的精神障碍，包括脑变性疾病、脑血管疾病、颅内感染、脑外伤、颅内肿瘤和癫痫等所致精神障碍。后者称之为躯体疾病所致精神障碍，是指脑以外的躯体疾病引起脑功能紊乱而产生的精神障碍，如躯体感染、内脏器官疾病等。但脑器质性精神障碍与躯体疾病所致精神障碍往往不能截然分开。器质性精神障碍的临床特征总结如下。

（1）不同的病因可以引起相同的精神症状，相同的病因在不同的患者身上也可以引起不同的精神症状。因此，器质性精神障碍的临床特征与原发疾病之间并不存在特异性的关系。

（2）器质性精神障碍的病情进展与器质性原发病变的进展呈正相关，且会随着原发疾病的缓解或改善而恢复。

（3）器质性精神障碍的症状常以综合征形式出现。根据起病的急缓和病程的长短，可出现谵妄、痴呆和遗忘综合征。例如，谵妄综合征起病急，病程较短，临床表现以意识障碍、幻觉、妄想、兴奋为主；而痴呆综合征则起病较缓慢，病程较长，临床表现主要以智能减退、人格改变和记忆力减退为特征。

（4）器质性精神障碍患者都具有明显的躯体体征及实验室检查阳性结果。

（5）器质性精神障碍在治疗原则上以病因治疗及对症治疗相结合。由于多数精神障碍会影响原发疾病的严重程度和治疗，因此，精神障碍的对症治疗也是一种必要的应急措施。但是，在应用精神科药物时应慎重，要注意避免对患者有关脏器的进一步损害，避免加深意识障碍，或损害其他脏器功能。

二、常见综合征

（一）谵妄

谵妄（delirium）是一组表现为急性、一过性、广泛性的认知障碍，尤以意识障碍为主要特征，同时伴有注意、知觉、思维、记忆、精神运动性行为、情绪障碍和睡眠觉醒节律紊乱。谵妄因急性起病、病程短暂、病情发展迅速，故又称为急性脑综合征（acute brain syndrome）。谵妄在综合性医院的住院患者中比较常见，特别是在老年病房、急诊室和重症监护病房中，其发生率一般为10%～30%。谵妄通常起病急，症状变化大，往往持续数小时或数天，老年患者中持续数月者也并非罕见。典型的谵妄通常10～12天可完全恢复，但有时可超过1个月甚至持续达数月之久。谵妄常见的病因有颅内感染、脑外伤、脑血管疾病、脑肿瘤、癫痫、药物中毒、成瘾物质的戒断、营养代谢及内分泌疾病、内脏疾病、过敏性疾病等。谵妄的表现主要有以下几点。

1. 意识障碍 谵妄的核心症状是意识障碍。根据原发疾病的性质和严重程度的不同，意识障碍的变化幅度较大，轻度仅有嗜睡，中度呈意识混浊状态，重度可达昏迷。另外，意识障碍的严重程度在 24 h 内有显著的波动，有昼轻夜重的特点（又称"日落效应"）。患者白天交谈时可对答如流，晚上却出现意识混浊。由于患者的感觉阈限增高，注意力涣散，患者多出现对周围环境定向障碍，严重者还可出现自我定向障碍。

2. 错觉或幻觉 感知障碍主要表现为错觉、幻觉（幻视）和感觉过敏。患者对声光特别敏感。以视错觉和视幻觉较为常见，内容常带有恐怖性，形象鲜明生动，如将输液器看成吸血的蛇。患者可因错觉、幻觉而产生继发性的片段性妄想及冲动行为。

3. 情感障碍 情绪异常非常突出，常表现为焦虑、恐惧、愤怒、情感淡漠，甚至欣快。

4. 精神运动障碍 运动异常可以表现为活动减少或明显的精神运动性兴奋。患者还可出现不自主运动，如震颤、扑翼样动作，以慢性酒精中毒的震颤性谵妄和肝性脑病时最为典型。

5. 记忆障碍 记忆受损影响识记、保持和回忆，以即刻记忆和近事记忆障碍最突出。谵妄恢复后，患者往往对整个过程失去记忆，但为一过性。

6. 语言、思维障碍 在意识障碍的基础上出现思维不连贯，言语凌乱。

7. 睡眠障碍 患者的睡眠觉醒周期紊乱非常常见，24 h 睡眠觉醒周期解体，常出现昼睡夜醒或昼夜片段昏睡的情况。

  拓展阅读 3-1 谵妄的三种精神活动类型

（二）痴呆

痴呆（dementia）是一组表现为慢性、广泛性的认知障碍，为慢性获得性、渐进性、不可逆性的总体认知功能缺陷综合征，故又称为慢性脑综合征（chronic brain syndrome）。临床上以缓慢出现的智能减退为主要特征，伴有不同程度的人格改变，但无意识障碍。痴呆主要发生于老年期，且年龄越大，患病率越高。流行病学调查发现，65 岁的老年人痴呆的发病率为 3%～5%，而到 80 岁，发病率增高至 20% 左右。

痴呆的病因很多，流行病学研究提示痴呆的常见原因是阿尔茨海默病（Alzheimer's disease，AD），约占痴呆病例的 50%，其次是血管性痴呆（vascular dementia，VD），约占 20%，AD 和 VD 两种病变共存的混合性痴呆（mixed dementia，MD），约占 20%，其他原因所致的痴呆占 10% 左右，包括其他变性脑病、颅内感染、脑外伤、脑肿瘤、癫痫、中毒和内分泌代谢性疾病等。痴呆的主要表现有以下几点。

1. 认知障碍 是痴呆的典型临床表现，包括记忆减退（hypomnesia）、失语（aphasia）、失认（agnosia）和失用（apraxia），简称为 4A 症状。早期出现近记忆障碍，学习新鲜事物的能力明显减退，严重者甚至找不到回家的路。随着病情的进一步发展，远记忆也受损，甚至会出现虚构症状。思维缓慢、贫乏，对一般事物的理解力和判断力越来越差,注意力日渐受损,可出现计算困难,对时间、地点和人物定向障碍。疾病早期,患者的语言表达仍正常,随着病情的进展,可逐渐表现为用词困难,甚至命名不能,甚至出现重复、刻板言语,或反复发出某种声音,最终完全不能说话。

2. 人格改变　人格改变出现较早,通常表现为对周围环境兴趣减少、主动性差、社会性退缩,也可表现为脱抑制行为,如行为不顾社会规范、缺乏羞耻及伦理观念。

3. 精神和行为症状　情绪症状包括焦虑、易激惹、抑郁和情绪不稳等,有时表现为情感淡漠,或出现"灾难反应(catastrophic reactions)",即当患者对问题不能作出响应或不能完成相应工作时,可能出现突然放声大哭或愤怒的反应。有些患者会出现坐立不安、漫游、尖叫和不恰当的行为,甚至是攻击性行为,也可出现片段的幻觉和妄想。

4. 社会功能受损　患者的社会功能受损,不能完成自己熟悉的工作。晚期生活不能自理,运动功能逐渐丧失,行走迟钝、困难,甚至需要他人协助穿衣、洗澡、进食以及大小便等。

目前,国内外多使用 Folstein 等编制的简易智力状态检查(mini mental status examination,MMSE)测验痴呆程度。该测验总分为 30 分,≤20 分为痴呆,21~23 分为可疑痴呆,≥24 分为没有痴呆。该测验简便易行,在短时间内可了解患者的总体智能。

(三) 遗忘综合征

遗忘综合征(amnestic syndrome)又称科尔萨科夫综合征(Korsakoff syndrome),是由脑器质性病理改变所导致的一种选择性或局灶性认知功能障碍,以近事记忆障碍为主要特征,并常有错构和虚构,患者无意识障碍,智能相对完好。最常见的病因是长期大量饮酒导致酒精中毒,酒精中毒引起 B 族维生素缺乏,造成间脑和边缘颞叶结构损害。其他原因如脑外伤、外科手术、血管性病变(海马区梗死)、缺氧、一氧化碳中毒、第三脑室肿瘤、单纯疱疹病毒性脑炎、服用镇静催眠药和抗癫痫药等。

遗忘综合征的主要临床表现为严重的记忆障碍,尤其是近事记忆障碍突出,主要表现为学习新事物的能力下降,记不住新近发生的事情。为了弥补这些记忆缺陷,常产生错构和虚构。但患者的注意力和即刻记忆正常,其他认知功能和技能保持相对良好。遗忘综合征常可伴有情感迟钝和缺乏主动性。

第二节　脑器质性精神障碍

一、阿尔茨海默病

阿尔茨海默病是一组病因未明的原发性退行性脑变性疾病,多起病于老年期,潜隐起病,病程呈进行性、持续性加重且不可逆,最终发展为严重痴呆。临床上以智能损害为主。它是导致老年前期和老年期痴呆的首要原因。随着我国老龄化进程的日益加速,阿尔茨海默病带来的家庭和社会负担日益显现,因而也越来越受到国家和民众的重视。

拓展阅读 3-2 世界老年痴呆日

(一) 流行病学特点

阿尔茨海默病是最常见的痴呆类型,占痴呆病例总数的 50%,其发病率与年龄呈正相关,女性为男性的 2~3 倍。

(二) 病因与发病机制

阿尔茨海默病的病因和发病机制十分复杂,近年研究认为可能与遗传、神经病理和生化异常、自身免疫及环境因素等有关。

1. 遗传因素 从家系调查、孪生子以及遗传病学的调查资料显示,阿尔茨海默病具有一定的家族聚集性,遗传因素起了重要作用,其中,第 14、19 和 21 号染色体与阿尔茨海默病有关。早发型阿尔茨海默病基因座分别位于 21 号染色体、14 号染色体,迟发型阿尔茨海默病基因座位于 19 号染色体,可能致病基因为载脂蛋白 E(ApoE)基因。

2. 大脑病理和结构的变化 对阿尔茨海默病患者的病理检查发现其大脑皮质萎缩、脑回变平、脑沟变宽、脑室扩大、重量变小,且在阿尔茨海默病患者的大脑皮质、海马、杏仁核、前脑基底神经核以及丘脑中有大量特征性的老年斑,即神经嗜银性斑。在大脑皮质和海马可见大量的神经原纤维缠结,含神经原纤维缠结的细胞多已退行性变化。

3. 中毒学说 早期研究发现阿尔茨海默病患者体内的铝及硅含量较正常老人高;在中毒因素中研究最多的是铝中毒,当兔子暴露于铝的中毒剂量时,其中枢神经系统会出现神经原纤维缠结。

4. 神经生化 有研究表明,乙酰胆碱、5-羟色胺、生长抑素等激素水平的减低可能与阿尔茨海默病的发病有关。阿尔茨海默病患者脑部乙酰胆碱明显缺乏,乙酰胆碱酯酶活性降低,特别是海马和颞叶皮质部位。

5. 心理-社会因素 高龄、性别、受教育水平低、性格孤僻、兴趣狭窄、经济困难、独居、丧偶、重大不良生活事件等因素与阿尔茨海默病的发病风险有关。

(三) 临床表现

阿尔茨海默病通常起病隐匿,病程发展缓慢,平均病程为 8~10 年。临床表现可分为两方面,即认知功能减退症状及伴随的社会功能减退和非认知性精神症状。阿尔茨海默病常伴有高级皮质功能受损,如失语、失认、失用和非认知性精神症状。根据疾病的发展和认知功能减退的严重程度,阿尔茨海默病可分为轻度、中度和重度。

1. 轻度表现

1) 记忆障碍 近事记忆障碍常为本病的首发及最明显症状。例如,经常遗失(失落)物品,家中物品放错或不能在熟悉的地方找到,看书读报后不能回忆其中的内容,忘记约会和事务安排等。

2) 定向障碍

(1) 时间定向障碍,如不知道今天是何年何月何日、现在是上午还是下午,时间观念混淆。

（2）空间定向障碍，如在不熟悉的地方容易迷路。

3）计算能力减退　患者很难完成简单的计算，如不能计算"100－7－7"的连续运算。

4）思维迟缓　患者思考问题困难，特别是对新的事物表现出茫然难解。

5）自理能力　早期患者对自己记忆力减退有一定的自知力，并力求弥补和掩饰，如经常做记录，可伴有轻度的焦虑和抑郁。随着记忆力和判断力减退，患者对较复杂的工作不能胜任，如管理钱财等。但此阶段，尚能完成已熟悉的日常事务或家务，患者的个人生活基本能自理。

6）人格和行为改变　人格改变往往出现在疾病的早期，患者变得缺乏主动性，活动减少，孤独，自私，对周围环境兴趣减少，对周围人较为冷淡，甚至对亲人漠不关心，情绪不稳、易激惹。

2. 中度表现

1）记忆障碍　表现为日益严重的记忆障碍，远事记忆和近事记忆均受损，随着病情进展，远记忆也逐渐受损，记不住亲人的名字、家庭住址和生活经历等，有时因记忆减退可出现错构和虚构。

2）定向障碍　患者会出现时间、地点、人物定向力障碍，表现为无法准确识别周围人物甚至自己；在熟悉的地方也容易迷路走失，甚至在家里也找不到自己的房间；无法判断时间。

3）失语　患者言语功能明显下降，出现感觉性失语，讲话无序，内容空洞或赘述，对口语和书面语的理解困难，不能列出同类物品的名称。可出现重复、模仿、刻板言语。继之，出现命名不能，由对少见物品的命名不能逐渐发展到对常见物品的命名困难。

4）失认　失认以面容认识不能最常见，患者逐渐不能辨认熟人和亲人，最终不认识镜子中的自己。

5）失用　主要表现为难以完成有目的的复杂活动，如刷牙、穿衣、使用筷子等。患者已不能工作，难以完成各种家务劳动，甚至洗脸、洗澡等基本生活都需要家人的帮助和料理。

6）精神和行为障碍　患者的精神和行为障碍比较突出，出现情绪不稳、恐惧、激越。明显的精神行为症状提示程度较重或病情进展较快。可伴有片段的妄想和幻觉，最常见的妄想是被窃妄想，其次是嫉妒妄想；幻觉中以视幻觉较多见。睡眠障碍，部分患者白天思睡，夜间不宁。行为紊乱，常捡拾破烂，乱拿他人之物占为己有，有时出现攻击行为。也可出现本能活动亢进。

7）自理能力　生活可部分自理或不能自理，到此阶段，患者已不能独自生活。

3. 重度表现　记忆力、思考及其他认知功能均严重受损，智力严重衰退。忘记自己的姓名和年龄，不认识亲人。语言表达能力进一步退化，患者仅能发出不可理解的声音或缄默不语，思维贫乏，最终丧失语言功能。患者活动逐渐减少并逐渐丧失行走能力,甚至不能站立,最终只能终日卧床,大小便失禁。此外,患者还可出现原始反射,如强握、吸吮反射等。最明显的神经系统体征是肌张力增高,肢体屈曲。患者最终常因营养不良、压疮、肺炎等并发症或因衰竭死亡。

(四) 诊断标准

1. 症状标准

(1) 记忆减退,最明显的是学习新事物的能力受损。

(2) 以思维和信息处理过程减退为特征的智力损害,如抽象概括能力减退,难以解释成语、谚语。掌握词汇量减少,不能理解抽象意义的词汇,难以概括同类事物的共同特征,或判断力减退。

(3) 情感障碍,如抑郁、淡漠,或敌意增加等。

(4) 意志减退,如懒散、主动性降低。

(5) 其他高级皮质功能受损,如失语、失认、失用或人格改变等。

(6) 无意识障碍。

(7) 辅助检查:如 CT、MRI 检查对诊断有帮助,神经病理检查有助于确诊。

2. 严重标准 日常生活和社会功能明显受损。

3. 病程标准 符合症状标准和严重标准至少已 6 个月。

4. 排除标准 排除脑血管病等其他脑器质性病变所致的智能损害、抑郁症等精神障碍所致的假性痴呆或老年人健忘症。

ICD-11 认为阿尔茨海默病所致痴呆(dementia due to Alzheimer disease)是最常见的痴呆类型。这种痴呆起病隐匿,记忆损害常是患者最初出现的主诉。阿尔茨海默病所致痴呆的病程有以下特点:认知功能缓慢而稳定地从先前水平持续下降,随疾病的进展出现额外的认知领域损害(例如,执行功能、注意、语言、社交认知及判断、精神运动性的速度、视觉感知能力、视觉空间能力的损害)。阿尔茨海默病所致痴呆常在疾病的初期即伴有精神行为症状,例如抑郁心境、情感淡漠;而在疾病的晚期可伴有精神病性症状、情绪易激惹、精神运动性激越、意识混乱、步态或移动异常以及痫性发作。基因检测的阳性结果、家族史以及进行性的认知持续下降高度支持阿尔茨海默病所致痴呆的诊断。

(五) 治疗原则

阿尔茨海默病的治疗目前尚缺乏特殊的病因治疗措施,主要包括药物治疗和非药物治疗。治疗原则是改善患者认知、控制精神症状、防治并发症,以达到提高患者的生活质量,减轻家属负担的目的。

1. 改善认知功能的药物 使用乙酰胆碱酯酶(AchE)抑制剂治疗,可改善患者的认知功能,延缓疾病的进展。目前有多奈哌齐、利斯的明等。

2. 改善脑代谢及延缓病情发展的药物 主要是扩张血管作用,促进大脑对葡萄糖和氧的作用,提高脑神经细胞的代谢功能,有双氯麦角碱、吡硫醇(脑复新)等。

3. 对症治疗　主要针对痴呆伴发的各种精神症状。如对症选用利培酮、奋乃静、奥氮平等控制幻觉、妄想或兴奋冲动等症状；选择毒性作用少的 SSRIs 和其他新型抗抑郁药控制抑郁症状；可选用苯二氮䓬类药物控制焦虑、激越、失眠等症状；有激越或明显攻击行为的患者可选用碳酸锂等药物。

此外，适合患者及家属的心理治疗、康复训练、健康教育应贯穿于整个治疗过程中。

二、血管性痴呆

血管性痴呆（vascular dementia）是指由于脑血管病变导致的痴呆。既往曾称为多发性梗死性痴呆，近年来病理形态学研究发现，除了上述病灶外，还有其他脑血管病变，故现已更名为血管性痴呆。本病以急性或亚急性起病，病程具有波动性，多呈阶梯式发展，常可伴有局限性神经系统体征。血管性痴呆是老年痴呆的第二位原因，约占痴呆的 20%。

（一）流行病学特点

血管性痴呆患病率仅次于阿尔茨海默病，在 65 岁以上人群中的患病率为 1.2%～1.4%，在 70 岁以上人群中的患病率为 0.6%～1.2%，男性多于女性。

（二）病因与发病机制

目前多数学者认为，血管性痴呆的直接病因是脑血管病变（包括出血性和缺血性）引起的脑组织血液供应障碍，进而导致脑功能衰退。因此，高血压、糖尿病、心脏病、脑卒中等是血管性痴呆的高危因素。不仅脑血流量降低的程度与痴呆的严重程度成正比，而且脑血管病变的部位与痴呆的发生也有重要的关系。

（三）临床表现

与阿尔茨海默病比较，血管性痴呆的起病较急，病程可呈阶梯式恶化且波动较大，有时在较长时期内处于稳定阶段，有的患者可因脑血流改善而出现记忆改善或好转。血管性痴呆的临床表现包括早期症状、局限性神经系统症状和痴呆症状。

血管性痴呆一般不容易被早期发现。早期症状以类神经衰弱症状为主，患者表现为情绪不稳定、头晕、头疼、易疲劳、注意力不集中、工作效率低、失眠、近事记忆力下降，继而引发患者出现焦虑或抑郁情绪。此阶段，患者的智能损害局限，只涉及某些认知功能，如计算、命名等困难，而一般推理、判断可在相当一段时期内仍保持完好，人格也保持较好。

局限性神经系统症状及体征依据不同部位的脑出血或脑梗死而产生不同的症状，其中较为突出的有：假性延髓性麻痹、构音障碍、吞咽困难、中枢性面肌麻痹、不同程度的偏瘫、失语、失用或失认、癫痫大发作及尿失禁等。

血管性痴呆主要表现为以记忆力下降为主的局限性痴呆。早期痴呆症状明显不同于阿尔茨海默病，主要表现为：虽然出现近事记忆障碍，但是自知力保持良好，患者知道自己记忆力下降、容易忘事，有的患者为此而产生焦虑或抑郁情绪。有时，患者则出现病理性赘述，表现为说话哆嗦、无主次。患者的记忆力、智力虽然有所下降，但是其日常生活能力、理解力、判断力以及待人接物的能力均能在较长时期内保持良好状态，人格也保持较为完好。晚期患者生活逐渐地不能自理，不知饥饱，不知冷暖，外出找不到家门，不认识亲人，达到全面痴呆。

（四）诊断

血管性痴呆是由脑血管疾病（缺血或出血性）所致脑功能障碍引发的痴呆。认知损伤的出现与一次或多次脑血管事件有时间上的相关性。认知的下降通常在信息处理速度、复杂性注意过程（complex attention）以及额叶执行功能上尤为明显。必须存在病史、体格检查及神经影像学的证据，说明脑血管病足够严重，能够导致神经认知缺损。

（五）治疗原则

血管性痴呆的治疗原则为防治脑卒中，改善认知功能和控制精神行为症状。

1. 对因治疗　血管性痴呆目前尚无特殊的治疗方法，预防脑血管病的危险因素是血管性痴呆治疗的基础，包括积极控制高血压、糖尿病，戒烟、戒酒等，降低胆固醇，降低颅内压。既往有短暂性脑缺血发作（transient ischemic attack，TIA）或非出血性疾病致脑卒中的患者，使用抗血小板聚集疗法可减少发病的危险性，可使用小剂量阿司匹林。

2. 改善认知功能　是目前被证明有效的治疗措施。例如，应用胆碱酯酶抑制剂、兴奋性氨基酸受体拮抗剂、脑血循环促进剂、钙通道拮抗剂、脑细胞代谢激活剂、抗氧化药、血管扩张药等改善患者的认知功能。

3. 精神和行为症状治疗　对患者出现的精神症状、各种不良行为、睡眠障碍等应及时使用小剂量抗精神病药进行治疗。

三、其他脑器质性精神障碍

（一）颅内感染所致精神障碍

颅内感染所致精神障碍是指病毒、细菌或其他微生物直接侵犯脑组织引起脑功能紊乱所致的精神障碍。例如，病毒性脑炎、流行性脑炎、结核性或化脓性脑膜炎、神经梅毒和人类免疫缺陷病毒（human immunodeficiency virus，HIV）所致精神障碍等。本节仅讨论比较有特点的麻痹性痴呆。

麻痹性痴呆是指由梅毒螺旋体侵犯大脑而引起的一类慢性脑膜炎。又称全身性麻痹或进行性麻痹。本病的主要病理变化在大脑实质，同时也可涉及神经系统的其他部分，并引起躯体功能的衰退而导致患者出现日益加重的智力减退和个性改变。

1. 病因与发病机制　麻痹性痴呆是梅毒螺旋体侵入脑组织后引发慢性炎性反应的结果，其病理表现为神经细胞出现退行性病变，大量神经细胞脱失和坏死，皮质内部结构大部分遭到严重破坏，其中以额叶最为明显。

2. 临床表现　通常麻痹性痴呆患者的精神障碍最先引起人们的注意。早期患者的症状不易觉察，出现类神经衰弱的症状，如头痛、头晕、睡眠障碍、注意力不集中、易疲劳等。患者的工作能力逐渐减退,思维迟缓,理解力、思考力下降。发展期典型表现为个性及智力方面的改变。患者的生活方式、行为举止及兴趣习惯与过去相比一反常态,也与患者的身份不相称;情绪暴躁、缺乏责任感,无信用,极端自私,不修边幅,衣冠不整,甚至可做出一些偷窃或违反社会道德和伦理的行动,有明显的愚蠢性。智能方面,有智力障碍,患者的计算、抽象、概括、理解、推理及判断等能力明显受损。记忆力也显著减退。此外,有的患者可出现各种妄想,其中以夸大妄想最为多见。此期患者情绪多不稳定,极易激惹,情感脆弱和强制性哭笑。晚期阶段,患者的智能严重衰退,即使十分简单的问题也无法理解,零星片段言语含糊不清,不知所云。患者情感淡漠,而本能活动则比较亢进。躯体症状和体征主要表现为患者视力显著减退,其他脑神经出现不同程度的麻痹。患者言语及书写障碍,表现为构音困难,吐字不清,常伴有口吃。此外,患者还会出现眼睑、口唇、舌部和手指细微震颤,可有步态不稳及共济失调等现象。

3. 治疗　对症治疗是为了控制兴奋或幻觉妄想等症状,为此,可采用地西泮或适当抗精神病药物控制症状。此外,根据患者的躯体情况,注意补充营养及防止感染等,还可给予脑代谢活化剂,如双氢麦角碱、尼麦角林、脑活素、胞磷胆碱等。

(二)癫痫所致精神障碍

癫痫是一种常见的神经系统疾病,是一种慢性反复发作性短暂脑功能失调综合征,以脑神经元异常过度放电引起反复痫性发作为特征。根据其临床表现的不同可分为大发作、小发作、局限性发作、精神运动性发作和癫痫持续状态等。根据其原因的不同,又可分为原发性和继发性癫痫。无论是哪一种类型的癫痫,均可发生不同程度的精神障碍。

1. 病因与发病机制　癫痫的病因较复杂,包括遗传、感染、中毒、脑肿瘤、脑外伤、脑血管病、脑变性病、代谢障碍等。其发病机制尚不明确,但其本质是由于脑细胞受到遗传、外伤、感染、脑肿瘤、中毒和代谢等原因的作用而发生生化改变,进而产生异常放电。

2. 临床表现

1) 癫痫发作前精神障碍　主要是指癫痫发作的先兆(aura)和前驱症状(prodromata)。先兆是一种部分发作,在癫痫发作前出现,往往持续数秒,很少超过1 min。同一患者每次发作前的先兆基本相同,先兆对判断癫痫病灶的定位诊断有重要价值,如颞叶癫痫有5%的患者出现幻嗅先兆。前驱症状发生在癫痫发作前数小时至数天,主要表现为易激惹、紧张、失眠、思维紊乱,甚至极度抑郁等,这些症状往往随着癫痫发作而终止。

2) 癫痫发作时精神障碍　主要指精神运动性发作。主要包括以下几类。

(1)自动症(epileptic automatisms):是指癫痫发作时或发作刚结束时出现的意识混浊状态,此时患者仍可维持一定的姿势和肌张力,无意识地完成简单或复杂的动作与行为。

(2)神游症(fugue):比自动症少见,表现为无目的地外出漫游,对周围环境有一定的感知能力,能做出相应的反应,历时可达数小时或数天,发作后遗忘或回忆困难。

（3）朦胧状态（twilight state）：患者表现为意识障碍伴情感和感知觉障碍，如恐惧、愤怒，也可表现为思维及动作迟缓、情感淡漠等。发作突然，可持续 1h 至数小时。发作间隙期可有癫痫型人格障碍。

3）癫痫发作后精神障碍　癫痫患者发作后常呈现意识模糊，定向障碍，反应迟钝，有生动幻觉及各种自动症；也有出现情感爆发，如惊恐、易怒以及躁动狂暴行为，通常持续数分钟到数小时。

4）癫痫发作间歇期精神障碍　在各次癫痫发作之间，也可发生多种精神异常，主要包括以下几点。

（1）精神分裂症样状态：部分癫痫患者在癫痫发作十几年以后发生类似精神分裂症的症状。患者在意识清晰的情况下出现幻觉、妄想，以幻听、关系妄想、被害妄想为主。还可伴有思维障碍，如思维中断、思维被剥夺、强制性思维等。此精神症状可持续数月或数年之久。

（2）人格改变：部分癫痫患者在长期发作后，人格改变较为常见，表现为固执、自私、纠缠、易激惹、报复心强、好记仇、好争论和情感暴发。情感暴发时兴奋、冲动好斗、自伤伤人，且不能自制。这种人格改变多见于颞叶癫痫患者，约 50% 的颞叶癫痫患者可出现人格改变。

（3）智能障碍：少数癫痫患者因发作频繁，可出现智能减退，称为癫痫性痴呆。患者主要表现为思维迟缓、病理性赘述、重复性言语等。此外，患者的理解力、计算力、记忆力等也明显减退。晚期患者变得表情呆板、情感淡漠、行为笨拙、生活不能自理。癫痫的发作类型中以频繁大发作患者的智能损害最为严重。

3. 治疗原则　一般原则是抗癫痫药物治疗。癫痫治疗尽可能单一用药，鼓励患者遵医嘱服药，定期监测血药浓度。对于癫痫性精神障碍应在治疗癫痫的基础上根据精神症状选用药物，注意选用致癫痫作用较弱的药物。

第三节　脑器质性精神障碍患者的护理

一、护理评估

（一）健康史

1. 现病史　评估患者的现病史，患者此次发病的诱因，如是否有缺氧，肝、肾功能衰竭，电解质失衡等。还要评估患者此次发病时间、病情严重程度、就医经过等。

2. 既往史　评估患者既往健康状况，有无脑器质性疾病，如是否有脑血管病、颅内感染、脑外伤、脑肿瘤、癫痫和脑寄生虫病等病史。还要评估患者原发疾病的进展情况，包括原发疾病的主要症状表现、发展趋势、治疗经过、疗效以及预后等。

3. 个人生活史　评估患者的职业、文化背景、婚姻状况、生活经历、生活方式和烟酒嗜好等。

4. 家族史 评估患者家庭成员中是否有痴呆家族史、癫痫发作史或其他遗传病史。

(二) 生理和心理方面

1. 生理状况 评估患者的一般状况,包括生命体征、营养、进食、排泄、睡眠、大小便、皮肤是否正常,自理活动是否受限等。

2. 记忆评估 评估患者有无记忆力的减退,如对时间、地点、人名能否记忆,对新近发生的事情是否容易遗忘,有无错构、虚构。此外,要注意将远近记忆的评估结合起来,通常近记忆较远记忆首先受损。

3. 思维评估 思维障碍在脑器质性疾病患者中并不少见,通常表现为缺乏主动性思维、持续言语、联想加快、抽象思维障碍、妄想等。在评估时,评估者可以通过物品联想、问题转换、完形填空、抽象名词的解释、物品归类等任务去把握患者存在的症状。

4. 智能评估 评估患者的计算力、理解力、判断力等是否受损或者有无痴呆症状。

5. 情感评估 评估患者的情感活动和行为是否异常,如情绪的波动、激惹、欣快、焦虑、抑郁和睡眠障碍等。

6. 意识评估 评估患者有无谵妄等意识障碍的表现。

7. 其他方面评估 评估患者的人格是否有明显改变,有无定向力障碍或自知力缺损。

(三) 社会方面

(1) 了解患者患病前是否发生过严重的生活事件及其对生活事件的反应如何。

(2) 评估患者的个性特征、兴趣爱好、生活方式、学习、工作、社交能力,对自身患病的态度。

(3) 评估患者家庭经济状况及支持系统,如家属的护理能力和照顾患者的意愿,家属情绪状况等。

(4) 评估患者的社会功能,如目前症状对患者的日常生活能力、人际关系以及工作能力有何影响。

(5) 对患者的家庭和社区情况进行了解和评估。

(四) 辅助检查

1. 实验室及其他辅助检查 包括血、尿、粪常规,以及生化检查、脑电图检查、头部MRI、脑脊液检查等检查指标是否正常。

2. 心理学检查 可以使用简易精神状况检查、长谷川痴呆量表(Hasegawa Dementia Scale,HDS)、日常生活能力评定量表(Activity of Daily Living,ADL)对患者进行评估。

二、护理诊断

(一) 生理方面

1. 营养失调:低于机体需要量 与生活自理能力差有关;与合并感染、机体消耗大有关。

2. 睡眠型态紊乱　与脑部疾病导致缺氧有关;与焦虑有关。

3. 排便异常　与意识障碍、痴呆、精神药物不良反应等有关。

4. 有感染的危险　与不规律生活、生活自理能力下降后致机体抵抗力下降有关。

5. 有皮肤完整性受损的危险　与长期卧床有关。

6. 有跌倒的危险　与认知障碍、年老有关。

(二) 心理方面

1. 语言沟通障碍　与意识障碍、认知功能障碍有关。

2. 思维过程改变　与认知功能障碍、记忆力下降等有关。

3. 意识障碍　与脑部感染、脑血管疾病、脑外伤、脑肿瘤等有关。

(三) 社会方面

1. 生活自理能力缺陷　与意识障碍、认知功能减退、神经系统病变等有关。

2. 社交障碍　与思维过程改变、认知功能下降、定向力下降有关。

3. 有暴力行为的危险　与幻觉、错觉和妄想等有关。

4. 家庭应对无效　与认知功能改变、智能减退、家庭成员无效应对有关。

三、护理目标

(一) 生理方面

(1) 患者能够摄入足够的营养和水分,保证水、电解质的平衡。

(2) 患者的睡眠状态改善,恢复正常的睡眠型态。

(3) 患者能够诉说影响排便、排尿的因素及排便、排尿的情况。

(4) 患者机体抵抗力逐渐得到提高,未发生感染。

(5) 患者皮肤完好,未发生受损情况。

(6) 患者没有受伤,并能掌握预防受伤的知识及方法。

(二) 心理方面

(1) 患者能借助手势或其他方法主动与医护人员、亲友、病友等进行有效沟通。

(2) 患者能够主动确认自己经常活动的场所,如病室、餐厅、卫生间等,能记住经常与自己接触的病友、亲友及医务人员,使思维、智力的衰退得到最大限度推迟。

(3) 患者保持良好的意识状态,意识障碍程度未进一步加重。

(4) 患者情绪状态好转,能在医护人员及家属的鼓励下接受治疗和护理。

(三) 社会方面

(1) 患者生活自理能力逐步提高。

(2) 患者维护健康的能力和信心逐步提升,能利用有利资源或在护理人员指导下采取正确的行为增进健康。

（3）患者家庭、社会的支持度得到提高。

四、护理措施

（一）安全护理

为患者提供安全、舒适、安静的治疗环境，清除室内所有危险物品，日常生活用品放在固定易取的地方。保持病区及病房地面干燥、平坦，走廊、浴室、厕所等要有扶手架，防止跌倒。对意识障碍、重度痴呆、癫痫发作的患者，必要时设专人护理。对长期卧床的患者，应安装床挡或适当给予保护性约束，防止坠床。对意识模糊、行走不便及反应迟钝的患者，可适当限制其活动范围，活动时需有人陪伴。给痴呆患者随身携带身份识别卡（姓名、家庭住址、联系人及电话等），一旦走失方便寻找。教会患者学会控制情绪的方法，恰当表达自己的需求。

（二）生活护理

1. 饮食护理　通过对患者营养状况的评估，根据其不同营养状况采取相应措施，保证患者的营养、水分的补充及维持电解质的平衡。为患者提供清淡、易消化、营养丰富的食物，并允许其选择个人喜好的食物。对于能自行进食的患者给予合理膳食的指导；对不能自行进食的患者，如痴呆患者，护理人员则应耐心喂饭；有意识障碍、吞咽功能障碍的患者不能强行进食以防误吸或噎食，可采取鼻饲营养或静脉输液等方法补充营养；对不知饥饱或抢食的患者要控制其进食量及速度。对癫痫伴发精神障碍的患者应给予低盐饮食，避免因过饱诱发癫痫。

2. 睡眠护理

（1）为患者创造安静、舒适的睡眠环境，并帮助患者熟悉病房的环境和病友，以消除其对环境的陌生感和不安全感。同时，兴奋患者要安排在隔离区或单独的房间，避免干扰其他患者。

（2）帮助患者建立规律的作息制度，对睡眠规律颠倒的患者，增加日间活动时间，保证夜间睡眠，做好睡眠记录；对有谵妄状态、有恐怖性错觉或幻觉的患者，应安排护理人员陪伴。必要时协助医生调整影响睡眠规律的药物种类、剂量及给药的时间。

3. 排泄护理

（1）痴呆患者常会有大小便失禁的现象。一方面，发现患者出现大小便在裤子里或床上的情况时要及时清理干净；另一方面，也要训练患者定时排便、排尿，知道有便意时如何表达，知道卫生间的标志和位置。

（2）观察患者的排泄情况，帮助患者保持大便通畅，及时处理便秘、尿潴留。对于便秘、尿潴留患者，鼓励能活动的患者多做适当的运动，以利于肠蠕动；为患者提供富含粗纤维的食物，刺激肠蠕动；督促患者排便，指导和训练其养成定时排便的习惯。

4. 协助、指导患者料理生活　指导痴呆患者要尽量保持规律性生活方式，确保作息时间相对固定，以便记忆。因此，对尚保持部分自理能力的患者，指导或协助其料理自己的生活,如日常沐浴、更衣、如厕等,保证患者有充足的时间去完成生活自理项目,并尽可能地与其家庭日常生活保持一致。对病情较重、生活不能自理的患者,护理人员则应给予全面的照护,保证患者的清洁、舒适,防止并发症的发生。

(三) 密切观察病情变化

(1) 重视患者生命体征的变化,生命体征的变化与脑部疾病的关系十分密切,应密切监测。观察两侧瞳孔的大小是否正常,是否等大、等圆,对光反应是否正常。此外,意识障碍的程度常预示着颅内疾病的严重程度,应该随时注意患者意识状态的变化。

(2) 密切关注患者的病情变化,全面掌握患者的思想动态和行为。患者时有冲动、毁物等行为,护理人员要正确识别暴力行为的征兆,分析造成冲动行为的相关因素,及时采取有效的防范措施,奖赏适当的或积极的行为,促进患者保持积极的行为模式。

(四) 对症护理

1. **认知功能障碍患者的护理**　对患者进行定向能力的训练,增加患者的现实定向感,反复向患者说明其所处的时间、地点及周围人物的身份等,及时纠正或提醒其准确的人、时间、地点的概念。病房放置大指针的时钟和以日期分页的日历,有助于患者对时间的认识;必要时用大而明显的标志标明常用的生活物品。鼓励患者读报或收看电视节目,可保持或促进患者对新事件的兴趣。在与语言沟通障碍的患者交流时注意保持耐心,可对患者反复叙述,并猜测患者想说的话,尤其是在患者出现措辞困难的时候,可提供词汇支持,并对其想法和情感给予回应;保持合适的对话距离,使用简单、熟悉的语言,避免使用代名词,尽可能谈论患者感兴趣的话题等。

2. **意识障碍患者的护理**　处于谵妄状态的患者,在幻觉、错觉以及妄想的影响下,患者可能有冲动或逃避的行为,并且会导致自伤、伤人的后果。应设专人护理,防止意外发生,必要时可用约束带暂时保护。对精神自动综合征患者应限制其活动范围,并给予药物控制,加强保护,以免发生意外。帮助患者做好口腔护理,定时翻身拍背,防止发生坠积性肺炎和皮肤受损。

3. **痴呆患者的护理**　总的原则:①根据患者的自理能力分别提供不同程度的照护,包括完全照护、协助/部分照护;②维持患者现有的生活能力;③帮助患者养成基本的生活习惯;④进行难度适宜的智力与功能训练;⑤鼓励患者,避免责备与争执。具体措施:①针对近事记忆受损的患者,简化新的任务、使用记忆辅助工具如记事本、提示条等;②针对远事记忆受损的患者,尝试以做代说来唤起患者的回忆,将患者置于熟悉的环境中,且照顾者固定、治疗地点固定;③对血管性痴呆患者,因偏瘫、失语,可出现自卑、消极,或因生活不能自理导致性情急躁。护理人员应做好患者的心理护理,并请家属配合,给予患者心理支持,鼓励或组织病友之间的康复经验交流,指导患者参加简单的工娱治疗和康复训练。

4. **癫痫发作患者的护理**　密切观察患者的发作情况并做记录,如生命体征、意识状态、瞳孔反应、神经系统反射等。对精神运动性发作、意识朦胧状态持续时间长或癫病频繁发作者应及时报告医生并及时加以保护,按医嘱用药并严防意外发生。对有幻觉、妄想、兴奋冲动、谵妄状态等易发生伤人和自伤行为的患者,应注意采取相应措施加以保护。发作终止后,应让患者卧床休息,专人看护,观察患者的意识恢复情况,防止出现癫痫持续状态。对大小便失禁的患者,要及时更换衣裤和被服。

(五) 用药护理

服用药物之前应告知患者或照护者所服药物的名称、剂量及可能出现的不良反应,注意监测药物的不良反应,以便及早发现不良反应,并进行及早干预和处理。例如,应用抗胆碱药物致排尿困难时,及时解除尿潴留,避免因膀胱肌无力,尿潴留而使患者烦躁不安,加重病情。

(六) 健康教育

(1) 指导患者及其家属了解本病与脑器质性病变的关系,根据原发疾病的性质及轻重程度的不同,其精神症状可能是暂时的。当原发疾病得到控制以后,精神症状可以减轻或者消失。同时,指导患者和家属了解疾病复发的征兆及掌握自我护理的方法。

(2) 指导家属掌握观察病情的方法,训练患者的生活功能。社会支持、家庭支持对患者疾病的康复是非常重要的。因此,要尽可能地调动患者家庭和社会的支持系统。最理想的照顾痴呆患者的场所是在其家里,尤其是由熟悉的人来照顾对患者而言是相当有益的,但长此以往会给家庭带来沉重的经济及精神压力。因此,也要及时关注照护人员的心理压力并帮助及时疏导。若患者痴呆严重到生活不能自理,则需要在特殊养护机构由专业医疗人员照顾。

五、护理评价

(1) 患者能否识别危险,有无伤人或自伤行为。

(2) 患者能否通过手势、图片等方式表达自己的想法并与周围的人进行沟通。

(3) 患者的自理能力是否有所提高,能否维持基本生理功能并保持规律的生活起居作息。

(4) 患者能否主动运用技巧提高自己的定向能力。

(5) 照护者是否对疾病知识及如何应对疾病有所了解,是否已掌握部分照顾患者的方法。

(6) 患者的思维、智力的衰退是否得到最大限度推迟。

第四节　躯体疾病所致精神障碍

躯体疾病所致精神障碍(mental disorder due to medical condition)是指由脑以外的躯体疾病(如躯体感染、内脏器官疾病、内分泌障碍、营养代谢疾病等)引起脑功能紊乱而产生的精神障碍。躯体疾病所致精神障碍所表现出的精神症状均为非特异性的,相同疾病可出现不同精神症状,精神症状的严重程度随躯体疾病的严重程度而波动。

一、共同临床特征

不同躯体疾病所致精神障碍有一些共同的临床特征,包括:①精神障碍的发生、发展、严重程度及其转归与躯体疾病的病情严重程度相一致,发生时间上常有时间关系。②精神障碍的临床症状是非特异性的。同一疾病可以表现出不同的精神症状,不同疾病又可以表现出相似的精神症状。③精神症状在多数情况下具有昼轻夜重的特征。④急性躯体疾病常引起急性脑病综合征,主要表现为不同程度的意识障碍;慢性躯体疾病常引起智能障碍和人格改变。精神障碍的病程、预后与躯体疾病的病程、转归密切相关。⑤对躯体疾病及精神症状的积极治疗与控制可使精神症状好转。

二、病因与发病机制

躯体疾病所致精神障碍的最主要因素是躯体疾病导致大脑功能紊乱。此外,患者的年龄、性别、遗传因素、应激状态、营养状况、心理与躯体素质、人格特征、环境因素、社会支持系统等作为各种诱发因素均可影响精神障碍的发生。主要发病机制为代谢障碍,脑缺氧,毒素作用,水、电解质代谢紊乱,躯体应激反应等导致患者中枢神经系统功能紊乱,进而出现精神症状。

三、临床表现

躯体疾病相关精神障碍的临床表现几乎涉及精神活动的所有方面。患者常有日常生活能力或社会功能受损的表现。具体临床表现如下。

(一) 脑衰弱综合征

脑衰弱综合征多见于躯体疾病初期、恢复期或慢性躯体疾病的过程中。主要表现为疲乏无力、注意力不集中、反应迟钝、情感不稳或脆弱、感觉过敏等。常伴有头晕、头痛、心慌心悸、出汗、食欲不振等躯体不适感。

(二) 急性脑病综合征

急性脑病综合征是指由急性躯体疾病引发的以急性起病、意识障碍为主要特征的一类临床综合征。尤以意识障碍为主要表现,在意识清晰度发生改变的情况下可出现错觉、幻觉、思维不连贯、瞬时记忆和近事记忆受损、注意减退、定向障碍及情感异常,并伴有不协调性精神运动性兴奋。症状随躯体疾病的好转而消退。

(三) 慢性脑病综合征

慢性脑病综合征是由慢性躯体疾病引起,或发生于严重躯体疾病之后,也可由急性脑病综合征迁延而来。特点为缓慢发病,病程迁延,不伴有意识障碍。慢性脑病综合征主要表现为智能障碍、人格改变和遗忘综合征。

四、常见的躯体疾病所致精神障碍

（一）躯体感染所致精神障碍

躯体感染相关精神障碍是指由病毒、细菌、螺旋体、真菌、原虫及其他感染病原体引起的躯体感染所致的精神障碍，而感染病原体没有直接感染颅内，如流感、肺炎、流行性出血热、狂犬病、破伤风、败血症、伤寒、恶性疟疾、血吸虫病、HIV 感染所致的精神障碍等。精神障碍的发生可能是因病原体的毒素作用于中枢神经细胞以及由感染引起的代谢异常、脑缺氧、脑水肿、脑出血所致。而感染后是否发病还可能与个体是否具有易患素质等因素有关。常见的躯体感染所致的精神障碍的类型有以下几种。

1. 流感相关精神障碍 流感病毒对中枢神经系统具有很强的亲和力，易导致精神症状的出现。早期患者可出现头痛、易疲劳、嗜睡，随着病情发展，高热期患者可出现意识障碍或谵妄状态。恢复期患者可出现抑郁或焦虑症状。本病病程通常较短，一般预后好。

2. 肺炎相关精神障碍 细菌性肺炎是最常见的感染性疾病之一。最常见的精神症状是在高热时出现意识障碍，尤其是儿童和老年患者。患者可表现为焦虑、烦躁、嗜睡和定向障碍等。意识障碍持续的时间较短，随着肺炎的控制即可好转。

3. 艾滋病相关精神障碍 HIV 感染是一种慢性传染病和致死性疾病。由于 HIV 直接侵犯中枢神经系统或由于机会感染、肿瘤、HIV 感染导致的脑血管疾病和药物不良反应可引起精神障碍。起初表现为乏力、倦怠、兴趣丧失，以后出现认知障碍和行为障碍，晚期出现缄默和大小便失禁。约 70% 的患者可发生痴呆，痴呆是艾滋病患者常见的临床表现，且进展迅速，多在数周、数月发展为重度痴呆，进而死亡。艾滋病患者在整个病程中都可能发生谵妄。

（二）内脏器官疾病所致精神障碍

内脏器官疾病所致精神障碍是指因重要内脏器官疾病（如心、肺、肝、肾等）所导致的精神障碍。精神障碍的严重程度随原发疾病的变化而波动。常见类型如下。

1. 心血管疾病所致精神障碍 各类心血管疾病都可能因循环障碍而造成脑部缺血、缺氧及水肿等病理过程，致使大脑功能紊乱而出现各种精神障碍。临床上较常出现精神障碍的心血管疾病，如冠状动脉粥样硬化性心脏病（冠心病）、心律失常、风湿性心脏病。心血管疾病所致的精神障碍可表现为脑衰弱综合征、谵妄、抑郁状态或幻觉、妄想状态。

2. 肺性脑病 是指由严重的肺部疾病所致的精神障碍的总称。主要表现为意识障碍，患者可出现嗜睡、昏睡、谵妄等，并可出现肌肉震颤或扑翼样震颤、间歇抽搐，随着病情进展，严重者可出现昏迷。有的患者出现幻觉、妄想等精神病性症状。

3. 肝性脑病 是指严重的肝脏疾病引起的以代谢紊乱为基础的中枢神经系统功能失调综合征，临床上统称为肝脑综合征或肝昏迷。其临床表现分为 4 期：①前驱期，以情绪障碍和行为异常为主要表现,患者主要表现为欣快或情感淡漠两种主症,并伴有乏力、思维迟缓、意志减退、生活懒散等行为问题。②昏迷前期,主要表现为嗜睡、定向障碍、判断能力减退、记忆力明显减退等,严重者可出现谵妄,可有幻觉、错觉、兴奋躁动行为的出现。③昏睡期,患者的意识清晰度明显下降,对言语刺激基本消失,对加强的物理刺激,如疼痛、声、光、冷、热等有部分反应;若患者病情不能控制,即进入昏迷期。④昏迷期,患者的意识清晰度出现严重障碍,对言语和非言语的刺激均完全无反应。随着昏迷程度加重,可以出现各种形式的震颤、抽搐和肌张力增高等。

4. 肾性脑病　是指由各种原因导致急、慢性肾衰竭,引起尿毒症,进而引起脑功能紊乱所致的精神障碍,又称尿毒症性脑病。早期主要表现为脑衰弱综合征,部分患者还可出现幻觉、妄想或抑郁状态、类躁狂状态。慢性进行性肾衰竭时,患者可出现记忆力减退、智能障碍。肾衰竭严重时,患者主要表现为不同程度的意识障碍,甚至发展为昏迷。

(三) 内分泌疾病所致精神障碍

1. 甲状腺功能亢进(甲亢)所致精神障碍　是指甲状腺激素分泌过多所致的精神障碍。患者可出现神经兴奋性增高、易激惹、活动增加、睡眠需要减少等躁狂综合征的表现。严重者可出现幻觉、妄想等精神病性症状。甲状腺危象时则主要表现为发热、谵妄甚至昏迷。

2. 甲状腺功能减退(甲减)所致精神障碍　是指甲状腺激素分泌不足或缺乏所致的精神障碍。甲减所致精神障碍的临床常表现为情绪低落、思维迟缓、反应迟钝、记忆力减退、注意力不集中、食欲下降、嗜睡等抑郁综合征症状。重症者可出现情感淡漠、退缩、痴呆的表现,甚至幻觉、妄想等精神病性症状。

3. 肾上腺功能异常所致精神障碍　肾上腺皮质醇增多症(库欣综合征)和肾上腺皮质功能减退均可使患者出现精神症状。患者主要临床表现包括:①个性改变,如懒散、缺乏动力,情绪不稳和易激惹,部分患者还出现冲动行为;②认知功能下降,患者反应迟钝、理解力下降,部分患者还可出现智能障碍;③敏感、多疑,少数患者出现抑郁综合征。

4. 糖尿病所致精神障碍　糖尿病患病率逐年上升,其所致的精神障碍越来越引起重视。糖尿病患者中最常见的精神障碍可表现为抑郁和焦虑两种状态共存或交替出现。慢性糖尿病患者中患者可有轻度认知障碍或轻度痴呆的症状。在糖尿病患者出现严重并发症时,如糖尿病酮症酸中毒或高渗性非酮症糖尿病昏迷患者的前驱期,患者可出现急性认知功能损害,主要表现为行为紊乱,随着病情逐渐加重,患者可出现意识障碍和谵妄状态。

拓展阅读 3-3　其他躯体疾病所致精神障碍

第五节　躯体疾病所致精神障碍患者的护理

一、护理评估

(一) 健康史

1. 现病史　评估患者此次就诊的原因,此次发病的诱因、发病时间、就医经过等。

2. 既往史　评估患者既往健康状况,有无外伤和手术史,有无引发精神障碍的原发躯体疾病,包括躯体疾病起病的缓急、早期症状表现,与精神症状之间的关系,发展规律和演变过程。

3. 个人生活史　评估患者的个人生活经历、病前的性格特点、职业、文化背景、生活方式、有无烟酒嗜好等。

4. 家族史　评估患者家庭成员中有无精神障碍患者。

(二) 生理和心理方面

1. 躯体状况　评估患者的一般状况,包括生命体征、营养状况、进食情况、排泄和睡眠情况等。

2. 意识评估　评估患者意识障碍的程度;定向力如何,包括自我定向及对时间、地点、人物和周围环境的定向能力。

3. 认知评估　评估患者有无感觉障碍,如感觉过敏、错觉、幻觉等;有无思维障碍,如思维迟钝、思维中断、妄想等;有无注意力下降、记忆障碍和智能受损等,如学习功能减退。

4. 情感评估　了解患者有无情绪低落、焦虑不安、抑郁、悲观绝望以及自杀行为;或情绪不稳、易激惹等表现。

5. 意志行为评估　观察患者有无过度活动、烦躁不安或躯体疲倦、少语少动、生活懒散、行为迟缓等症状。

6. 其他方面评估　评估患者的自知力、生活自理能力、有无人格改变等。

(三) 社会方面

(1) 评估患者发病前的主要生活经历、职业及受教育程度、生活方式等。

(2) 评估患者目前症状对其日常生活能力、工作能力有何影响。

(3) 评估患者的家庭支持系统、社会支持系统和家庭经济情况等。

二、护理诊断

(一) 生理方面

1. 营养失调:低于机体需要量　与疾病或生活自理能力差导致营养摄入不足有关。

2. 睡眠型态紊乱　与情绪不稳、环境改变和躯体不适等有关。

3. 有受伤的危险　与意识障碍、神经系统症状(如肢体震颤和全身痉挛发作等)及精神症状有关。

(二) 心理方面

1. 急性意识障碍　与躯体疾病、体温过高等有关。

2. 思维过程改变　与躯体疾病所致的幻觉、妄想和认知功能下降有关。

3. 感知改变　与躯体疾病导致的病理生理方面的改变、注意力改变、思维障碍等有关。

4. 焦虑　与缺乏疾病相关知识、担心疾病的预后、环境改变等有关。

5. 恐惧　与环境及健康状况改变、担心疾病预后有关。

6. 自我认同紊乱　与躯体疾病导致的外表或功能改变有关。

(三) 社会方面

1. 生活自理能力缺陷　与意识障碍、智能障碍、躯体疾病导致活动受限或行为紊乱等有关。

2. 健康维护能力下降　与躯体疾病导致的感知受损、沟通障碍、个人应对无效、缺乏与所患疾病相关的知识有关。

三、护理目标

(一) 生理方面

(1) 患者能够摄入足够的营养,保证水、电解质的平衡。

(2) 患者的睡眠状态改善,恢复正常的睡眠型态。

(3) 患者不发生外伤,并能掌握预防受伤的知识及方法。

(二) 心理方面

(1) 患者保持良好的意识状态,意识障碍程度未进一步加重。

(2) 患者未因感觉、知觉和思维过程等的改变发生意外,并能够合理地应对。

(3) 患者情绪状态好转,能够适应环境的改变,负性情绪得到释放和缓解。

(4) 患者能接受躯体疾病所致的外表或功能改变,能在医护人员及家属的鼓励下接受治疗和护理。

(三) 社会方面

(1) 患者生活自理能力逐步提高。

(2) 患者维护健康的能力和信心逐步提升,能利用有利资源或在护理人员的指导下采取正确的行为增进健康。

(3) 患者家庭、社会的支持度得到提高。

四、护理措施

(一) 安全护理

躯体疾病所致精神障碍患者易出现情绪不稳定和冲动行为,护理人员应首先评估有无导致患者受伤的因素并尽量减少或消除。安置患者在易观察的安全房间,必要时有专人看护;若患者出现躁动不安等,应及时安置于重症监护病房,重点监护,对有意识障碍的患者应加床栏保护或约束,防止意外。对行为紊乱、明显兴奋躁动的患者安置在单人病房,尽量减少周围环境对患者的刺激。严密观察患者的病情变化,做好安全巡视和危险物品的检查,防止自杀行为的发生。

(二) 生活护理

1. 饮食护理　结合原发疾病的情况,为患者提供易消化、营养丰富的饮食,同时注意水分的摄入。对吞咽困难、呛咳、不能进食者,给予鼻饲或静脉补充,以保证营养代谢的需要。为患者创造舒适的进餐环境,给予充足的进餐时间,并督促老年患者细嚼慢咽预防噎食。对于兴奋躁动的患者应单独进食,并有专人看护。在不影响治疗且病情许可的前提下,提供患者喜爱的食物,以促进食欲。

2. 睡眠护理

(1) 评估患者睡眠障碍的原因、程度及睡眠状态,减少和去除影响患者睡眠的不良因素。

(2) 为患者创造良好的睡眠环境,尽量减少噪声及治疗对患者睡眠的影响。

(3) 为患者建立有规律的生活习惯,日间为其安排适当的活动,帮助患者尽快适应环境。避免睡前兴奋或多次排泄而影响睡眠质量。

(4) 给予心理护理,包括解释、支持,以减轻患者的紧张、焦虑,同时给予患者积极的心理暗示。

(5) 指导患者采用协助睡眠的方法,如温水泡脚、全身放松等。

(6) 必要时,可遵医嘱给予药物帮助患者入睡。

3. 排泄护理

(1) 仔细观察患者的排泄情况,并做好记录。

(2) 嘱咐患者多饮水,进食粗纤维食物,保持大便通畅。必要时遵医嘱给予缓泻剂或灌肠。

(3) 对长期卧床的患者,要定时提供便器,使患者适应床上排便。

(4) 对有认知障碍的患者,应定时督促其如厕,训练患者养成规律的排便习惯。

4. 提高生活自理能力　对于生活不能自理的患者,易出现压疮、呼吸道感染和泌尿道感染,护理人员应协助患者完成并提高其日常生活能力,如穿衣、吃饭、洗澡、整理床铺等。

(三) 对症护理

(1) 注意观察患者的原发躯体疾病症状,如有无心、肝、肾等重要器官受损的表现,对高热患者及时降温,保护脑细胞,防止水肿。

（2）监测患者意识改变情况,减少并发症,使患者维持最佳的功能状态。

（3）若患者出现智能障碍后遗症,应注意尽早开始各种技能训练和康复治疗护理。

（四）用药护理

告知家属和患者出院后需继续治疗,按医嘱坚持服药,不可随意增减药物或突然停药。对不能自行服药的患者应在家属监护下完成药物治疗,并监测药物的不良反应。

（五）心理护理

躯体疾病所致精神障碍的患者,可有各种心理反应,如焦虑、恐惧、易激惹、孤独和消极等。护理人员应与患者建立起良好的治疗性人际关系,帮助患者尽快地熟悉环境和适应病后所需的生活方式,主动发现并及时采取措施尽可能地满足患者的身心需要。鼓励患者表达自己的想法和需要,给予他们发泄情感和悲伤的机会,从而减轻患者的焦虑、恐惧和抑郁等情感障碍的程度。另外,要严密观察患者情绪和行为变化,必要时专人护理,以防患者出现自杀、自伤行为。

（六）健康教育

（1）向患者和家属介绍躯体疾病与精神疾病的相关知识,使其正确认识并积极治疗原发躯体疾病,减少患者因对疾病的不恰当认识而带来的紧张、恐惧感。

（2）协助和鼓励患者提高生活自理能力,恢复社会功能。

（3）教会患者及家属进行功能锻炼和康复的方法,同时给予患者心理支持,增强康复的信心。

五、护理评价

（1）患者能否摄入足够的营养,保证水、电解质的平衡。

（2）患者睡眠有无改善,是否恢复正常睡眠型态。

（3）患者是否发生外伤,是否掌握预防受伤的知识和方法。

（4）患者能否正确认识疾病,焦虑和恐惧情绪有无减轻。

（5）患者的生活自理能力有无提高。

（6）患者能否接受躯体疾病导致的外表或功能改变,是否积极配合治疗与护理。

（7）患者有无维护健康的能力,能否利用有利资源维持或增进健康。

（李燕燕）

数字课程学习

○教学PPT　○导入案例解析　○复习与自测　○更多内容

第四章　精神活性物质所致精神障碍及其护理

章前引言

　　精神活性物质的依赖和滥用会导致精神活性物质相关精神障碍、精神活性物质中毒等,是影响全球人类健康的一个重要危险因素,已成为当今世界严重的医学问题和社会问题。吸烟和饮酒行为在生活中较常见,且人群基数庞大,因烟草、酒精所造成的身心伤害和健康问题不容忽视。近年来新型毒品如冰毒、摇头丸、氯胺酮等不断涌现和蔓延,导致吸毒人数持续上升。据 WHO 报告,2015 年全球大约有 45 万人因吸毒而死亡。全球疾病负担研究最新公布的数据显示,因吸毒致死的人数 2017 年增加至 58.5 万人(在 53.5 万～63.5 万人之间),10 年增加了 27.6%。非法药物使用会导致个体素质下降,劳动力丧失,HIV 等传染性疾病传播,已经成为威胁我国人民身心健康、家庭幸福和社会稳定的一个重要问题。

学习目标

　　1. 知道精神活性物质的基本概念、分类、临床表现及护理要点。

　　2. 理解精神活性物质所致精神障碍的病因、发病机制及防治原则。

　　3. 准确判断和识别精神活性物质有害使用造成的依赖、戒断症状及中毒症状,并应用护理程序实施护理。

思维导图

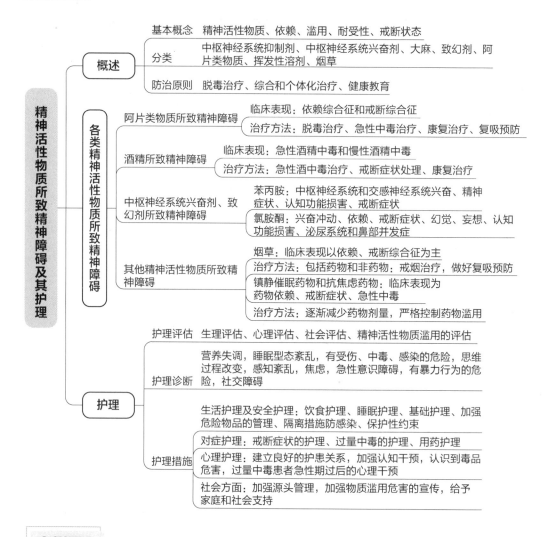

精神活性物质所致精神障碍及其护理

- 概述
  - 基本概念　精神活性物质、依赖、滥用、耐受性、戒断状态
  - 分类　中枢神经系统抑制剂、中枢神经系统兴奋剂、大麻、致幻剂、阿片类物质、挥发性溶剂、烟草
  - 防治原则　脱毒治疗、综合和个体化治疗、健康教育

- 各类精神活性物质所致精神障碍
  - 阿片类物质所致精神障碍
    - 临床表现：依赖综合征和戒断综合征
    - 治疗方法：脱毒治疗、急性中毒治疗、康复治疗、复吸预防
  - 酒精所致精神障碍
    - 临床表现：急性酒精中毒和慢性酒精中毒
    - 治疗方法：急性酒中毒治疗、戒断症状处理、康复治疗
  - 中枢神经系统兴奋剂、致幻剂所致精神障碍
    - 苯丙胺：中枢神经系统和交感神经系统兴奋、精神症状、认知功能损害、戒断症状
    - 氯胺酮：兴奋冲动、依赖、戒断症状、幻觉、妄想、认知功能损害、泌尿系统和鼻部并发症
  - 其他精神活性物质所致精神障碍
    - 烟草：临床表现以依赖、戒断综合征为主
    - 治疗方法：包括药物和非药物：戒烟治疗、做好复吸预防
    - 镇静催眠药物和抗焦虑药物：临床表现为药物依赖、戒断症状、急性中毒
    - 治疗方法：逐渐减少药物剂量，严格控制药物滥用

- 护理
  - 护理评估　生理评估、心理评估、社会评估、精神活性物质滥用的评估
  - 护理诊断　营养失调，睡眠型态紊乱，有受伤、中毒、感染的危险，思维过程改变，感知紊乱，焦虑，急性意识障碍，有暴力行为的危险，社交障碍
  - 护理措施
    - 生活护理及安全护理：饮食护理、睡眠护理、基础护理、加强危险物品的管理、隔离措施防感染、保护性约束
    - 对症护理：戒断症状的护理、过量中毒的护理、用药护理
    - 心理护理：建立良好的护患关系，加强认知干预，认识到毒品危害，过量中毒患者急性期过后的心理干预
    - 社会方面：加强源头管理，加强物质滥用危害的宣传，给予家庭和社会支持

案例导入

　　患者，男，51岁，工人，初中文化，嗜酒。6年前因丧偶生活懒散，开始大量饮酒，每天饮白酒500 ml左右，且有晨饮现象。不饮酒就感觉心烦不安，心慌、手抖，出虚汗，饮酒后上述症状消失，常因饮酒影响工作。平时对周围人不理不睬，将大部分钱花在买酒上，亲戚朋友劝说无效。10天前因与邻居发生口角，患者出现精神行为异常，或自语言笑，或在楼道大叫，随地大小便。近2日一直拍打楼道墙壁，问其原因，诉墙上密密麻麻爬满了蚊子，邻居觉其异常而报警，由民警将其强制送往医院就诊。

> 问题：
> 1. 该患者入院后责任护士应从哪些方面对患者进行评估？
> 2. 如何实施正确的护理？

第一节　概　述

一、基本概念

1. **精神活性物质**（psychoactive substances）　指来自体外，能够影响人的情绪、行为，改变意识状态，并有致依赖作用的一类化学物质，又称成瘾物质（substances）或药物（drug）。毒品是社会学概念，指具有很强成瘾性并在社会上禁止使用的化学物质，在我国主要指阿片类、苯丙胺类兴奋剂、可卡因、大麻等药物。

2. **依赖**（dependence）　指一组由反复使用精神活性物质引起的行为、认知和生理症状群，使用者尽管明知对自身有害，但仍难以控制，有强烈的渴求，持续使用。自我滥用药物导致耐受性增加、戒断症状和强制性觅药行为。强制性觅药行为是指使用者将寻找药物作为自己一切活动的中心，优先于其他任何活动如责任、义务、道德等。药物依赖可分为精神依赖和躯体依赖。

📖 **拓展阅读 4 - 1　精神依赖和躯体依赖**

3. **戒断状态**（state of withdrawal）　指因减少或停用精神活性物质或使用拮抗剂所致的特殊的心理生理症状群。其机制是由于长期用药后，突然停药引起的适应性的反跳。症状和病程与所使用的精神活性物质的种类、剂量有关，一般表现为与所使用药物的药理作用相反的症状。

4. **滥用**（abuse）　指不恰当地使用精神活性物质的方式。滥用强调的是反复使用药物导致了明显的不良后果，如不能完成工作、学业，损害了躯体、心理健康，导致法律上的问题等，滥用者无明显的耐受性增加、戒断症状或强制性觅药行为。

5. **耐受性**（tolerance）　是指长期持续地使用某物质，若欲达到预期的效应，则需要明显增加该物质的剂量，若仅使用相同的剂量则效果明显降低。

二、分类

根据精神活性物质的药理特性，目前分为七大类。

1. **抗抑郁药**（depressants）　如苯二氮䓬类、巴比妥类和酒精等，能抑制中枢神经系统。

2. **中枢兴奋药**　如苯丙胺类药物、咖啡因、可卡因等，能兴奋中枢神经系统。

3. 大麻　是世界上最古老、最有名的致幻剂,适量吸入或食用可使人欣快,增加剂量可使人进入梦幻。

4. 致幻剂(hallucinogen)　能改变意识状态或感知觉,如麦角酸二乙酰胺、仙人掌毒素、苯环己哌啶、氯胺酮等。

5. 阿片类物质(opioid)　包括天然、人工合成或半合成的阿片类物质,如鸦片、吗啡、哌替啶、海洛因、美沙酮、二氢埃托啡和丁丙诺啡等。

6. 挥发性溶剂　如丙酮、甲苯等。

7. 烟草。

拓展阅读4-2　新精神活性物质

三、病因与发病机制

精神活性物质所致精神障碍的原因不能用单一的模式解释,一般认为与其生物学因素、个性特征、社会环境有密切的关系,这些因素相互作用,参与了精神活性物质使用的整个过程。

(一)生物因素

对于精神活性物质能产生耐药性和依赖这些复杂的现象,目前没有建立起任何一种单一的生物实验模式来验证和解释。主要从受体、神经递质、神经内分泌、生化和酶学及遗传几个方面进行研究。研究发现,脑内存在对吗啡有特殊亲和力的吗啡受体,推测认为药物依赖性的迅速形成可能与外源性吗啡与吗啡受体的结合作用有关。一些神经递质如5-羟色胺、多巴胺、去甲肾上腺素等也参与了药物依赖的形成。另外,位于边缘系统的奖赏系统(reward system)是导致药物依赖的结构基础,因为奖赏系统能使吸食者使用药物后产生陶醉感和欣快感,是产生精神依赖及觅药行为的根本动因。在酒依赖研究中发现如体内乙醛脱氢酶缺乏,可使饮酒后乙醛在体内堆积而造成醉酒反应,反之则易于形成酒依赖。此外,家系、双生子及寄养子研究均发现,遗传因素在药物依赖中起着重要作用。

(二)心理因素

行为学派理论研究认为,对于药物依赖者来说,精神活性物质可被视为一种行为的强化因子,在不断得到用药快感的同时能暂时摆脱生活中的不愉快事件,减少焦虑,因此分别获得了正性和负性两方面的学习强化作用。而中断用药所产生的戒断症状带来的痛苦体验与强烈的渴求感,也同样属于另一种负性的强化作用,最终使依赖行为成为顽固的、难以克服的行为模式。未成年期或青春期的心理处于不稳定期,容易受外界各种因素影响而产生对精神活性物质的依赖。此外,心理学家还发现药物依赖者有某些特殊的性格特征,如适应不良、反社会性、冲动性、过度敏感、情绪控制较差、缺乏有效的防御机制、追求即刻满足、不顾及社会关系及缺乏社会义务及道德感等,而负性情绪如焦虑、抑郁、痛苦往往是戒毒者复吸的首要原因。有神经质倾向的个体吸烟率较高。

（三）社会文化因素

社会文化背景、社会环境与生活方式对精神活性物质滥用的传播和发展起着很重要的作用。社会文化背景常决定了某些毒品或药品的可接受性和可获得性，有的国家和地区如美国南部、拉丁美洲和中国认为饮酒是生活需要，是文化的表现，致使酒依赖逐年上升。社会环境不稳定往往是加剧或促进酗酒及吸毒流行的因素。社会制度也决定了药物滥用和毒品流行的趋势，社会因素在物质成瘾的形成与消除过程中起着重要作用。此外，家庭矛盾、单亲家庭、家庭成员吸烟、饮酒和吸毒、同伴使用药物等都是个体用药的危险因素。戒毒者复吸主要与家庭及社会支持状况、是否脱离原来的吸毒环境等有关。

四、诊断标准

依赖是精神活性物质有害使用过程中常见的症状之一，患者常常会出现控制不了使用的剂量、次数、多次想戒但欲罢不能等表现。ICD-11 中关于酒精依赖的诊断标准如下：酒精依赖（alcohol dependence）是由反复或持续性饮酒所致的失调节性障碍。核心表现为对酒精的强烈内在驱动力，导致控制使用的能力受损、酒精使用优先于其他活动，以及尽管已经因为饮酒导致伤害或不良后果却仍然持续使用。常伴随主观上对饮酒的强烈渴望；也可出现躯体性依赖，包括对酒精耐受性增强。戒断症状因减少或停止饮酒而出现，需反复使用酒精或药理学上类似的物质以减轻戒断症状。这些依赖的特征通常持续至少 12 个月，但如果酒精使用是持续的（每天或几乎每天），则至少 1 个月即可进行诊断。酒精依赖包括慢性酗酒和酗酒狂，不包括酒精单次有害性使用和酒精的有害性使用模式。

ICD-11 中其他精神活性物质如阿片类依赖诊断标准如下：阿片类依赖（opioid dependence）是由反复或持续性使用阿片类所致的使用失调节性障碍。表现为对阿片类强烈的内在驱动力，导致控制使用的能力受损、阿片类的使用优先于其他活动，以及尽管已经因为使用导致伤害或不良后果却仍然持续使用。常伴随主观上对阿片类使用的强烈渴望或渴求。也可出现躯体性依赖，包括对阿片类耐受性增强、因减少或停止使用而出现戒断症状，或需反复使用阿片类或药理学相似的物质以减轻戒断症状。这些依赖的特征通常持续至少 12 个月，但如果阿片类使用是持续的（每天或几乎每天），则至少 1 个月即可进行诊断。阿片类依赖不包括阿片类单次有害性使用和阿片类的有害性使用模式。

五、防治原则

1. 脱毒治疗　是整个治疗计划的首要步骤，由于患者对于精神活性物质的强烈渴求，必须在隔离的环境中进行脱毒治疗，治疗期间应杜绝一切成瘾物质的来源。

2. 综合性治疗和个体化治疗　治疗精神活性物质所致精神障碍需应用全程综合性治疗，包括药物治疗、心理治疗和康复治疗等。在运用综合性治疗时，还应根据个体的具体情况,制订切实可行的治疗方案。

3. 健康教育　加强对家属及相关人群的健康教育,争取最大限度的社会支持来加速脱毒者的康复。除对患者进行脱毒治疗外,还应防止其再次滥用精神活性物质。加强社会干预,脱离吸毒环境,促进患者的职业康复和提高社会适应能力。

第二节　阿片类物质所致精神障碍

阿片类物质是指任何天然的或合成的,对机体产生类似吗啡效应的一类药物,包括阿片、阿片中提取的生物碱吗啡(morphine)、吗啡衍生物海洛因(heroin),以及人工合成的哌替啶、美沙酮等。阿片类药物具有特殊的改变心情、产生强烈快感的作用,镇痛、镇静作用,能抑制呼吸、咳嗽中枢及胃肠蠕动,能扩张皮肤血管、改变内分泌,有止泻、兴奋呕吐中枢和缩瞳等作用。医疗上应用主要是利用阿片类强有力的镇痛作用,但由于其致欣快和抗焦虑作用而被滥用,也成为主要的吸毒药品。ICD-11将阿片类物质所致障碍分为阿片类单次有害性使用、阿片类的有害性使用模式、阿片类依赖、阿片类过量中毒、阿片类戒断、阿片类所致谵妄、阿片类所致精神病性障碍、阿片类所致其他障碍、其他特定的阿片类使用所致障碍、阿片类使用所致障碍未特定。阿片类所致精神病性障碍以精神病性症状群(如错觉,幻觉,思维、行为紊乱而缺乏组织性)为特征,在阿片类戒断、过量中毒期间或其后不久出现。症状的强度或持续时间实质性地超出阿片类过量中毒或戒断中出现的知觉、认知或行为的精神病样紊乱。阿片类用量和持续时间足以能够导致精神病性症状产生。这些症状不能用某个原发性精神障碍(如,精神分裂症、伴精神病性症状的心境障碍)更好地解释,类似情况如:精神病性症状在阿片类使用前已经出现;症状在完全停止使用阿片类或戒断症状消失一段时间后仍持续存在;或有其他证据提示存在伴精神病性症状的某种既有的精神障碍(例如,既往存在与物质使用无关的发作);此时不能诊断阿片类所致精神病性障碍。

一、临床表现

(一) 阿片类物质依赖

常见为海洛因依赖,吸食方式包括卷烟吸入(将海洛因掺入烟丝,以吸烟的方式吸食)、吞服、粉末鼻腔吸入、黏膜摩擦、皮下包埋、肌内注射、静脉注射及烫吸等。阿片类物质连续使用2周至1个月即可成瘾,静脉注射1~2次就可能成瘾,具有强烈的精神依赖、躯体依赖及耐药性。一旦形成依赖,个体的心理特征、精神状态、社会功能出现特征性的变化,吸毒成为生活中唯一的目标,最终沦为没有人格、没有社会生产能力、违法犯罪的"瘾君子"。

1. 滥用者的体验及一般表现　初尝阿片类物质时许多人会有恶心、呕吐、头昏、全身乏力、焦虑等不舒适的感觉。这种难受的感觉几次以后逐渐消退,而快感则逐渐显露,并成为强化效应而很快产生依赖等一系列症状。快感的出现及强烈程度因人而异。由于快感状态不会持续很久,形成依赖后,每 3~6 h 需要重复用药才能维持身体的功能状态,且维持药物的剂量也在不断提高,以致耐受性不断增加。

2. **精神症状**　患者性格变化明显,自私、说谎、诡辩、缺乏责任感;情绪低落、消沉、易激惹;服用药物后则情绪高涨、思维活跃。另外,还表现为记忆力下降、注意力不集中、主动性及创造性减低、失眠,昼夜节律颠倒。但智能障碍不明显。

3. **神经系统症状**　可见步态不稳、震颤、缩瞳、腱反射亢进等。

4. **躯体症状**　一般营养状况差、食欲丧失、体重下降、便秘、皮肤干燥、性欲减退,男性患者出现阳痿,女性患者出现月经紊乱、闭经。此外,还表现为头晕、冷汗、体温升高或降低、心悸、心动过速、血糖降低、白细胞数量升高等。

(二) 戒断综合征

阿片类物质使用产生依赖后,在减少或停用时出现戒断综合征。戒断综合征的严重程度与阿片类物质的种类、用药剂量和用药的持续时间有关。典型症状为:停药后 8~12 h 表现为打哈欠、眼泪鼻涕齐流、寒战、出汗等,12~15 h 出现嗜睡但睡不安稳,情绪恶劣,焦虑,烦躁。随后出现瞳孔扩大、心跳加速、呼吸急促、血压升高,全身骨骼和肌肉酸痛、肌肉抽搐、失眠、抑郁,厌食、恶心呕吐、腹泻、腹痛、烦躁不安,意识障碍、谵妄,伴有鲜明生动的幻觉等。以上症状 36~72 h 达高峰,持续 3~10 天后明显减轻或消失。急性戒断症状 7~10 天基本消失,但可遗留较长时间的全身不适、肌肉骨骼酸痛、焦虑等。在戒断症状的任何阶段,只要能复吸该类毒品,症状便可好转,所以在戒断反应期间,患者可出现强烈的心理渴求和自主性行为,如抱怨、恳求和不择手段的求药行为。

(三) 过量中毒

过量中毒患者多有意识不清甚至可达深度昏迷。患者可出现呼吸极慢,甚至每分钟 2~4 次;皮肤冰凉、体温下降、血压下降;瞳孔缩小,当缺氧严重时瞳孔可扩大,对光反射消失;肌肉松弛,下腭松弛,舌后坠阻塞气道等。极严重者的特征性表现是昏迷、呼吸抑制、针尖样瞳孔三联征。严重者常因呼吸衰竭、休克而死亡。

(四) 并发症

常见并发症为营养不良、便秘和感染性疾病。孕妇滥用阿片类物质可发生早产、死胎、婴儿体重过低、新生儿死亡率高等。注射阿片类物质引起的并发症多而严重,如肝炎、梅毒、艾滋病、破伤风、皮肤脓肿、蜂窝织炎、血栓性静脉炎、肺炎、败血症和细菌性心内膜炎等。

(五) 复吸

复吸是依赖者在经历主动或被动的躯体脱毒后重新开始吸毒的行为,一般发生在脱毒后 1~2 周。调查显示半年复吸率高达 95%,故依赖者的吸毒模式为吸毒-脱毒-复吸-再脱毒-再复吸这样反复循环、不断加重的有害方式。

二、治疗

(一) 脱毒治疗

脱毒(detoxification)指通过躯体治疗减轻戒断症状,预防由于突然停药可能引起的躯体健康问题的过程。

1. 替代治疗　目前常用的方法有美沙酮替代递减法和丁丙诺啡替代递减法等,使用剂量视患者的情况而定。美沙酮首日剂量为 30～60 mg,然后根据患者的躯体反应逐渐减量,原则是只减不加,先快后慢,限时减完,一般在 2～3 周内完成整个治疗。

2. 非替代治疗　可乐定为 α₂ 肾上腺素能受体激动剂,主要用于脱毒治疗的辅助治疗,可以抑制撤药后出现的流泪、流涕、打哈欠、肌肉酸痛、恶心、呕吐、厌食、出汗、寒战和心动过速等症状。不良反应为直立性低血压、口干和嗜睡。剂量必须个体化。此外,还可用中草药和针灸,能有效促进机体的康复、增加食欲。

(二) 过量中毒的处理

阿片类物质急性过量中毒时,首先应保持呼吸道通畅,保证足够的肺通气,必要时气管插管、气管切开或使用呼吸机,给予氧气吸入,静脉补液维持水、电解质平衡;其次,给予缓慢静脉注射阿片类拮抗剂纳洛酮,剂量 0.4～0.8 mg,可迅速出现疗效,表现为呼吸增快、瞳孔扩大。如患者 20 min 未见苏醒,可重复给药。

(三) 对症支持治疗

1. 精神症状对症处理　治疗兴奋躁动、幻觉妄想、谵妄状态等可用小剂量抗精神病药,如氟哌啶醇、奋乃静等;可用苯二氮䓬类药物或三环类药物等治疗失眠和缓解焦虑等情绪反应;对抽搐症状,可用地西泮 10～20 mg 静脉注射。

2. 营养支持治疗　加强营养和各种维生素(B 族维生素、维生素 C、烟酸等)的补充,还可用能量合剂促进脑细胞代谢。

(四) 预防复吸和康复治疗

纳曲酮是阿片受体拮抗剂,可作为阿片类物质依赖者脱毒后预防复吸的一种药物。脱毒后的复吸者服用纳曲酮后,即使滥用阿片类物质也不会产生欣快作用,能减轻对依赖物质的心理渴求,减少或消除正性强化作用。此外,脱毒者单纯用药物预防复吸是不够的,还应进行社会心理综合康复治疗,如断绝毒品来源,改变环境,给予心理治疗及社会支持等,对戒毒成功、避免复吸、促进康复有重要意义。

(五) 吸毒预防

首先应切断毒品来源,禁止非法种植罂粟及阿片类物质的加工、生产、运输和出售,严格控制医用麻醉品;其次是加强宣传毒品对身心的危害,提高人们对精神活性物质形成依赖的警惕性,自觉远离毒品。

第三节　酒精所致精神障碍

酒精是中枢神经系统抑制剂,也是世界上应用最广泛的成瘾物质。酒精有害使用是全球疾病负担的第三位健康危险因素,也是慢性非传染性疾病最主要的危险因素之一。过量饮酒不仅损害人们的身心健康,导致躯体多系统的并发症,而且还给家庭、社会带来了沉重的负担,如与饮酒有关的犯罪、交通肇事等问题。酒精中毒已成为严重的社会问题和医学问题,引起了全世界的普遍关注。

ICD-11将酒精使用所致障碍分为单次有害性使用酒精、酒精的有害性使用模式、酒精依赖、酒精过量中毒、酒精戒断、酒精所致谵妄、酒精所致精神病性障碍、酒精所致其他障碍、其他特定的酒精使用所致障碍、酒精使用所致障碍未特定。酒精所致精神病性障碍以精神病性症状群(如错觉,幻觉,思维、行为紊乱而缺乏组织性)为特征,在酒精戒断、酒精过量中毒期间或其后不久出现。症状的强度或持续时间实质性地超出酒精过量中毒或戒断中出现的知觉、认知或行为的精神病样紊乱。酒精用量和持续时间足以能够导致精神病性症状产生。这些症状不能用某个原发性精神障碍(例如,精神分裂症、伴精神病性症状的心境障碍)更好地解释,类似情况如:精神病性症状在酒精使用前已经出现;症状在完全停止使用酒精或戒断症状消失一段时间后仍持续存在;或有其他证据提示存在伴精神病性症状的某种既有的精神障碍(例如,既往存在与饮酒无关的发作史)。此时不能诊断酒精所致精神病性障碍。

一、临床表现

短时间内大量饮酒可引起急性精神神经症状;长期反复大量饮用可引起各种精神障碍和脑功能减退,包括依赖、戒断综合征以及精神病性症状,并常出现躯体损害的症状和体征。酒精所致的精神障碍大体上分为急性酒精中毒和慢性酒精中毒两大类。

(一) 急性酒精中毒

1. 单纯性醉酒(simple drunkenness)　又称普通醉酒状态,是由一次大量饮酒引起的急性中毒。临床症状的严重程度与患者血液中酒精含量及酒精代谢速度有关。在酒醉初期,以类似轻躁狂的兴奋期症状为主,表现为兴奋话多、不加思考、言行轻佻、情绪不稳等。随后可出现步态不稳、言语凌乱、困倦嗜睡等麻痹期症状。也有部分醉酒者情绪消沉、少语、疏泄性悲泣等。若醉酒进一步发展,则出现意识障碍,如意识清晰度下降和/或意识范围狭窄,乃至出现嗜睡、昏睡甚至昏迷,过量饮酒可引起死亡。多数醉酒者经数小时或睡眠后恢复正常,无后遗症。

2. 病理性醉酒(pathological drunkenness)　多与个人特殊体质有关,指患者少量饮酒后即出现醉酒状态,同时伴有意识障碍,如谵妄。临床上表现为高度兴奋、极度紧张惊恐,伴有片段恐怖性幻觉和被害妄想。患者在幻觉和被害妄想支配下,常突然产生攻击性行为,如毁物、自伤或攻击他人等。病理性醉酒发生突然,持续时间数分钟到数小时,多以深睡告终,醒后患者对发作过程多不能回忆。

3. 复杂性醉酒(complex drunkenness)　是指一次性大量饮酒(相对于平时酒量而言)过程中迅速出现明显意识障碍,介于单纯性醉酒和病理性醉酒之间的一种中间状态,产生与病理性醉酒类似的症状。一般患者均有脑器质性疾病或躯体疾病,患者对酒精耐受力下降,小量饮酒后便发生急性中毒反应。发作常持续数小时,缓解后患者对经过部分或全部遗忘。

(二) 慢性酒精中毒

长期饮酒可导致精神和躯体方面的受损,同时影响社会功能。慢性酒精中毒临床表现及相关并发症如下。

1. 酒精依赖(alcohol dependence)　俗称“酒瘾”,是由于长期反复饮酒所致的对酒渴求的一种特殊心理状态。这种渴求导致的行为已极大地优先于其他重要活动。其特征有以下几点。

1)饮酒活动高于一切　为了饮酒不顾事业、家庭和社交活动。

2)固定的饮酒模式　患者必须在固定的时间饮酒而不顾场合,主要是为了维持体内的酒精浓度,以避免或缓解戒断症状。如酒依赖患者在早晨就要饮酒,称为“晨饮”。

3)对饮酒的渴求　患者明知应该少饮酒,但是无法控制饮酒行为和饮酒量。诱发渴求的因素主要有戒断症状、抑郁和焦虑等。

4)耐受性逐渐增加　表现为饮酒量增多,但酒依赖后期由于肝功能受损,耐受性下降,少量饮酒便会导致功能失调。

5)反复出现戒断症状　当患者减少饮酒量或延长饮酒间隔、体内酒精浓度下降时,就出现戒断症状,表现为四肢和躯干震颤,共济失调、情绪急躁,以及恶心、呕吐、出汗等戒断症状。若饮酒及时,此戒断症状能迅速消失。

6)多次戒酒失败　由于反复出现戒酒后重新饮酒,会在较短的时间内再现原来的酒依赖状态。

拓展阅读4-3　**CAGE问卷:酒精依赖筛查工具**

2. 戒断综合征　指长期大量饮酒者停用或减少饮酒后所引起的一系列躯体和精神症状,或社会功能受损。

1)单纯性酒精戒断反应(uncomplicated alcohol withdrawal)　长期大量饮酒者突然停止或骤然减少饮酒量,数小时后出现自主神经功能亢进,例如,心动过速,血压升高与出汗,手、舌或眼睑震颤,失眠,厌食,焦虑,头痛,恶心、呕吐,短暂的视、触、听幻觉或错觉。一般在戒酒后 6~12 h 出现,48~72 h 达到高峰,4~5 天后反应基本消失。

2)震颤性谵妄(delirium tremens)　严重酒依赖患者如果突然停酒或减少酒量时,引发的一种历时短暂、并伴有躯体症状的急性意识模糊状态。经典的三联征包括谵妄、全身肌肉粗大震颤和行为紊乱,一般在停酒后 3~4 天出现。意识模糊时幻觉以恐怖性幻视多见,如看到小动物、丑陋的面孔等,因而患者出现极度恐惧或冲动行为;躯体症状以自主神经功能亢进为主,亦可有兴奋躁动、大声喊叫,上述症状有昼轻夜重的规律。部分患者因高热、衰竭、感染、外伤而死亡。震颤性谵妄常突然发生,持续时间不等,恢复后部分或全部遗忘,是严重酒精中毒的标志及必须治疗的信号。

3. 酒精中毒性幻觉症(alcoholic hallucinosis)　慢性酒精中毒患者意识清晰状态下出现,以幻听、幻视多见,一般在突然停饮或减少酒量之后48 h内发生。病程长短不定,可为数小时、数天或数周,但不超过6个月。

4. 酒精中毒性妄想症(alcoholic delusiveness)　慢性酒中毒患者,在意识清晰情况下出现嫉妒妄想、被害妄想等症状,受其支配可出现攻击、凶杀等行为。酒精中毒性妄想症起病缓慢,病程迁延,如长期坚持戒酒可逐渐恢复。

5. 酒精中毒性脑病(alcoholic encephalopathy)　慢性酒精中毒最为严重的精神病状态,是长期(一般多于5年)大量饮酒引起脑器质性损害的结果。临床上以记忆力缺损、痴呆和人格改变为主要特征,绝大部分患者不能完全恢复正常。

1) 韦尼克脑病(Wernicke's encephalopathy)　是慢性酒精中毒常见的一种代谢性脑病,由于酒精依赖患者连续饮酒,不进饮食,造成维生素 B_1 缺乏所致。典型症状表现为眼球震颤、眼球不能外展和明显的意识障碍,伴定向障碍、记忆障碍、震颤谵妄等。大量补充维生素 B_1 可使眼球的症状很快消失,但记忆障碍的恢复较为困难。一部分患者转为科萨科夫综合征。

2) 科萨科夫综合征　也称遗忘综合征。临床以近记忆障碍、虚构、定向力障碍为主要表现。此症多数预后不良,仅少数可恢复正常,最终发展成痴呆。

3) 酒精性痴呆(alcoholic dementia)　慢性酒精中毒对大脑损害较重而出现的智能障碍,表现为短期、长期记忆障碍,抽象思维及理解判断障碍,人格改变,逐渐发展成痴呆,出现失语、失认、失用等。严重者生活不能自理,预后差,多因严重躯体并发症而死亡。

二、治疗

对于酒精所致精神障碍,尤其是慢性酒精中毒的治疗多采用综合性疗法。

(一)急性酒精中毒

急性酒精中毒症状较轻者一般无须特殊处理,醉酒较重者可以实施催吐、洗胃、生命体征的维持和加强代谢等措施。例如,出现呼吸困难、深度昏迷时要尽快使用纳洛酮,纳洛酮可使患者血液中酒精含量明显下降,使其快速清醒,减少和避免意识不清者呕吐、窒息等并发症的发生,一般用法为肌内注射,每次 $0.4\sim0.8$ mg,或者用 $0.4\sim0.8$ mg 溶解在 5% 的葡萄糖溶液中静脉滴注,可重复使用,直至患者清醒为止。兴奋躁动者可注射地西泮或其他抗精神病药物,如氟哌啶醇,但要注意防止低血糖。

（二）慢性酒精中毒

1. 戒酒　戒酒是治疗的主要措施，轻者可尝试一次性戒断，对严重酒依赖者可采用递减法逐渐减酒。戒酒期间要密切观察与监护，尤其是在戒酒开始的第1周，特别注意患者的体温、脉搏、血压、意识状态和定向力，及时处理可能发生的戒断反应。

2. 对症支持治疗　针对精神症状和躯体症状给予对症支持治疗。若患者出现焦虑、紧张和失眠症状，可用抗焦虑药，如地西泮、氯硝西泮、阿普唑仑等对症处理。若患者出现明显的兴奋躁动、幻觉妄想等，可给予小剂量抗精神病药，如氯丙嗪或氟哌啶醇肌内注射或口服治疗。对情绪抑郁者，可给予抗抑郁剂治疗。多数患者有神经系统损害以及躯体营养状态较差，可给予神经营养剂，同时补充大量维生素，特别是B族维生素。肌内注射维生素 B_1 100 mg，既能补充维生素 B_1，也能防止韦尼克脑病的发生。改善患者的营养状态，维持水、电解质平衡。对合并有胃炎和肝功能异常的患者，一般常规使用治疗胃炎的药和保肝药物。

3. 药物治疗

1）戒断症状　单纯戒断症状应用地西泮，每次 10 mg，3～4 次/日，口服。应用时间不宜太长，以免发生对苯二氮䓬类药物的依赖。震颤性谵妄首选苯二氮䓬类药物帮助患者镇静，地西泮每次 10 mg，2～3 次/日，如口服困难可选择注射给药，对出现的精神症状可用小剂量的氟哌啶醇控制。

2）酒增敏药　双硫仑(disulfiram)能抑制肝细胞乙醛脱氢酶。遵医嘱服用双硫仑，可使人在饮酒后 15～20 min 出现显著的症状和体征，如血管扩张、发热、面部脸红、搏动性头痛、呼吸困难、恶心呕吐、出汗、口渴、低血压、极度不适、软弱无力等，严重者可出现精神错乱和休克。这种不愉快感觉和身体反应可使嗜酒者对酒望而却步。但是有心血管疾病、躯体功能较差者应禁用或慎用。

3）降低饮酒渴求　纳曲酮为长效阿片类受体拮抗剂，用于治疗慢性酒精中毒，它可以降低嗜酒者对饮酒的渴求，减少酒精摄入量。γ-氨基丁酸受体激动剂乙酰基高牛磺酸钙也是一种比较安全有效的抗渴求药物，能减少戒酒后复发。此外，SSRIs不仅能治疗酒依赖伴发的抑郁及焦虑障碍，也能降低对饮酒的渴求。

4. 心理治疗　临床实践证明，行为疗法对帮助患者戒酒有一定的作用。例如，应用戒酒硫、阿扑吗啡的厌恶疗法也能取得较为满意的效果。其他心理治疗方法，如支持心理治疗、认知心理治疗等也有助于戒酒和预防复发。

第四节　中枢神经系统兴奋剂和致幻剂所致精神障碍

近年来，新型毒品如冰毒、摇头丸、K粉之类的药物不断蔓延和涌现，在我国滥用的势头迅猛增长。本节主要讨论以苯丙胺类药物为代表的中枢兴奋剂和以氯胺酮为代表的致幻剂在应用中产生的问题。

苯丙胺类兴奋剂(amphetamine-type stimulants，ATS)属中枢神经系统兴奋剂，在我国的滥用有增长的趋势。它是指苯丙胺及其同类化合物，包括苯丙胺(安非他明)、甲基苯丙胺(冰毒)、3,4-亚甲二氧基甲基苯丙胺(摇头丸)、麻黄碱、芬氟拉明、哌甲酯(利他林)、匹莫林、伪麻黄碱等。ATS在医疗上主要用于注意缺陷多动障碍(如利他林、匹莫林、苯丙胺等)、减肥(如芬氟拉明)和发作性睡眠(如苯丙胺)，非法兴奋剂如甲基苯丙胺、3,4-亚甲二氧基甲基苯丙胺等则被滥用者用于各自不同的目的，导致了一系列不良的社会后果。

氯胺酮属致幻剂，在临床上主要用于手术麻醉剂或者麻醉诱导剂，但是氯胺酮注射液经简单加工后即可得到固体氯胺酮，变成毒品，即俗称的"K粉"。氯胺酮作用于边缘系统，有致欣快感作用。20世纪90年代以来，氯胺酮作为一种主要合成毒品在世界范围内开始流行，蔓延到亚洲地区，其所产生的成瘾性问题引起了全社会的重视。

一、临床表现

(一)急性中毒

1. 苯丙胺类药物　轻度中毒表现为血压升高、脉搏加快、瞳孔扩大、呼吸困难、出汗、口渴、反射亢进、震颤、头痛和兴奋躁动等症状；中度中毒出现精神错乱、谵妄、幻听、幻视和被害妄想等精神症状；重度中毒可出现心律失常、痉挛、循环衰竭、出血或凝血、高热、胸痛、昏迷，甚至死亡。

2. 氯胺酮　滥用"K粉"至70 mg会导致中毒，主要包括精神与躯体症状。精神方面表现为兴奋、躁狂等，可导致冲动、自伤或伤害他人行为；情绪症状表现为焦虑、紧张、惊恐、烦躁不安和濒死感等。剂量较大者可出现以谵妄为主的症状，严重者可出现昏迷。躯体症状表现为心血管症状，如心悸、气短、大汗淋漓、血压增加等；中枢神经系统症状如眼球震颤、肌肉僵硬强直、共济运动失调、构音困难、对疼痛刺激反应降低等表现，严重者可出现高热、颅内出血、呼吸循环抑制，甚至死亡。

(二)慢性中毒

1. 苯丙胺类药物　长期使用可能出现分裂样精神障碍、焦虑状态、躁狂-抑郁状态及人格和现实解体症状、认知功能损害，还可出现明显的暴力、伤害和杀人犯罪倾向。因ATS较难产生躯体依赖而更容易产生精神依赖，在突然停吸后一般不会产生严重的躯体戒断症状，其戒断症状主要表现为无力、嗜睡、渴求和情绪不良，部分患者可出现幻觉、妄想等精神病性症状。

2. 氯胺酮　在长期使用药物后，可出现依赖综合征、精神病性症状、认知功能损害和躯体并发症。滥用者需要增加使用剂量和频度才能取得所追求的效果，戒断症状通常在停药12～48 h后出现，滥用者有不同程度的心理渴求，控制不了氯胺酮使用频度、剂量，明知有害而仍然滥用。精神病性症状主要表现为幻觉、妄想、易激惹和行为紊乱等症状，部分患者亦可有感知综合障碍，慢性使用者的认知功能损害较难逆转。躯体并发症较常见的是泌尿系统损害和鼻部并发症,泌尿系统损害以下尿路感染为主要临床表现,鼻部并发症主要因鼻吸氯胺酮粉末导致,可并发慢性鼻炎、鼻中隔穿孔和鼻出血等。

二、治疗

1. 急性中毒的治疗 将患者安置于安静的环境,减少环境刺激;严密监测生命体征,保持呼吸道通畅,维持水、电解质平衡,鼓励患者多饮水;如果服药时间不超过 4 h,可行洗胃催吐;若出现高血压、惊厥、兴奋激越、谵妄、幻觉和妄想症状,可对症药物治疗,但剂量不宜太大,以免加重意识障碍。必要时为保护患者安全可给予适当约束。兴奋躁动者可给予氟哌啶醇每次 2.5~10 mg 肌内注射,必要时可以重复,每日总剂量不宜超过 20 mg。

2. 戒断综合征的治疗 苯丙胺类药物目前没有可推荐的替代药物,一般保证足够睡眠和营养,多数患者的症状可在几日后逐渐消失。若停药后出现严重的抑郁情绪、无力、渴求等症状,应用抗抑郁药物进行对症治疗。针对氯胺酮戒断症状的治疗主要是对症治疗,如使用镇静催眠药物等,同时辅以支持疗法,补充水或电解质,加强营养。

3. 精神症状的治疗 推荐使用非典型抗精神病药物口服,精神病性症状消失后可逐渐减少药物剂量,视情况给予维持治疗。对于抑郁症状,可使用 SSRIs、SNRIs 等新型抗抑郁药物。急性焦虑症状可使用苯二氮䓬类药物。

4. 心理社会治疗 可采取行为治疗、认知治疗、集体心理治疗、家庭治疗等多种方法和措施。主要目标是让患者认识到滥用的危害,强化治疗动机,帮助其识别及应对复吸的高危因素,预防复吸,提高生活技能,适应社会生活。

第五节 其他精神活性物质所致精神障碍

一、烟草所致精神障碍

烟草具有成瘾性,其中具有成瘾的物质是尼古丁(nicotine)。尼古丁具有高成瘾物质的全部特征,具有正性强化作用,能增加正性情绪,减少负性情绪,增加吸烟者的注意力和操作能力等。长期吸入会导致烟草依赖,如突然戒烟,可出现戒断症状,令吸烟者难以摆脱尼古丁的控制。据 WHO 估计,全球目前吸烟人数约有 11 亿,每年因吸烟而死亡者高达 500 多万。我国吸烟者人数超过 3 亿,被动吸烟人数高达 5.4 亿,每年吸烟相关疾病导致 100 万人失去生命。因此,吸烟所造成的危害将成为中国最大的健康负担之一。

拓展阅读4-4 尼古丁的命名

烟草对健康影响的具体表现：①循环系统：损害心肌和血管壁、引起脂质代谢紊乱、血液黏稠度增高，可导致高血压、高胆固醇血症、冠心病等。②呼吸系统：吸烟者极易患慢性支气管炎、哮喘、肺气肿，最后导致慢性阻塞性肺部疾病、肺心病。③消化系统：吸烟可引起消化性溃疡、胃炎和食管、结肠疾病。④神经系统：吸烟可增加脑出血、脑梗死和蛛网膜下腔出血的危险。⑤生殖系统：吸烟可导致男性性功能障碍，孕妇易流产、出血和早产等。⑥肿瘤：吸烟者肺癌发病率为非吸烟者的18倍，吸烟还可引起口腔癌、喉癌、食管癌、胃癌和胰腺癌等。

（一）临床表现

1. 烟草依赖　主要表现为心理依赖和躯体依赖。

1）心理依赖　吸烟者无法控制对烟草的强烈渴求，强迫性地、连续地使用尼古丁以体验其带来的欣快感和愉悦感，并避免可能产生的戒断症状；不能吸烟时出现注意力不集中、坐立不安、情绪不稳和易激惹等。

2）躯体依赖　吸烟者出现心率减慢、食欲增加、体重增加和皮肤温度降低等躯体症状。长期吸入尼古丁可导致工作效率低下、机体活力下降、记忆力减退，甚至造成多种器官受累的综合病变。

2. 烟草戒断综合征　主要表现为对烟草的渴求、情绪烦躁、易激惹、易怒、焦虑、抑郁、注意力不集中等精神症状，躯体症状主要表现为心率降低、血压下降，头痛、失眠、震颤，食欲增加、体重增加等。烟草使用量较大者（每日吸烟10支以上），戒断症状在突然停吸后2 h出现，24 h达到高峰，之后数日内逐渐减轻，可能持续数周。

（二）治疗

烟草依赖的治疗需要足疗程系统治疗，包括药物治疗、非药物治疗等。

1. 药物戒烟治疗　常用戒烟药物包括尼古丁替代疗法类产品、盐酸安非他酮和伐尼克兰等。

2. 非药物戒烟治疗

1）行为治疗　治疗烟瘾，如厌恶疗法、放松训练和刺激控制等。

2）认知治疗　改变吸烟者的认知模式，与吸烟者讨论吸烟的害处、对健康的影响、戒烟的好处、戒烟的动机、阻碍戒烟的因素、应对阻碍因素的策略等，可以提高戒烟动机。

以上两种方法综合应用，可使戒烟成功率增加。

3. 预防复吸　防止复吸是戒烟的重要环节。复吸发生的时间多数在戒烟最初的3个月中，但也可发生于戒烟后若干年。预防复吸的措施包括尽量避免吸烟环境，鼓励戒烟者参与戒烟益处的讨论，不断强化吸烟者的戒烟意识及动机，教导戒烟者用非吸烟的方法应对不良刺激，争取社会的支持和监督。采取综合措施如药物治疗、社会支持、心理咨询、定期随访等，帮助解决由戒烟引起的体重增加等不良反应和持续存在的戒断症状，使吸烟者彻底戒烟。

4. 健康宣教　积极开展吸烟有害健康和戒烟运动的宣传活动。提升公众对吸烟危害的意识,创造无烟环境,特别是加大对青少年的戒烟教育,因为第一次尝试吸烟的年龄多数在青少年时期,故教育青少年不吸烟是减少烟草依赖的重点。

二、镇静催眠药物和抗焦虑药物所致精神障碍

临床常用的镇静催眠药物和抗焦虑药物主要包括巴比妥类和苯二氮䓬类。小剂量巴比妥类药可抑制大脑皮质,产生镇静催眠作用;较大剂量可使感觉迟钝、活动减少、引起困倦和睡眠;中毒剂量可致麻醉、昏迷乃至死亡。苯二氮䓬类药物安全性好,过量时也不至于有生命危险,目前其应用范围已远远超过巴比妥类药物。由于其药理作用主要为镇静催眠和抗焦虑,如使用不当极可能产生滥用乃至形成药物依赖。

(一) 临床表现

1. 急性中毒　一次大量服用或周期性大量服用巴比妥类药物时可引起急性中毒,典型表现为意识障碍、轻躁狂状态。还可出现注意和记忆损害、情绪不稳、共济失调、眼球震颤、木僵或昏迷等,严重者可致死亡。

2. 药物依赖

1) 人格改变　主要表现为意志薄弱,丧失进取心,对家庭和社会失去责任感,缺乏同情心,自私、性格孤僻、易激惹,为获取药物甚至出现说谎、欺骗和偷窃等行为。

2) 智能障碍　表现为记忆力、计算力和理解力损害,注意力不集中。

3) 躯体症状　患者营养状况差,表现为消瘦、无力、胃肠功能不良、食欲下降、多汗,性功能明显低下,皮肤划痕反应阳性,常伴药源性肝损害。神经系统可见肌张力下降,步态不稳、腱反射异常。

3. 戒断综合征

1) 巴比妥类药物　突然停药数小时至数天后出现戒断反应,用药剂量越大、时间越长则戒断反应越重。轻者表现为全身不适、心动过速、恶心、呕吐、流泪、出汗、眩晕和失眠等症状;重者可出现短暂幻觉或错觉、精神活动激越、双手粗大震颤、全身肌肉抽搐和癫痫大发作等。

2) 苯二氮䓬类药物　对该类药物依赖的患者在停药1～3天出现戒断症状,常见焦虑、失眠、头痛、耳鸣、欣快、幻觉、妄想、人格解体、震颤和癫痫,有的出现谵妄状态。表现和巴比妥类药物的戒断症状相似,但严重的戒断症状较少见。

(二) 治疗

1. 急性中毒抢救　抢救的关键在于洗胃和增加排泄。巴比妥类药物中毒无特效解毒药物,苯二氮䓬类中毒可用氟马西尼(安易醒),效果显著。

2. 戒药治疗　一般采用逐渐减少剂量的方法。巴比妥类药物依赖在脱瘾时减量要缓慢,国外常采用替代疗法,即以长效的巴比妥类药物(苯巴比妥)替代短效药物(戊巴比妥),或苯二氮䓬类药物的长效制剂替代短效、中效制剂,然后再逐渐减少替代药物

的剂量,递减时间一般需要 2～4 周。

3. 预防　严格控制对此类药物的临床应用并加强管理,以减少个体对这些药物产生依赖的机会。加强健康宣教,让患者充分认识到滥用药物的危害性,提高对镇静催眠药及抗焦虑药形成依赖的警惕性。加强脱瘾治疗后的康复锻炼,接受心理、社会支持治疗。

第六节　精神活性物质所致精神障碍护理

一、护理评估

(一) 生理方面

1. 一般状况　包括营养、饮食、睡眠、排泄和生命体征等情况。
2. 营养状况　有无营养不良、极度消瘦等。
3. 戒断症状　有无虚弱无力、头痛失眠、焦虑不安和共济失调等。
4. 并发症　有无消化道疾病、肝肾功能损害、感染和性病等并发症;有无神经系统阳性体征;有无性功能下降。

(二) 心理方面

1. 有无感知觉、思维障碍　如震颤谵妄时可出现幻觉,酒精中毒性嫉妒妄想;有无记忆、智能及定向障碍;有无自知力障碍。
2. 有无物质中毒或戒断时的恶劣情绪　如抑郁、焦虑、紧张、恐惧不安、易激惹和情绪不稳。
3. 人格特征　有无人格不成熟或人格缺陷,如经受不住失败与挫折,持破罐子破摔的态度;有无出现易冲动、反社会倾向。
4. 意志行为　有无意志活动减退和缺乏等。
5. 患者自信心及决策能力　有无自卑、退缩和仇恨心理等。

(三) 社会方面

1. 有无社会功能受损　如学习、工作、人际交往与沟通能力是否下降。
2. 社会支持系统状况　受教育程度、经济及家庭关系是否融洽,家庭成员及亲友是否关心患者。

(四) 精神活性物质滥用的评估

1. 用药史　包括使用药物的种类及药量、方式、持续时间和间隔时间等。
2. 饮酒史　包括饮酒种类及量、饮酒模式等。
3. 吸烟史　吸烟史、对尼古丁的依赖程度等。

4. 治疗史　患者既往戒毒、戒酒和戒烟情况,是否自动就医,治疗效果及药物不良反应情况。

二、护理诊断

(一) 生理方面

1. 营养失调　低于机体需要量　与药物滥用致食欲下降有关,与酒精、药物取代摄取营养的食物等有关。

2. 睡眠型态紊乱　与生活无规律、过度兴奋、震颤和噩梦等有关。

3. 有受伤的危险　与意识不清及躁动,肢体肌张力下降,或头晕、眩晕及晕厥有关。

4. 有中毒的危险　与过量服用精神活性物质,过高估计耐受程度有关。

5. 有感染的危险　与共用或重复使用注射器,机体抵抗力下降等有关。

(二) 心理方面

1. 思维过程异常　与严重中毒时神经系统损害有关。

2. 感知改变　如视觉、听觉、触觉改变,与酒精中毒或药物过量中毒、戒断反应等有关。

3. 焦虑　与调试机制出现严重问题,需要未获满足,或戒断症状等有关。

4. 自我概念紊乱　如低自尊,与缺乏正向反馈和社会支持、家庭关系不良有关。

5. 急性意识模糊/混乱　与酒精或药物过量中毒、戒断反应等有关。

(三) 社会方面

1. 有暴力行为的危险　针对自己或他人,与酒精中毒或药物中毒、戒断反应,或个人应对机制无效有关。

2. 社交障碍　与戒断反应、行为方式不被认同、人格改变有关。

三、护理目标

(1) 患者戒断症状得到控制,预防并发症发生。

(2) 患者能正确认识成瘾问题,并表示能认真执行戒毒、戒酒或戒烟计划,能控制觅药行为。

(3) 能避免患者失控、自伤或伤害他人。

(4) 患者能有效处理和控制情绪。

(5) 患者能运用合适的方式应对压力,应对机制积极。

(6) 患者能完成适当的家庭、职业和社交角色功能。

四、护理措施

(一) 生活和安全护理

1. **生活护理**　主要包括饮食和睡眠护理。精神活性物质依赖者大多营养不良,抵抗力低下,主要原因是饮食无规律、食欲下降、厌食,戒断反应重时甚至拒绝饮食,因而护士应观察患者每餐进食情况,给予清淡、易消化饮食,拒食、无法进食或昏迷者可鼻饲食物保证其营养。精神活性物质戒断后往往存在顽固性失眠,可根据实际情况合理使用镇静催眠药改善睡眠,但应避免镇静药物依赖。除药物改善睡眠外,还应改善睡眠的环境,指导患者建立规律的作息习惯,严密观察记录患者的睡眠情况。注意患者口腔护理、皮肤护理、排泄护理,保持床单位清洁、干燥和舒适。

2. **安全护理**　加强危险物品的管理,做好安全管理,必要时给予隔离或保护性约束。杜绝毒品、酒精及酒类饮料的来源,防止患者觅取和使用。戒断反应严重患者,难以克制生理上的痛苦和心理上的依赖,要求提前出院,或想逃跑,因此要密切关注其言谈举止,掌握其心理活动,保证患者人身安全。对部分精神活性物质滥用者可能合并肺结核、肝炎、梅毒、艾滋病等情况,应加强隔离措施,防止发生交叉感染。

(二) 对症护理

1. **戒断症状护理**　密切观察戒断症状的发生情况,适时用药。护理时要密切观察。一般情况下,脱瘾者流泪、流涕、打哈欠之后会相继出现全身症状,以全身酸痛、心悸、胸闷、发热、发冷、出汗居多,护理人员应尽早准确发现症状,防止戒毒者夸大症状,以求最好的给药时间,减轻患者痛苦。患者在戒断反应期间应卧床休息,避免剧烈活动,减少体力消耗,站立时要缓慢,不应突然改变体位。对于震颤、恐惧或抽搐等症状者应妥善处理。

2. **过量中毒护理**　病房内备好抢救药品及器材,并配合医生做好危重患者的抢救和护理。首先要确认是何种药物中毒,再给予适当的处理方法,如洗胃、给予拮抗剂等。密切观察患者的生命体征变化,保持呼吸道通畅,保持水、电解质平衡。做好口腔护理及皮肤护理,预防并发症。

3. **药物应用护理**　发药时严格遵守查对制度,按时给药,注意患者有无藏药行为,要看其服到口。向患者及家属讲解药物治疗的重要性、服药方法与注意事项。对于拒绝服药的患者,护理人员应了解拒绝用药的原因,想方设法劝说患者服药;对于不听劝说的患者,遵医嘱采取必要措施。注意观察治疗效果和不良反应,一旦出现眩晕、心悸、面色苍白、皮疹、吞咽困难和意识模糊等情况,应及时报告医生,予以处理。

(三) 心理护理

首先要建立良好的护患关系,尊重但不迁就患者;加强认知干预,让患者认识物质滥用的危害,自觉抵制毒品;指导患者正确运用应对机制,建立正确的心理防御机制,过量中毒的患者在急性期过后,应评估其过量使用精神活性物质的外部环境及心理状态,给予进一步的健康教育和指导;正确处理患者常见的心理问题,如否认、依赖、低自尊、易激惹、觅药和再犯行为等。

(四) 社会支持

1. 加强源头管理   坚决打击非法种植和贩运毒品的违法行为。严格执行《中华人民共和国药品管理法》等法律法规,加强公共娱乐场所的物质滥用监管力度。提倡生产低度酒、水果酒,减少生产烈性酒。医疗机构加强药品管理和处方监管,严格掌握精神活性药物的临床适应证。

2. 加强宣传   对高危人群进行物质滥用危害性的宣传,提高对有成瘾性的精神药物成瘾的警惕性,精神活性物质滥用者大多有长期的吸烟、饮酒史,应耐心指导其戒烟、戒酒。提倡文明饮酒、不酗酒、不空腹饮酒,避免以酒代药导致酒瘾。

3. 家庭和社会支持   加强高危人群的评估与管理,减少因生活事件和家庭、环境的不良影响导致物质滥用的情况。积极调动其家庭和社会支持资源,让患者感知温暖,建立正性情感,帮助患者改善自尊,提高患者自我控制力和意志力,树立社会责任感。

五、护理评价

护理评价虽然是护理程序的最后一个步骤,但是它贯穿于整个护理过程。对精神活性物质所致精神障碍患者的评价应从以下几个方面进行。

(1) 患者戒断症状是否得到控制,有无并发症发生。

(2) 患者是否能正确认识成瘾问题,能否认真执行戒毒、戒酒或戒烟计划,是否能有效地控制觅药行为。

(3) 患者有无情绪失控、自伤或伤害他人的行为。

(4) 患者是否能有效处理和控制情绪。

(5) 患者是否能运用合适的方式应对压力,对所遇到的问题积极采取应对措施。

(6) 患者是否能完成适当的家庭、职业和社交角色功能。

(吕迎春)

数字课程学习

22 ○教学PPT   ○导入案例解析   ○复习与自测   ○更多内容

第五章　精神分裂症及其护理

章前引言

　　精神分裂症是一组病因未明的重性精神障碍,具有感知、思维、情感、行为等多方面的障碍,以及精神活动不协调,并导致明显的社会功能受损。本病为高复发率和高致残率的慢性迁延性疾病,可严重损害患者的社会功能,给个人、家庭和社会带来沉重的负担。因此,要重点熟悉和掌握精神分裂症相关知识内容,在临床工作中为患者提供有针对性的护理干预措施。

学习目标

　　1. 理解精神分裂症的临床表现及分型与护理要点。

　　2. 知道精神分裂症的病因、发病机制与治疗要点。

　　3. 能判断精神分裂症的临床表现,并应用所学知识和技能对精神分裂症患者进行相关的护理。

思维导图

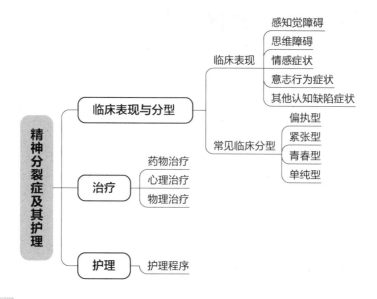

精神分裂症及其护理
- 临床表现与分型
  - 临床表现
    - 感知觉障碍
    - 思维障碍
    - 情感症状
    - 意志行为症状
    - 其他认知缺陷症状
  - 常见临床分型
    - 偏执型
    - 紧张型
    - 青春型
    - 单纯型
- 治疗
  - 药物治疗
  - 心理治疗
  - 物理治疗
- 护理
  - 护理程序

案例导入

患者,女,45岁,大专学历,已婚。以"凭空闻声、怀疑被害2年,加重1个月"为主诉入院。患者于2年前无明显诱因渐起出现睡眠差,表现为入睡困难,乱语,诉听到脑子里一个自称为"大领导"的人给她讲话,说患者有罪,正在对她实施监控。于是患者认为单位领导捉弄她,周围人都在串通起来欺骗并伤害她;走在路上常感到有人在跟踪她,说街上汽车要撞她,吃饭时怀疑有人在里面下毒。家人曾带患者到医院住院治疗4个月,于2013年6月因病情好转出院。出院后患者服药不规律,近1个月拒绝服药,病情加重,表现同前,自述能凭空听到有人在说她的坏话,并多次在公共场所吵闹,要求为她"洗脱罪名"。认为家人不理解她,扬言要跳楼自杀。

躯体检查与神经系统检查:未发现阳性体征。

精神检查:仪态整齐,意识清楚,表现情绪低落,焦虑,称"我活不下去了,有一大批人包括心理医生一直在遥控我,叫我去死,我很难受、很痛苦,我没有罪"。认为自己没有病,不应该住院。家属否认二系三代有精神异常史。

医学诊断:偏执型精神分裂症。

问题:

1. 该患者入院后床位护士应从哪些方面对患者进行评估?

2. 患者目前存在的主要护理问题是什么?如何为该患者做好护理?

第一节　精神分裂症

拓展阅读 5-1　"精神分裂症"名称的来源

精神分裂症(schizophrenia)是一组病因未明的重性精神障碍,具有感知、思维、情感、行为等多方面障碍以及精神活动不协调,并导致明显的社会功能受损。一般没有意识障碍。病程多迁延,导致衰退和残疾。部分患者可痊愈或基本痊愈。

一、流行病学特征

总体来看,精神分裂症患病男女比例相近,约 90% 的患者起病于 15～55 岁,发病高峰年龄:男性 10～25 岁,女性 25～35 岁。1993 年的全国流行病学调查资料显示,精神分裂症的终身患病率为 6.55‰,女性患病率略高于男性,城市患病率高于农村。精神分裂症的患病率与家庭经济水平呈负相关。

WHO 联合哈佛大学采用伤残调整生命年(disability-adjusted life year,DALY)估算,在 19～44 岁组人群常见的 135 种疾病中,精神分裂症位列总疾病负担的第 8 位,如果以因残疾而丧失的生命年计算,精神分裂症排名第 3 位。据估算,我国有近 700 万精神分裂症患者,每年产生巨额的医疗费用支出,并造成患者劳动力的大量损失,且精神分裂症是导致精神残疾的最主要疾病。

大多数精神分裂症患者表现为间断发作或持续性病程,患者出院 1 年内复发比例高于 33.5%,1 年内再住院率为 18.9%,最主要的复发原因是自行减药或停药。坚持服药是维持病情稳定、预防复发的关键因素。

二、病因及发病机制

精神分裂症的确切病因目前还不是十分清楚,可能与遗传、神经病理学及脑形态学变化、神经生化方面的异常、心理、社会等多种因素有关。

(一) 生理因素

1. 遗传因素　精神分裂症与遗传有密切关系。研究显示,精神分裂症属于复杂的多基因遗传疾病,遗传度为 80%。家系调查发现,精神分裂症的家族聚集性非常明显,其亲属患病率明显高于群体患病率,血缘关系越近,风险越大。环境因素在精神分裂症的发病中起着重要作用,如孕期遭遇精神创伤、感染、产科并发症、冬季出生、孕期吸烟、饮酒、吸毒等都可增加患病率。

2. 神经病理学及脑形态学变化　温伯格(Weinberger)和默里(Murray)提出了精神分裂症的神经发育假说,即在胚胎期大脑发育过程中出现了某种神经病理改变,主要是新皮质形成期神经细胞从大脑深部向皮质迁移过程中出现了细胞结构紊乱,进入青春期或成年早期后,在外界不良环境因素刺激下,导致心理整合功能异常而出现精神分裂症的症状。

3. 神经生化方面的异常 精神分裂症神经生化基础方面的研究,主要有以下 3 个方面的假说。

1) 多巴胺(dopamine, DA)假说 于 20 世纪 60 年代提出,即精神分裂症患者中枢的多巴胺功能亢进。如提高中枢突触部位多巴胺的释放水平的可卡因及苯丙胺会使人产生类似急性精神分裂症的症状;具有阻断多巴胺 D_2 受体的药物(如经典抗精神病药物)可以控制精神分裂症的幻觉、妄想等阳性症状。

2) 5-羟色胺(5-hydroxytryptamine,5-HT)假说 早在 1954 年沃利(Wolley)等就提出了精神分裂症可能与 5-HT 代谢障碍有关的假说,非经典抗精神病药物除了对中枢多巴胺受体有拮抗作用外,还对 5-HT_{2A} 受体有较强的拮抗作用。

3) 谷氨酸假说 中枢谷氨酸功能不足可能是精神分裂症的重要致病因素。谷氨酸是皮质神经元重要的兴奋性递质。精神分裂症患者大脑某些区域谷氨酸受体亚型的结合力有显著变化。

(二) 心理-社会因素

许多证据表明,生物因素在精神分裂症的发病中占有重要的作用,但是心理-社会因素如社会阶层和职业、居住地、移民、社会隔离、负性生活事件、人格因素等因素也起重要的作用。由于精神分裂症发病并无明显的文化及地域差异,因此,社会因素被认为是基本的病因,即社会因素所致的巨大压力使具有易感素质的人容易发病。

总之,目前精神分裂症的病因尚未完全阐明,遗传因素、神经发育、神经生化、心理-社会因素在精神分裂症的发病中均起重要作用。遗传因素可能是精神分裂症发病的素质基础,而心理-社会因素可能是精神分裂症发病的促发因素。

三、 临床表现与分型

大多数精神分裂症患者初次发病的年龄从青春期至 30 岁,起病隐匿。在出现疾病之前常有一些前驱症状,主要包括:①情绪改变,如焦虑、抑郁、喜怒无常、易激惹等;②认知改变,如有古怪或荒谬的想法,生活、工作、学习能力下降等;③感知改变,如对外界和自我的感知变化;④行为改变,如孤独、敏感多疑、动力和动机缺乏等;⑤躯体症状,如睡眠障碍、食欲减退、乏力等。这些前驱症状可持续数周、数月或数年,变化缓慢,多在回顾病史时才发现。

(一) 临床表现

1. 感知觉障碍 在精神分裂症的感知障碍中,最常见的是幻觉,以言语性幻听最为常见,是在没有感官刺激情况下体验到的感知,性质逼真。听幻觉可以是噪声、音乐,但主要表现为在意识清晰的情况下听见说话的声音(言语性幻听)。患者常不大关心"声音"的来源,而是无条件地信以为真。幻听内容可以是争论性的或评论性的,也可以是命令性的。"声音"的内容往往令患者不愉快,如议论、恐吓,或指使患者去做什么事。患者有无幻听可以通过询问发现,也可以通过观察患者有无喃喃自语或侧耳倾听等行为判断。

2. 思维障碍　是最主要、最本质的症状,患者常有各种思维联想障碍、思维逻辑障碍、思维内容障碍。这是精神分裂症最具有特征性的症状之一。

1)思维联想障碍　患者的思维联想缺乏目的性和逻辑性,交谈时经常游离于主题之外,回答问题缺乏中心、抓不住要点,使人感到交流困难,称为联想散漫。严重者言语支离破碎,联想全无逻辑联系,句子之间缺乏联系,不能表达完整的意思,只是词汇或语句的堆积,称为思维破裂。更严重的称为词语杂拌。思维贫乏的患者概念和词汇贫乏,自觉脑子里空空的,主动言语少,或虽然语量不少,但内容空洞,以"不知道""没什么"应答,对事物只能从表面上理解,缺乏进一步的联想。

2)思维逻辑障碍　患者的推理过程十分荒谬,缺乏逻辑依据,有的甚至因果倒置,不可理解。有的患者表现象征性思维,以一些很普通的具体的概念、词句或动作来表示某些特殊的,除患者自己外旁人无法理解的意义。有的患者表现明显的语词新作及诡辩性思维。有的患者大脑中涌现出大量思维,并伴有明显的不自主感、强制感,称为思维云集或强制性思维。

3)思维内容障碍　主要指妄想,妄想的内容与患者的教育、文化背景不相符合,是一种病态、与现实不符的信念,患者对之坚信不疑。其中部分患者较有逻辑性,但多数精神分裂症患者的妄想内容荒谬、结构松散、易于泛化。妄想分为原发性妄想和继发性妄想。原发性妄想常突然形成,其内容无法以患者既往经历、当时处境和情感活动来解释,持续时间较短,常出现于精神分裂症的急性起病期。妄想的范围和内容多变,最常见的妄想是被害妄想与关系妄想。被害妄想表现为患者总感到有人在捉弄、诽谤、暗算或谋害自己,感到自己被跟踪、被监视、食物中被放了毒药。关系妄想是患者把周围环境中一些实际与患者无关的现象都认为与其本人有关,如周围人的言行、电视或报纸上的内容常认为与自己有关。关系妄想常与被害妄想交织在一起,在关系妄想的基础上,常可产生特殊意义的妄想。

3. 情感症状　主要表现为情感淡漠和不协调。情感淡漠的早期表现是迟钝及平淡,受损的是细腻情感及高级情感,如亲情、友谊,随后对生活要求减退,兴趣减少,最终患者的情感体验日益贫乏,面部缺乏表情,对一切显得无动于衷,丧失了与周围环境的情感联系。易激惹的患者,即使轻微的刺激或不愉快的情况也可引起剧烈而短暂的情感反应,患者对自身情绪的控制能力减弱,常不明原因地发脾气。焦虑与抑郁情绪在精神分裂症患者中也很常见。

4. 意志与行为症状　精神分裂症患者常见意志减退或缺乏。患者活动减少,缺乏主动性,行为懒散、孤僻,缺乏意愿或动力,生活、社交及学习的要求减退,对自己前途毫不关心、没有任何打算。

行为明显紊乱或异常可表现为各种方式,从儿童式的幼稚行为到无法预测的激越。

有的患者表现为紧张综合征,全身肌肉张力增加。

5. 其他认知缺陷症状　精神分裂症患者涉及多方面认知功能缺陷的症状,如注意力损害,或不能处理、滤过外界刺激。其中,记忆损害被认为是精神分裂症的主要缺损症状之一。

(二) 常见临床分型

1. 偏执型　临床上最常见,以偏执性的妄想为主,往往伴有幻觉(尤其是听幻觉)和知觉障碍。情感、意志和言语障碍以及紧张症状不突出。发病稍晚,多在 30 岁前后,与其他类型相比,病前功能状况较好。起病可急可缓。在早期其妄想内容可以与现实有些联系,不涉及妄想的其他精神活动可以正常,因而有时不易被发现是病态。经适当治疗后,急性发病者预后较好,缓慢发病者预后较差。

2. 紧张型　由于精神药物治疗的普及与发展,该型近年来已较少见。此型常急性起病,症状以交替出现的运动抑制和兴奋为主。抑制时患者可表现为木僵或亚木僵,兴奋时可表现为刻板动作或言语,短暂的冲动行为,重复言语或动作。经及时治疗,近期疗效良好。

3. 青春型　多发生于青年期,常急性或亚急性起病,主要表现为明显的思维散漫、情感反应不协调及行为紊乱。幻觉妄想若有,多是片段性的。青春型常显得幼稚愚蠢,以窥镜、痴笑、扮鬼脸多见。近期疗效尚可,但较多复发,预后一般不佳,原因是阴性症状,尤其是情感平淡或意志缺乏发展迅速。

4. 单纯型　多发于青少年期,潜隐起病,逐渐进展,以阴性症状为主要表现。因早期症状不明显,不易及时发现和治疗,因此发现时常有数年病程,预后较差。此型缺乏任何幻觉、妄想或其他既往精神病性发作的病史,出现缓慢发展的残留型精神分裂症的特征性阴性症状,且伴有显著的个人行为改变,表现为显著的兴趣丧失、懒散和社会退缩。

5. 其他类型　有相当数量符合精神分裂症诊断标准的患者无法归为上述类型,不符合上述任何一种亚型的标准,称为未分化型。有部分患者符合精神分裂症的诊断标准,病程多在 3 年以上,但最近 1 年以阴性症状为主,社会功能严重受损,成为精神残疾,称为衰退型。还有部分患者过去符合精神分裂症诊断标准,至少 2 年一直未完全缓解,目前病情虽有好转,但残留个别阳性或阴性症状,称为残留型,为精神分裂症的慢性期。

6. 精神分裂症后抑郁　抑郁症状是精神分裂症的常见症状,精神症状、长期使用药物,以及病耻感造成的压力都会导致抑郁的发生,患者仍存在某些精神分裂症症状,但已不构成主要的临床相。

四、诊断

根据 WHO 发布的 ICD-11 精神与行为障碍分类诊断,精神分裂症主要表现为多种精神心理过程的紊乱,包括思维(例如,妄想、思维形式障碍)、感知觉(例如,幻觉)、自我体验(例如,体验到感觉、冲动、思想、行为被外在力量控制)、认知(例如,注意力、言语记忆和社会认知受损)、意志(例如,动机缺乏)、情感(例如,情感表达迟钝)及行为(例如,行为显得凌乱、漫无目的、无法预期,或不适当的情感反应干扰行为的组织条理性)。可存在精神运动性紊乱,包括紧张症。持续性的妄想或幻觉、思维障碍、被影响体验、被动体验、被控制体验可以是精神分裂症的核心表现。诊断要求症状必须持续至少1个月。症状不是另一种健康问题的临床表现(如,脑肿瘤),也不是某种作用于中枢神经系统的物质或药物(如,糖皮质激素)的效应,包括戒断效应(如,酒精戒断),不包括分裂型障碍、精神分裂症性反应、急性而短暂的精神病性障碍。分为[精神分裂症,首次发作(Schizophrenia, first episode)],该类别适用于症状和病程满足精神分裂症的诊断需求,且既往从未曾经历过符合精神分裂症诊断需求的发作的个体;[精神分裂症,多次发作(Schizophrenia, multiple episodes)],该类别适用于症状和病程满足精神分裂症的诊断需求,且既往经历过满足精神分裂症全部诊断需求的发作的个体,在2次发作间有一段缓解期,缓解期可残留一些不明显的症状,缓解可以是药物或其他治疗的效果;[精神分裂症,持续性(Schizophrenia, continuous)],在过去至少1年的时间里,近乎所有病程有满足精神分裂症定义的全部需求的症状。阈下症状期相较于整个病程是极其短暂的;其他特定的精神分裂症(Other specified schizophrenia);[精神分裂症,未特定(Unspecified schizophrenia)]。

精神分裂症需和抑郁障碍或双相障碍伴精神病性症状、紧张症、分裂情感性障碍、短暂精神病性障碍、妄想障碍、精神活性物质所致精神障碍等鉴别诊断。

五、治疗和预后

(一) 治疗

精神分裂症在临床症状、病程、预后方面个体差异很大,有些患者在治疗后可获得临床康复,有些患者转为慢性病程,精神分裂症经常急性加重,必须终身治疗。治疗目标包括控制急性发作、缩短发作时间、降低发作程度、减少发作次数和提高社会功能等。

1. 药物治疗　抗精神病药物是治疗精神分裂症最有效和最基本的治疗手段,应尽早地实施有效的足剂量、足疗程的全病程抗精神病药物治疗。

全病程可分为急性期、巩固期和维持期3个阶段。急性期目标是快速控制精神病性症状,降低药物不良反应,预防自杀及防止危害社会的冲动行为的发生,一般疗程8~12周。巩固期为进一步缓解症状、促进恢复社会功能、回归社会,控制和预防长期用药带来的常见药物不良反应的发生,继续使用急性期药物至少6个月。维持期的治疗为维持症状持续缓解,提高药物维持治疗的依从性;恢复社会功能、回归社会,疗程视患者个体情况而定,一般不少于2~5年。复发使精神分裂症患者的工作、学习、人际交往和生活能力进一步丧失,给社会和家庭带来沉重的经济负担。对每一病例进行随访观察,遇有发作先兆时,药量随即再重新增加,部分患者一旦停用即可能复发,必须长期甚至终身服药。

2. 心理治疗与精神康复

1）心理治疗　是精神分裂症治疗的一部分，在巩固期和维持期阶段开展较好，包括支持性心理治疗、认知行为治疗、家庭治疗、社会技能训练、职业康复训练、认知康复治疗和积极性社区治疗等，在基本精神症状控制之后，心理治疗可以提高患者的自知力，增强治疗的依从性，改善患者与家人的关系。如何能促进患者的康复，包括社会功能的恢复，回归社会，已经是一个越来越受到关注的问题。

2）精神康复　指帮助因患有重性精神障碍而失去健全生命意义的个体，促进其康复、全面融入社会并提升生活质量的过程。现代精神康复服务的内容越来越丰富，如支持性教育、支持性就业、社区辅导培训和个案管理等。总之，精神康复在改善重性精神障碍结局、预后方面发挥着越来越重要的作用。

3. 物理治疗

1）电休克治疗　急性精神分裂症患者使用有效率为40%～80%，主要用于控制急性兴奋躁动、严重抑郁、自伤自杀和紧张木僵、违拗拒食状态的患者，对部分难治性精神分裂症患者也有效，起效较快。其不良反应和并发症主要为可恢复的短期记忆损伤、骨折或脱臼、窦性心动过速。其引发的病死率极低，为0.3～3/万人。近年来推广的改良电休克疗法，使用短暂麻醉和肌肉松弛剂，心脏负荷减轻，意外减少，安全性更高，禁忌证及不良反应均明显减少。

2）重复经颅磁刺激（repeated transcranial magnetic stimulation，rTMS）治疗　rTMS能够产生磁场引起神经组织中产生电流和神经元去极化，从而产生治疗效果，但效果不及电休克治疗。因不需要全身麻醉和诱发癫痫，在临床中可以作为辅助治疗。研究显示，rTMS可改善患者的听幻觉、认知功能、言语功能和情绪等。

（二）预后

精神分裂症的病程长短不一。总体而言，1/3的患者取得显著持久的改善；1/3的患者虽有部分改善但时有复发并留有残疾；还有1/3的患者病情恶化，走向衰退和精神残疾。精神分裂症患者是自杀的高危人群，有5%～6%的精神分裂症患者死于自杀，20%以上的患者在其整个病程中的某个阶段曾有过自杀行为，良好的社会家庭支持能显著降低自杀的风险。

第二节　精神分裂症护理

一、护理评估

（一）健康史

1. 现病史　此次发病有无明显诱因，发病的时间、就诊原因（主诉）、具体表现、对学习工作的影响程度、就医经过、目前身体状况(如饮食、睡眠、生活能否自理、大小便情况、活动情况、心理状况等)、已服药物等。

2. 既往史　评估患者既往健康状况、既往精神障碍情况(包括过去是否有过发病、发病的情形、治疗经过、是否坚持服药等)、既往躯体疾病等。

3. 个人史　评估患者生长发育过程,包括母孕期健康状况、成长及智力情况、学习成绩、就业情况、婚姻状况、有无烟酒及其他嗜好等,女性患者应评估月经史和生育史。

4. 家族史　家族成员中是否有精神障碍患者。

(二) 生理方面

1. 一般情况

1) 生命体征　如体温、呼吸、脉搏、血压等。

2) 营养状况　有无营养不良。

3) 睡眠情况　有无入睡困难、早醒、多梦等情况,睡醒后患者的感受如何,饮食状况、排泄状况,有无便秘、尿潴留等情况。

4) 生活自理能力情况　患者的个人卫生、衣着是否整洁,是否有生活懒散、疲倦等。

2. 治疗情况　既往治疗用药情况、治疗效果,有无药物不良反应等。

3. 躯体症状　有无躯体疾病的体征,患者有无躯体外伤。

4. 健康状况　评估患者的家族史、既往疾病史。

5. 实验室及其他辅助检查　评估患者的常规实验室检查和特殊检查结果。

(三) 心理方面

1. 认知活动

1) 病前个性特点　评估患者病前的性格特征,兴趣爱好,学习、工作、生活能力。

2) 应对方式评估　患者入院前应对悲伤和压力的方式、方法。

3) 对住院的态度　是否主动住院,治疗依从性如何。

4) 自知力　患者是否承认自己有病及配合治疗。

5) 感知觉障碍　评估患者感知觉,重点评估患者有无幻觉,尤其是命令性幻听,评估幻听出现的时间、频率、内容,患者对幻听内容的感受,将采取什么反应。

6) 思维　患者有无思维形式障碍,如思维破裂、思维散漫、思维贫乏、语词新作和逻辑倒错性思维等;有无思维内容障碍,如妄想等。如果患者存在妄想,需要评估妄想的种类、内容、性质、出现时间、涉及范围是否固定,有无泛化的趋势,对患者行为的影响。

2. 情感活动　可通过患者的客观表现如面部表情、姿势、动作、音调和面色等自主神经反应来判断,也可以通过患者诉说主观体验来判定患者的情感反应。评估患者有无情感淡漠、情感迟钝,情感反应与周围环境是否相符,是否存在抑郁情绪,有无自杀的想法等。

3. 意志行为　患者意志行为是否减退,行为是否被动、退缩;有无异常行为,有无违拗、蜡样屈曲等现象,有无攻击、自杀和伤人等行为,患者对未来打算如何。

(四) 社会方面

1. 社会交往能力　评估患者病前的社会交往能力,是否善于与人交往;患者病前对于社会活动是否积极、退缩或回避等。

2. 人际关系　评估患者的人际关系,和亲属、朋友、同事、同学或其他人员的相处情况等。

3. 支持系统　评估患者的社会支持系统,家庭成员对患者的关心程度、照顾方式,婚姻状况有无改变,家属对患者治疗的态度(是积极寻求治疗还是顺其自然,是过度关注还是无人问津),患病后同事、同学、亲属与患者的关系有无改变等。

4. 经济状况　患者经济收入情况、对医疗费用支出的态度等。

二、护理诊断

(一) 生理方面

1. 营养失调:低于机体需要量　与幻觉、妄想、极度兴奋、躁动,消耗量明显增加,紧张性木僵而致摄入不足及违拗不合作有关。

2. 睡眠型态紊乱　与幻觉、妄想、兴奋、环境不适应、警惕性高及睡眠规律紊乱有关。

3. 沐浴/卫生自理缺陷　与丰富的精神症状、紧张性木僵状态、极度焦虑紧张状态、由于自伤或他伤导致行动不便及精神衰退有关。

4. 便秘　与木僵、蜡样屈曲、意志行为衰退及服用抗精神病药物所致的不良反应有关。

(二) 心理方面

1. 感知觉紊乱　与患者注意力不集中、感知觉改变有关。

2. 思维过程改变　与思维内容障碍(妄想)、思维逻辑障碍和思维联系障碍等有关。

3. 焦虑　与长期面对应激事件、主观感觉不安、无法停止担心有关。

4. 有自杀的危险　与命令性幻听、自罪妄想、意向倒错及焦虑抑郁状态而产生的羞耻感有关。

5. 不依从行为　与幻觉妄想状态、自知力缺乏、木僵、违拗、担心药物耐受性及新环境的不适应有关。

(三) 社会方面

1. 有对他人施行暴力的危险　与幻觉、妄想、精神运动性兴奋、意向倒错及自知力缺乏等因素有关。

2. 应对无效　与无法应对妄想内容、对现实问题无奈、难以耐受药物不良反应有关。

3. 社交交往障碍　与妄想、情感障碍、思维过程改变有关。

三、护理目标

(一) 生理方面

(1) 患者能够自行进食,保证躯体需要量,对不能自行进食者,协助其进食,必要时给予补液治疗。

(2) 患者睡眠状况得到改善,能按时入睡,每天保证睡眠 7~8 h,并学会应对失眠的方法。

(3) 患者保持衣物整洁,无异味,在一定程度上可生活自理或在他人协助下完成。

(4) 患者掌握预防便秘的方法,能定时如厕排便。

(二) 心理方面

(1) 患者在住院期间不发生冲动伤人、自伤及毁物行为,能合理控制情绪。

(2) 患者在病情不稳定时,24 h 由护士看护,不得离开工作人员的视线范围,不发生自杀行为。

(3) 患者尽快地熟悉环境,愿意配合治疗及护理,主动服药,并可以说出自身服药后的反应。

(4) 患者能够了解及叙述所患疾病,以及所用药物对治疗的重要作用。

(5) 对自己的精神障碍症状有较正确的认识。

(三) 社会方面

(1) 患者能表达自己的内心感受,并愿意参与社交活动,能主动与医务人员交谈。

(2) 患者能够区分现实与症状的差距,并能适应现实,耐受药物不良反应。

(3) 患者的症状得到最大程度的减轻,日常生活尽可能不被精神症状所困扰。

四、护理措施

(一) 生理方面

1. 安全护理　做好安全检查工作,保证患者安全,禁止将危险物品带入病房,以防意外发生。应在患者入院、外出活动、探视返回时进行检查,及时收集危险物品,并在此前向患者家属做好宣教工作。每日检查床头桌、床下、床垫下、衣物内有无危险物品。如病房门窗、锁、桌椅等物品损坏时,及时进行维修。

严密观察,掌握病情。在日常生活中,护理人员要对每位患者的病情、诊断、护理要点做到心中有数,对于高护理风险的患者做到合理到位的评估。严格遵守分级护理制度,每 15~30 min 巡视病房一次,对于重点患者要做到心中有数,24 h 不离视线。护理过程中加强重点患者、关键环节、特殊时段的护理,做好危重、兴奋等高意外风险患者的安全评估及护理;加强晨晚间护理、午间及夜间时间段的巡视,确保患者安全。

2. 生活方面　患者常常沉浸于自己的症状世界里,不知料理生活,个人卫生差,进食不规律,如果对以上情况不予以重视,不仅患者的需求得不到满足,也会影响到治疗效果。

1) 饮食护理　要分析患者拒绝进食的原因,对症处理。例如,被害妄想的患者,可采取集体进餐制,或者采取示范法,让患者看到其他患者取走食物的场景;对于自责自罪的患者,可以把饭菜拌在一起,让其感觉是剩饭,以达到诱导进食的作用;对于衰退患者,专人看护,耐心等待,不可催促;对于不合作、木僵患者,诱导进食无效时应采取必要措施,如通知医生,给予静脉输液或鼻饲,以保证患者机体营养需要量。对于兴奋躁动可能出现抢食、暴饮暴食的患者,应尽量安排其单独进餐,专人看护,以防噎食,并适当限制患者的进食量,以防营养过剩而导致患者肥胖;对于服用精神科药物或年龄较大导致吞咽功能较差的患者,应专人看护,给予软食或流食,并适当限制患者的进餐速度,以防噎食。

2) 睡眠护理　精神分裂症患者多伴有失眠、早醒、入睡困难、多梦、睡眠过多等。对于精神分裂症患者,睡眠质量的高低常预示病情的好坏,严重的睡眠障碍会使患者焦虑、紧张,良好的睡眠可促进病情早日康复。要为患者创造良好的睡眠环境,保持环境安静、温度适宜,避免强光刺激,与兴奋躁动的患者分开管理。观察患者睡眠情况,针对不同的原因,对症处理。例如,入睡困难患者,应尽量避免午睡,必要时白天增加一些体力活动,如快步走、蹬脚踏车等;晚上睡觉前,可以用热水泡脚,促进血液循环,睡前可喝一杯温牛奶,并避免服用咖啡、茶、兴奋类饮料。对于睡眠过多或睡眠倒置的患者,应培养患者良好的作息规律,白天多参加活动,减少睡眠。夜间护士巡视病房要认真仔细,掌握睡眠障碍的表现。如果发现患者具有睡眠障碍的症状,要观察患者的病情有无波动,尤其是精神症状是否加重,是否有心理因素的影响等。对于严重的睡眠障碍患者,如果经诱导无效,可通知医生,给予药物治疗。另外,巡视病房时,要观察患者的睡眠情况,防止患者蒙头睡觉和假睡。

3) 生活起居护理　生活可以自理的患者,在护士的督促或协助下料理个人卫生。督促患者每日晨起洗漱、饭前和饭后洗手、晚间洗漱,按时为患者剪指(趾)甲、洗澡、理发。洗澡时要有专人看护,洗澡过程中要注意预防意外,并调节好水温。对于生活不能自理的患者,应有专人做好相应护理。保持牙齿清洁,口腔无异味,无污垢,避免影响食欲以及口腔疾病并发症的发生。对于不能行动的患者,应保证床单位清洁平整、干燥,定时为其翻身,避免压力性损伤的发生。对于大小便失禁的患者,及时更换床单、衣物等,保持皮肤的清洁干燥。

3. 特殊症状护理

1) 对自伤、自杀状态的护理　精神分裂症患者自杀行为的发生率极高。20%～42%的患者存在自杀企图,10%～15%的患者自杀身亡。

(1) 自杀危险的评估:评估内容包括患者的一般人口学资料、是否有自杀自伤行为史、有无生活应激事件、疾病症状表现、是否具有自杀征兆等。例如,有的患者在命令性幻听的支配下采取自杀行为;有自罪妄想的患者,认为自己罪大恶极,只有一死方可谢罪;有被害妄想的患者也可能采取自杀行动,以避免受到残酷的"迫害";有的患者为了摆脱精神症状给其带来的痛苦而采取自杀;也有的患者对将来感到无望,所预料将来的自己必将一败涂地,毫无希望,感到生命到尽头,活着毫无意义,从而采取自杀。

(2) 密切观察病情:对存在幻觉、妄想的患者,要对其症状类型、内容频度等做到心中有数,密切观察患者的言语、情绪及行为表现。对有自杀病史、消极言行、情绪低落、自罪自责,以及有藏药史的患者,要时刻掌握其行动,应予以重点监护。对于具有自杀先兆的患者,护士应保证患者 24 h 不离视线并注意观察患者的情绪变化,提高警惕,如遇患者睡眠不好时,更应加以防范。

(3) 适当讨论自杀问题:根据患者的病情和具体情况,可与患者讨论自杀的问题(如计划、时间、地点、方式、如何获得自杀的工具等),并讨论如何应对挫折和表达愤怒的方式,这种坦率的交谈可大大降低患者自杀的危险性。

2) 幻觉状态的护理　幻觉不仅影响患者的思维和情感,而且有时可以支配患者的意志和行为,干扰日常生活,甚至发生自伤、自杀、伤人、毁物等危险行为。因此,护理上应采取相应的护理措施。

(1) 密切观察病情:首先护士要加强护患交流,建立治疗性信任关系,了解患者言语、情绪和行为表现,以掌握幻觉出现的次数、内容、时间和规律,掌握幻觉的类型和内容,并评估幻觉对患者行为的影响。有的处于幻觉状态的患者当听到斥责、侮辱、命令性的言语性幻听时,可引起相应的情感与行为反应,发生冲动、自伤等行为,对此要加强护理,确保患者安全。

(2) 接触技巧:在护理过程中要注意使用恰当的方法,不轻易批评患者的幻觉,鼓励患者说出幻觉的内容,从而预防意外的发生。还应注意不强化患者的幻觉,让患者知道这是不对的,但不要否认患者的感受。例如,护理人员可以用温和的语气告诉患者:"我相信你确实能够听得到这些声音,可是我没听到,因为这只有在病态时才能感觉到,我也知道这样的感觉一定使你觉得不舒服。"

(3) 设法诱导,缓解症状:有的患者会因幻觉而焦虑不安,此时护士应主动询问,提供帮助。根据不同的幻觉内容,改变环境,设法诱导,缓解症状。例如,有的患者听到病房门外有人叫他的名字,常在病房门口徘徊,可带其出去证实有无声音存在;对因幻嗅、幻味而不愿进食的患者,应对患者解释,采取集体进餐或示范的方法,消除其顾虑。在患者幻觉中断期,护理人员可以向患者讲解关于幻觉的基本知识,并指导患者学会应对幻觉的方法,如寻求护士帮助、看电视或听收音机、打枕头宣泄情绪、大声阅读、散步、做手工和睡觉等。

(4) 病情稳定期的护理:试着与患者讨论幻觉在其生活上所带来的困扰,鼓励患者表达内心感受,帮助患者辨别病态的体验,区分现实与虚幻,增进现实感,并促使患者逐渐学会自我控制,对抗幻觉的发生。

3) 妄想状态的护理 妄想是精神分裂症患者最常见的症状之一。患者可在妄想内容的支配下发生自杀、伤人、毁物、外走等行为。因此,对妄想状态患者的护理是精神科护理工作的重要内容之一。

(1) 接触技巧:护士要关怀、体谅、尊重患者,让患者感受到护士的亲切、病区的安全和温暖。对于妄想症状较为顽固的患者,尤其是刚入院者,因其妄想未动摇,护士在与其接触及交往过程中,应尽量不触及患者的妄想内容。若患者自行谈及妄想内容时,护士要仔细倾听,接受其真实感,不要急于纠正或与其争辩,防止患者加重妄想,增加对护士的敌意,妨碍良好护患关系的建立。对于有关系妄想的患者,在与患者交谈时,一定要注意用语和动作,更应注意不要在患者面前与其他人低声交谈,以免引起患者猜疑。

(2) 掌握妄想内容,对症处理:妄想的临床表现多种多样,在护理过程中应避免引导患者重复其妄想的体验,以免强化其病理联想,使症状更加顽固。护士要了解患者妄想产生的原因,让患者依据原因的重要性排序,然后与患者共同讨论其他可能的解释方法。同时,护士还要根据患者妄想的内容及涉及的范围,以及患者对妄想内容的反应,根据病情合理地安排病室。

(3) 妄想动摇期的护理:随着治疗的进行,患者对妄想的病理信念逐渐淡漠或开始动摇,这时应抓住时机与患者进行治疗性沟通,启发患者进一步认识病态思维,帮助其分析病情,批判症状,讨论妄想对生活的不良影响,使其逐渐恢复自知力。

4) 兴奋状态的护理 兴奋躁动多发生在不协调性精神运动性兴奋的患者身上,给患者自身及病房管理都带来了不利影响。如果患者出现兴奋冲动行为,应做好以下几方面的护理。

(1) 全面评估,合理安置:了解、掌握患者兴奋状态的行为特点、规律和发生攻击行为的可能性,评估患者冲动行为发生的原因、诱发因素、持续时间等。掌握患者出现攻击的前驱症状,如言语挑衅、拳头紧握、来回踱步、激动不安等,提前做好防范,合理安置患者。将情绪波动较大、冲动行为明显的患者安置于重症病室,确保患者周围环境物品安全。病室保持安静,减少周围的不良刺激,将患者与其他兴奋状态的患者分开安置,以免互相影响。

(2) 有效控制:护理人员在与患者接触时应和颜悦色,尽量满足患者的合理需求。当面对兴奋躁动的患者时,护士首先要稳定自己的情绪,不要被患者的情绪感染,同时要给予耐心指导,言语要平静,避免使用生硬和粗暴的言语。当精神症状导致患者对自己、他人或环境有伤害时,护理人员要沉着、冷静、机智、敏捷,有效地控制患者行为。一方面由患者信任的护理人员分散其注意力,另一方面从患者背后或侧面阻止患者的冲动行为,及时保护被攻击的目标,快速地将患者进行保护性约束,避免危险行为的发生,保证患者及他人的安全。患者的危险行为停止后,要加强对患者的心理护理,帮助患者正确地认识自身疾病症状。指导患者学会正确表达自己的情感与想法,当激动、气愤难以自控时能够寻求帮助。

5）木僵状态的护理　木僵状态是一种较深的精神运动性抑制,患者表现为无表情、无言语、无动作等,身体可保持一种姿势僵硬不动,对周围刺激无反应,典型病例可见蜡样屈曲。木僵状态的患者完全丧失自理能力和自我保护能力,因此,做好临床护理工作是保证患者躯体健康、促进疾病痊愈的关键。

（1）合理安置:对于木僵状态的患者,为保证患者安全,满足其基本需求,应将患者单独安置,最好安置在单间内,室内环境舒适、整洁,与其他患者分开管理,专人照顾其日常生活。

（2）加强基础护理:做好患者晨晚间护理,保持皮肤清洁、干燥、无破溃,每日为其进行口腔护理,及时吸出口腔内的积存唾液,防止发生吸入性肺炎。保证饮食入量及营养供给,必要时可遵医嘱给予静脉输液或鼻饲治疗,以保证机体需要。同时还要注意患者的冷暖护理,防止患者躯体并发症的发生。

（3）适当的沟通:木僵状态的患者多意识清楚,对外界事物能正确感知,且木僵缓解后可回忆。因此,护理人员在护理患者时,应与患者进行适当的沟通,传达关怀,为今后的心理护理打下基础。此外,在护理过程中,还应注意保护性医疗制度,不可在患者面前谈论与病情无关的事情。

（4）密切观察病情:木僵状态的患者有时会突然出现短暂的紧张性兴奋、冲动、伤人等行为。因此,应注意观察患者的病情变化,及时采取措施,保证其他患者的安全,同时,还应防止木僵患者被其他患者伤害。

4. 用药护理

1）确保药物服下　在急性期,精神分裂症患者大部分无自知力、不承认自己有病,常会出现藏药、拒服药的行为,护理人员在发药过程中,应一人发药,一人检查口腔,确保药物服下。对于拒不服药且劝说无效者,应与医生协商改用其他给药方式,如肌内注射长效针剂等。

2）注意观察患者服药后的反应及服药效果　抗精神病药物在治疗精神症状的同时,也会存在各种不良反应。药物的不良反应可严重影响患者的服药依从性、生活质量及身体健康。精神分裂症患者往往缺乏主诉,因此密切观察患者用药后的效果,及时发现药物的不良反应,并予以恰当的处理是非常必要的。

3）提高患者服药依从性

（1）分析原因:精神分裂症患者服药依从性差,其主要原因:①患者无自知力,认为自己没有病,而拒服药;②患者难以耐受药物不良反应;③患者受症状的支配而拒服药,如有的患者认为药物是别人用来毒害他(她)的,或者听到声音告诉他(她)不要吃药等;④患者未充分认识到坚持服药的重要性,有的患者认为自己的病已经好了,而擅自停药;⑤患者由于经济问题或结婚生子等原因而停药。

（2）健康宣教:针对以上原因,护理人员应帮助患者认识疾病发生的原因及服药对康复的作用,向患者及其家属讲解有关精神分裂症的药物治疗知识,使其了解疾病的预后与药物治疗的关系,引导患者把病情好转与服用抗精神病药联系起来,使其领悟到药物治疗带来的好处,从而真正认识到抗精神病药的重要性。详细讲解药物知识、药物维持治疗与疾病预后的关系,同患者一起讨论、评价维持治疗的重要作用,消除患者对药物的错误认识和对不良反应的曲解,提高患者的服药依从性。

5. 康复期护理　当患者处于恢复期时,患者的自知力恢复,可能会产生自卑、自罪的情绪,此时应耐心安慰患者,教导患者出院后要遵照医嘱,按时服药,防止复发。帮助患者思考与预后有关的社会心理问题,如工作、学习、婚姻、经济等问题。同时,护理人员应向患者讲解疾病的相关知识,告诉患者其在疾病发作时的一些表现只是疾病的症状,而不是其本人的行为,多给予患者一些支持性的心理护理。

(二) 心理方面

1. **建立良好的护患关系**　精神分裂症患者常常不暴露思维内容,戒备心强,只有与患者建立良好的护患关系,才能深入了解病情,更好地护理患者。因此,建立良好的治疗性护患关系是顺利开展护理工作的基础。

(1) 患者入院后,护理人员应主动、热情地接待患者,介绍病房环境、生活制度,使患者感到温暖,消除顾虑,取得信任。在与患者接触时要注意方式方法,从关心患者的日常生活入手,主动询问患者的起居习惯,经常与其交谈,态度要诚恳、耐心,使患者感到被关心、被重视。护理人员要关心、体贴患者,尽可能地为患者提供帮助,以增进护患关系,提高合作程度,避免一些意外的发生。

(2) 尊重患者的人格,体谅患者的病态行为,对患者的精神症状予以理解、接纳,不能嘲笑、歧视患者,对患者的观点及想法不批判,理解患者的真实感受。日常生活中尽量满足患者的合理要求,并给患者更多的选择,使其有一种被尊重感。

(3) 娴熟的技术是取得患者信任,建立和维持良好护患关系的重要环节。因此,应注重护士自身专业技术培养。工作中做到护理工作程序化,技术操作标准化,严防差错事故发生。

2. **正确应用沟通技巧**　在患者治疗期间,应恰当地应用沟通技巧。护理人员应耐心倾听患者的诉说,鼓励其用语言表达内心感受而非冲动行为,并做出行为约定。在倾听时不要随意打断患者的谈话,对患者的谈话内容要有反应,适当的时候运用共情,才能更好地理解、帮助患者。当和患者谈话结束时,用简短的话语反馈患者所要表达的意思,并给予简单的分析指导,不要说教、指责和否定。

(三) 社会方面

(1) 建立信赖的护患关系,关心、体贴患者,取得患者信任,消除敌对情绪。

(2) 了解患者的内心体验,尽量满足患者的合理需求,使患者安心住院。

(3) 在病情缓解和恢复阶段,要加强对患者的心理护理,鼓励患者面对现实生活,做好疾病知识宣教,并争取家属合作,预防复发。

五、护理评价

(一) 生理方面

(1) 患者最基本的生理需求是否可以得到满足。

(2) 患者是否学会促进睡眠的方法,做到可有效保证睡眠的正常需求。

(3) 患者的基本生活情况(如饮食、睡眠、卫生等)是否可以得到恢复。

(4) 患者是否了解其所患疾病及所用药物的相关知识。

(二) 心理方面

(1) 患者有无意外事件和并发症的发生。

(2) 患者是否学会控制情绪的方法。

(3) 患者是否学会简单的疾病知识,配合护理工作。

(三) 社会方面

(1) 患者精神症状是否得到最大缓解,自知力的恢复情况。

(2) 患者的生活技能和社会交往技巧的恢复情况。

(朱晓洁、粟幼嵩)

数字课程学习

○教学PPT　○导入案例解析　○复习与自测　○更多内容

第六章 心境障碍及其护理

章前引言

　　心境障碍(mood disorder)是一组以情感或心境异常为主要特征的常见精神疾病，伴有相应的认知、行为改变，还可伴有精神病症状，严重影响患者的学习、生活和社会功能。本病具有高发病率、高复发率、高致残致死率的特点，给患者个人、家庭以及社会带来沉重的负担。因此，要重点掌握心境障碍相关知识内容，在临床工作中为患者提供有针对性的护理干预措施。

学习目标

　　1. 知道心境障碍的临床表现、分型与护理要点。

　　2. 理解心境障碍的病因、发病机制与治疗要点。

　　3. 能判断心境障碍患者的临床类型和特点，并采用正确护理技术给患者进行相关的护理。

思维导图

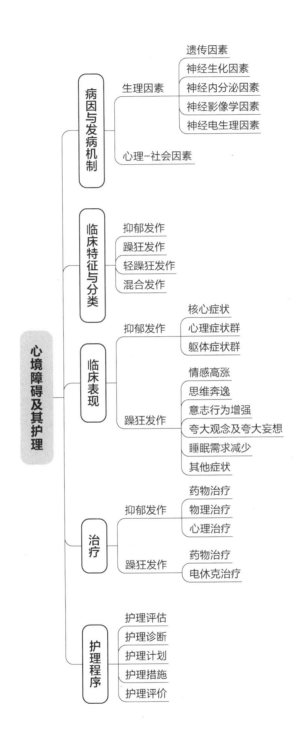

心境障碍及其护理

- 病因与发病机制
  - 生理因素
    - 遗传因素
    - 神经生化因素
    - 神经内分泌因素
    - 神经影像学因素
    - 神经电生理因素
  - 心理-社会因素
- 临床特征与分类
  - 抑郁发作
  - 躁狂发作
  - 轻躁狂发作
  - 混合发作
- 临床表现
  - 抑郁发作
    - 核心症状
    - 心理症状群
    - 躯体症状群
  - 躁狂发作
    - 情感高涨
    - 思维奔逸
    - 意志行为增强
    - 夸大观念及夸大妄想
    - 睡眠需求减少
    - 其他症状
- 治疗
  - 抑郁发作
    - 药物治疗
    - 物理治疗
    - 心理治疗
  - 躁狂发作
    - 药物治疗
    - 电休克治疗
- 护理程序
  - 护理评估
  - 护理诊断
  - 护理计划
  - 护理措施
  - 护理评价

案例导入

　　患者,女,37岁。因"自觉生活难以应付、睡眠差、食欲减退1个月"就诊。1个月前丈夫抛弃她和孩子而去,从此以后患者出现睡眠障碍,每晚仅睡3～4h,凌晨三四点醒后不能再入睡,对生活没有信心,不知这样的生活如何进行下去,整天无法高兴起来,觉得自己能力很差,对任何东西都没有兴趣,食欲下降,体重减少了7.5kg。精神检查:神志清楚,衣冠整洁,情绪低落,近2周有时听到有声音说她"不好",经常有自杀念头但无自杀行为,没有自杀是因为孩子还需要她照顾。未引出幻觉,定向力正常。

　　医学诊断:抑郁发作。

　　问题:

　　1. 该患者入院后床位护士应从哪些方面对患者进行评估?

　　2. 患者目前存在的主要护理诊断是什么?如何为该患者做好护理?

第一节　心境障碍

　　心境障碍又称情感性精神障碍(affective disorder),是指由各种原因引起的,以显著而持久的情感或心境异常为主要特征的一组精神疾病,伴有与异常心境相应的认知、行为、心理生理学以及人际关系方面的改变或紊乱,可伴有幻觉、妄想等精神病性症状。心境障碍在临床上表现为抑郁(depression)和躁狂(mania)两种截然相反的极端心境。抑郁典型表现为心境低落、思维迟缓、行为减少的"三低"症状,躁狂表现为心境高涨、思维奔逸、行为增多的"三高"症状。欧美精神病学家根据发作的极端将其分为单相(unipolar,仅抑郁发作)和双相(bipolar,兼有抑郁发作和躁狂发作,或轻躁狂发作或混合发作),在此基础上,ICD－11将心境障碍分为抑郁障碍和双相障碍。定义不同的心境障碍,是根据心境发作(mood episodes)的特定类型及随时间变化的模式。主要的心境发作类型有:抑郁发作、躁狂发作、混合发作以及轻躁狂发作。

一、流行病学特征

　　女性抑郁障碍的患病率高于男性1倍以上,而躁狂发作的患病率男女比例为1:1.2。由于疾病概念、诊断标准、流行病学调查方法的不同,国内外患病率报道差异较大。1982年,我国采用国际诊断标准调查显示,心境障碍时点患病率为0.37‰,终身患病率为0.76‰;1993年,又对其中的7个地区进行了第2次调查,心境障碍时点患病率为0.52‰,终身患病率为0.83‰。2009年,费立鹏等在我国进行的4个省6万余名受试者参与的一项调查研究显示,心境障碍的月患病率为6.1%。总体来看,我国心境障碍的患病率有增加趋势。

从西方国家对心境障碍的流行病学调查结果来看,心境障碍的终身患病率在2%～25%之间。国际精神疾病流行病学联盟对来自美国、欧洲及亚洲共计10个国家调查发现,大多数国家抑郁障碍的终身患病率在8%～12%之间,其中美国为16.9%,而日本仅为3%左右。西方国家20世纪70～80年代的流行病学调查显示,双相障碍的终身患病率为3.0%～3.4%,90年代则上升到5.5%～7.8%。美国(2006年)双相障碍Ⅰ型患病率为1.6%。心境障碍好发年龄在20～30岁之间。

据WHO统计,1990年抑郁障碍和双相障碍分别排在全球疾病总负担的第5位和第18位;2010年有关全球疾病负担的调查显示,抑郁障碍所致伤残调整生命年占精神与物质使用障碍的比重最大,为40.5%。2019年调查显示,1990—2019年,导致全球疾病负担增加的前10个主要疾病中,抑郁障碍排在第6位。

自杀是抑郁障碍患者最为严重的后果之一,约1/5的抑郁障碍患者会以自杀的方式结束生命。尤其是在未及时诊断和治疗的抑郁障碍患者中,自杀危险性非常高。研究发现,抑郁障碍患者1年内复发率为30%,5年内复发率为50%;双相障碍患者1年内复发率为40%,绝大多数双相障碍患者可有多次复发,而抑郁障碍患者发作3次及3次以上,或是未接受维持治疗的患者,复发风险可高达90%以上。由于心境障碍具有高复发倾向,有15%～20%的患者具有慢性化、残留易激惹、心情不好和躯体不适症状,社会功能无法恢复正常。因此,心境障碍患者需要进行维持治疗,预防复发,防止慢性化。

📖 拓展阅读6-1　"心境障碍"的由来

二、病因及发病机制

心境障碍的病因和发病机制目前还不十分清楚,其可能是生物因素、心理-社会环境因素等共同作用的结果。

(一) 生理因素

1. **遗传因素**　家系研究发现,心境障碍患者的生物学亲属的患病率为一般人群的10～30倍,血缘关系越近,患病率越高,并且有早发遗传现象(即发病年龄逐代提早、疾病严重性逐代增加)。而寄养子研究显示,患有心境障碍的亲生父母所生寄养子的患病率高于正常亲生父母所生寄养子的患病率。这些研究,表明遗传因素在心境障碍的发病中占据重要地位。

2. **神经生化因素**

1) 5-羟色胺(5-HT)假说　20世纪70年代,科学家发现抑郁症患者脑脊液中5-羟吲哚乙酸含量低下,因此,提出5-HT功能异常与情绪低落和自杀行为等存在关联,认为5-HT功能低下可出现抑郁,5-HT功能活动增高可能与躁狂发作有关。阻滞5-HT回收的药物(如选择性5-HT再摄取抑制剂)、抑制5-HT降解的药物(如单胺氧化酶抑制剂)、5－HT 的前体色氨酸和 5－羟色氨酸均具有抗抑郁作用。抑郁发作患者和自杀患者尸体脑组织研究也发现 5－HT 或 5－羟吲哚乙酸的含量降低。

2）去甲肾上腺素（noradrenaline）假说 该假说认为去甲肾上腺素功能活动降低可能与抑郁发作有关，去甲肾上腺素功能活动增高可能与躁狂发作有关。利血平耗竭去甲肾上腺素可引起抑郁，提示去甲肾上腺素与抑郁症的关联。阻滞去甲肾上腺素回收的药物（如选择性去甲肾上腺素再摄取抑制剂等）具有抗抑郁作用；酪氨酸羟化酶（去甲肾上腺素生物合成的限速酶）抑制剂 α-甲基酪氨酸可以控制躁狂发作，并可导致轻度抑郁或抑郁障碍状恶化。

3）多巴胺（DA）假说 该假说认为多巴胺功能活动降低可能与抑郁发作有关，多巴胺功能活动增高可能与躁狂发作有关。阻滞多巴胺回收的药物（安非他酮）、多巴胺前体药（L-多巴）具有抗抑郁作用；能阻断多巴胺受体的抗精神病药物可以治疗躁狂发作。

3. 神经内分泌因素 研究表明，心境障碍患者下丘脑-垂体-肾上腺轴（hypothalamic-pituitary-adrenal axis，HPA）功能异常，抑郁障碍患者血中皮质醇水平增高，应激相关激素分泌昼夜节律改变。下丘脑-垂体-甲状腺轴（hypothalamic-pituitary-thyroid axis，HPT）可能也参与了抑郁障碍的发病，临床观察到甲状腺功能减退的患者会出现抑郁情绪、易疲劳、精力减退等抑郁症状。研究发现，抑郁症患者的生长激素、催乳素、褪黑素和性激素也出现了不同程度的分泌改变，提示下丘脑-垂体-生长素轴（hypothalamic-pituitary-gonadal axis，HPGH）功能异常。

4. 神经影像学因素 抑郁障碍患者的杏仁核和内侧前额叶皮质为中心的内隐情绪调节环路（包括海马、腹内侧前额叶皮质、前扣带皮质、背侧前额叶皮质）和腹侧纹状体/伏隔核、内侧前额叶皮质为中心的奖赏神经环路都存在神经递质浓度、对负性/正性刺激的反应、静息功能连接、白质神经纤维、灰质体积、脑代谢等多个水平的异常。而双相障碍的影像学改变主要涉及额叶、基底节区、扣带回、杏仁核、海马等与认知和情感调节关系较密切的神经环路损害，也涉及这些脑功能区皮质下白质的微观结构变化。这些皮质和皮质下连接损害和脑功能连接损害，最终导致双相障碍的情感症状发作。

5. 神经电生理因素 研究发现，心境障碍患者的抑郁障碍事件相关电位 P300 和 N400 潜伏期延长。脑电图研究发现，抑郁发作时多倾向于低 α 频率，躁狂发作时多为高 α 频率或出现高幅慢波。

（二）心理-社会因素

心理-社会因素与心境障碍尤其是抑郁发作的关系极其密切。92% 的抑郁发作患者在发病前经历过突发性应激性生活事件，如亲人丧失、婚姻破裂、严重躯体疾病等。研究发现，早期的负性经历与抑郁发作的终身患者病率显著相关，且早期不良经历种类越多，发生抑郁发作的风险越高，并可使抑郁发作的发病年龄提前。

综上所述，心境障碍病因和发病机制涉及的方面较多且复杂，至今仍缺乏有效的心境障碍特异性诊断标志，部分研究结果甚至难以重复验证，因此还需更多的研究以进一步探索心境障碍的病因和发病机制。

三、临床表现

(一) 抑郁发作

抑郁发作多渐进起病,抑郁发作的临床表现可分为核心症状、心理症状群与躯体症状群3个方面。

1. 核心症状

1)心境低落　患者体会到情绪低落、悲伤,自觉"心情不好,高兴不起来"。轻者终日愁眉苦脸、唉声叹气、忧心忡忡,严重者悲观绝望,觉得度日如年、生不如死,常常主诉"活着没意思""心里非常难受"等。这种低落的情绪几乎在大部分时间都存在,且一般不随外界环境的变化而变化。患者常感到无助、无用和绝望,这种低落的情绪常呈晨重夜轻的规律。

2)兴趣减退　患者原有的兴趣下降或丧失。对以前喜欢的事情不愿去做,即使勉强去做,也没有愉快感。患者对任何事物无论好坏都缺乏兴趣,什么事情都不愿意做。例如,患者发病前喜欢跳广场舞,发病后对跳广场舞一点兴趣都没有了。

3)精力下降　患者感觉即使没做什么事情也觉得很疲惫,容易没有精力,肢体有沉重感或无力感,有时休息也难以缓解。例如,患者一直在休息睡觉,但仍然觉得疲惫,并不是因为工作或学习而出现的疲惫;常常诉说"太累了""没有精神",做任何事都觉得吃力。

上述3种症状相互联系、互为因果,在不同的患者身上表现并不完全一致,但至少应包括以上3种症状中的1种。

📖 拓展阅读6-2　微笑型抑郁

2. 心理症状群

1)认知功能损害　主要表现为思维迟缓,注意力不能集中,觉得"自己变笨了""脑子不灵了",伴有记忆力、理解力和概括能力下降。有些患者会出现主动言语减少,语速明显减慢,声音低沉,严重时甚至无法正常与他人交流;做事犹豫不决,甚至对一些日常小事也难以做出决定;学习、工作能力和效率下降。有些患者还会出现负性认知模式,在患者眼中,世界是灰色的,认为自己没有价值,对未来没有信心,看不到前途和希望,甚至悲观绝望,认为社会不值得留念。大多数抑郁发作患者会出现认知功能损害,部分损害会持续存在,即使在抑郁情绪缓解后,部分认知功能也不能恢复正常。

2)焦虑　主要表现为担心、害怕、紧张,无法放松,担心失控或发生意外,也表现为易激惹、冲动等症状。患者常出现手心出汗、心悸、尿急等躯体焦虑症状。

3)自责自罪　患者在悲观失望的基础上产生自责、自罪感。常因为一些轻微过失,反复责备自己,甚至认为自己犯下了不可饶恕的错误,产生负罪感。严重时认为自己罪大恶极,必须受到社会的惩罚,主动到派出所投案,甚至达到罪恶妄想的程度。

4) 自杀观念和行为　各种悲观和绝望的念头常使患者产生消极自杀的观念或行为。轻者觉得生活没有意义,活着没有意思,认为自己"还不如死了";严重者开始详细地策划自杀,思考自杀的时间、地点和方式,并最终发展成有计划的自杀行为。自杀行为是抑郁发作最严重的症状和最危险的后果之一,临床工作者应对曾经有过自杀观念或自杀企图的患者保持高度警惕,并认真做好自杀风险的评估和预防。部分患者还会出现"扩大性自杀"行为,患者会认为自己的亲人活着也非常痛苦,帮助亲人死亡是对他们的解脱,于是选择杀死亲人后再自杀,导致极其严重的不良后果。

5) 精神运动性迟滞或激越　精神运动性迟滞表现为患者行为和言语活动显著减少,患者行为迟缓,生活懒散、被动,独坐一旁,不与人沟通,或整日卧床。严重者甚至达到亚木僵或木僵状态。精神运动性激越则表现为动作行为和言语活动的显著增加,患者大脑持续处于紧张状态,脑中反复思考一些没有意义、缺乏条理的事情。在行为上表现为烦躁不安、紧张,用手指抓握、搓手顿足、坐立不安或来回踱步等症状。

6) 精神病性症状　严重的抑郁发作患者可出现幻觉或妄想等精神病性症状,这些症状涉及的内容多数与抑郁心境相协调,如被害妄想(认为有人整自己、害自己)、罪恶妄想(认为自己应该受到惩罚)、无价值妄想(认为自己一无所有,是个没用的人)、疑病妄想(坚信自己的躯体不适是某种严重疾病,比如胃癌、肺癌等)、嘲弄性或谴责性的听幻觉等。

7) 自知力　多数抑郁发作患者自知力完整,主动求治。存在明显自杀倾向或伴有精神病性症状的严重抑郁发作患者自知力不完整或缺乏,患者缺乏对自己当前状态的正确认识,甚至完全失去求治愿望。

3. 躯体症状群

1) 睡眠障碍　是抑郁障碍最常出现的躯体症状之一,可表现为入睡困难、睡眠浅、多梦和早醒。其中早醒最具有特征性,一般比平时早醒 $2\sim3$ h,醒后无法再次入睡。

2) 进食紊乱　主要表现为食欲下降伴体重减轻,患者进食欲望下降或完全丧失。轻症者虽然食欲下降,仍能勉强进食,出现体重下降不明显;严重者完全不进食或勉强少量进食,进食后出现感觉腹胀、胃部不适,伴有体重明显下降,甚至出现营养不良。

3) 内分泌失调　表现为性欲的减退乃至完全丧失。有些患者虽然勉强维持性行为,但无法从中体验到乐趣。女性患者还会出现月经紊乱、闭经等症状。

4) 其他躯体症状　常表现为头晕、头痛、胸痛、心悸、出汗、皮肤感觉异常(冷热感和发麻感)、胃肠道不适、尿频尿急等症状。患者常因上述症状就诊于综合医院,被诊断为自主神经功能紊乱。

(二) 躁狂发作

躁狂发作多急性起病,典型临床表现是情感高涨、思维奔逸、动作行为增多。

1. 情感高涨　患者主观体验特别喜悦、高兴、自我感觉良好、兴高采烈、洋洋自得。讲话时眉飞色舞、精神焕发、言语诙谐风趣,常博得周围人的共鸣,引起阵阵欢笑,颇具"感染力"。症状轻时可能不被视为异常,但了解他(她)的人可以看出这种表现的异常性。有时以愤怒、易激惹、敌意为特征,可因为小事暴跳如雷、怒不可遏,甚至可出现破坏及攻击行为,但持续时间较短,很快转怒为喜或赔礼道歉。

2. 思维奔逸　主要表现为思维联想速度明显增快,语言增多、语速加快,自觉思维非常敏捷,脑子聪明,讲话滔滔不绝。患者联想丰富,一个概念接着一个概念。患者在言谈中随着环境变化而转换话题,称为"意念飘忽",严重时可出现"音联"和"意联"。患者讲话时眉飞色舞或手舞足蹈,常因说话过多而口干舌燥,甚至声音嘶哑。

3. 意志行为增强　患者自觉精力旺盛、能力强,想多做事,想有所作为,活动明显增多,整日忙碌不停,但多有头无尾、有始无终。有的表现为好管闲事,爱打抱不平,爱与人开玩笑、行为轻浮,爱接近异性;有的任意挥霍钱财,十分慷慨,随便请客。有时手舞足蹈,如演戏一般。患者无疲倦感,声称"全身有使不完的劲"。病情严重时,自我控制能力下降,举止粗鲁,可出现攻击和破坏行为。

4. 夸大观念及夸大妄想　在心境高涨的背景下,常出现夸大观念或妄想(认为自己是最能干的人、最富有的人、最漂亮的人,认为自己能当联合国秘书长等)、自我评价过高、言语内容夸大、说话漫无边际、自命不凡、盛气凌人。说话内容与心境一致,一般持续时间不长。

5. 睡眠需求减少　表现为睡眠时间明显减少,但不觉得疲倦。患者自觉不需要那么多睡眠,不愿把有限的时间浪费在睡眠上,是躁狂发作的特征之一。

6. 其他症状　可表现为食欲增加、性欲亢进。有交感神经兴奋症状,如心率加快等。多数患者在疾病的早期即丧失自知力。

四、诊断

(一) 抑郁发作

ICD - 11 关于抑郁障碍分为单次发作抑郁障碍、复发性抑郁障碍、恶劣心境障碍、混合性抑郁和焦虑障碍、其他特定的抑郁障碍、抑郁障碍未特定。

1. 单次发作抑郁障碍(single episode depressive disorder)　表现为 1 次抑郁发作,且既往无抑郁发作史。抑郁发作表现为一段时间内几乎每天的抑郁心境,或对活动的兴趣减少至少持续 2 周,并伴有其他症状。例如,集中注意力的困难、无价值感,或过度而不适当的内疚自罪、无望感,反复的死亡或自杀的想法,睡眠或食欲的变化,精神运动性的激越或迟滞,精力减退或乏力。患者既往从未经历过躁狂、混合性或轻躁狂发作(这些发作提示双相障碍)。

2. 复发性抑郁障碍(recurrent depressive disorder)　表现为至少出现 2 次以上的抑郁发作,2 次发作间隔中至少数个月内没有显著的心境紊乱。抑郁发作表现为一段时间内几乎每天的抑郁心境,或对活动的兴趣减少至少持续 2 周,并伴有其他症状。例如,集中注意力的困难、无价值感,或过度而不适当的内疚自罪、无望感,反复的死亡或自杀的想法,睡眠或食欲的变化,精神运动性的激越或迟滞,精力减退或乏力。患者既往从未经历过躁狂、混合性或轻躁狂发作(这些发作提示双相障碍)。

3. 恶劣心境障碍(dysthymic disorder)　表现为持续性的(至少 2 年)抑郁心境。这种抑郁心境应在病程中的大多数日子存在,且在一天中的大部分时间内存在。儿童和青少年的抑郁心境可表现为普遍的情绪易激惹。抑郁心境伴有附加症状,如对各种活动的显著兴趣或愉悦感缺乏,注意力和注意集中能力的减退,价值感降低或过度的、不适当的自罪内疚,对未来的无望感,睡眠的扰乱或睡眠增加,食欲的减退或增加,精力减退或乏力。在 2 年的病程中,症状及数量从未出现过持续 2 周以上的、症状数量和持续时间均满足抑郁发作诊断需求的情况。患者既往无躁狂发作、混合发作或轻躁狂发作史。

4. 混合性抑郁和焦虑障碍(mixed depressive and anxiety disorder)　表现为在至少2 周的大多数日子里同时存在抑郁和焦虑症状。若将抑郁和焦虑两组症状分别考虑,则任何一组症状的严重程度、数量或持续时间均不构成抑郁发作、恶劣心境,或某种焦虑及恐惧相关障碍的诊断。必须存在抑郁心境或对各种活动缺乏兴趣,可伴附加的抑郁症状,也可伴多个焦虑症状。症状导致显著的痛苦,或导致个人、家庭、社交、学业、职业或其他重要领域的功能损害。患者既往无躁狂、轻躁狂或混合发作史(这些发作提示存在双相障碍)。

(二) 躁狂发作

ICD - 11 诊断将躁狂发作分为双相障碍Ⅰ型、双相障碍Ⅱ型、环性心境障碍、其他特定双相或相关障碍、双相或相关障碍未特定。

1. 双相障碍Ⅰ型,目前不伴精神病性症状的躁狂发作(bipolar type Ⅰ disorder, current episode manic, without psychotic symptoms)　需满足双相障碍Ⅰ型的定义性需求,同时目前处于躁狂发作,且发作中不存在妄想或幻觉。躁狂发作是一种极端的心境状态,至少持续 1 周(或经治疗干预而缩短),表现为心境欣快、易激惹或扩张,以及活动增多或主观感受精力充沛,并伴有其他特征性的症状,如言语增快、有压迫感,思维奔逸,自尊心提高或夸大,睡眠需求减少,注意力不集中,行为鲁莽、冲动,以及心境状态快速变化(即心境不稳)。

2. 双相障碍Ⅰ型,目前伴精神病性症状的躁狂发作(bipolar type Ⅰ disorder, current episode manic, with psychotic symptoms)　需满足双相障碍Ⅰ型的定义性需求,同时目前处于躁狂发作,且发作中存在妄想或幻觉。躁狂发作是一种极端的心境状态,至少持续 1 周(或经治疗干预而缩短),表现为心境欣快、易激惹或扩张,以及活动增多或主观体验的精力充沛,并伴有其他特征性症状,如言语增快、有压迫感,思维奔逸,自尊心提高或夸大,睡眠需求减少,注意力不集中,行为鲁莽、冲动,以及心境状态的快速变化(即心境不稳)。

3. 双相障碍Ⅰ型,目前为轻躁狂发作(bipolar type Ⅰ disorder, current episode hypomanic)　需满足双相障碍Ⅰ型的定义性需求,同时目前处于轻躁狂发作。轻躁狂发作是一种持续的(至少几天)的心境状态,表现为轻度的心境高涨或激惹性增高,以及活动增多或主观体验的精力充沛,伴有其他特征性的症状,如言语增快,思维增快或奔逸,自尊心提高,性驱动力和社交性增高,睡眠需求减少,注意力不集中,行为鲁莽、冲动。这些症状不严重,职业、日常社交活动或人际关系功能没有明显损害,没有住院治疗的必要性,不伴有幻觉或妄想。

4. 双相障碍Ⅱ型,目前为轻躁狂发作(bipolar type Ⅱ disorder, current episode hypomanic)　需满足双相障碍Ⅱ型的定义性需求,同时目前处于轻躁狂发作。轻躁狂发作是一种持续的(至少几天的)心境状态,表现为轻度的心境高涨或激惹性增高,以及活动增多或主观体验的精力充沛,伴有其他特征性的症状,如言语增快,思维增快或奔逸,自尊心提高,性驱动力和社交性增高,睡眠求减少,注意力不集中,行为鲁莽、冲动。这些症状不严重,职业、日常社交活动或人际关系功能没有明显损害,没有住院治疗的必要性,不伴有幻觉或妄想。

5. 环性心境障碍(cyclothymic disorder)　是一类表现为持续性的(至少2年的)心境不稳定,并且在多数时间有轻躁狂症状(例如,心境的欣快或扩张、精神运动性活动)及抑郁症状(例如,情绪低落、活动兴趣减少、乏力)。轻躁狂症状群可满足或不满足轻躁狂发作的定义性需求(见双相障碍Ⅱ型),但既往无躁狂或混合发作(见双相障碍Ⅰ型)。抑郁症状群的严重程度和持续时间不足以满足抑郁发作(见双相障碍Ⅱ型)的诊断需求。这些症状导致显著的痛苦,或导致个人、家庭、社交、学业、职业或其他重要功能领域的显著恶化。

五、治疗

(一)抑郁发作

针对抑郁发作患者需具有高度的安全意识,严防患者自杀。足剂量、足疗程的药物治疗和积极的心理干预可提高患者的临床治愈率,减少病残率和自杀率,提高生存质量,恢复社会功能,预防复发。

1. 治疗原则　为改善抑郁发作患者的预后,降低复燃和复发,提倡全病程治疗。全病程治疗分为急性期治疗(8～12周)、巩固期治疗(4～9个月)和维持期治疗(至少2～3年)。

2. 药物治疗

1)三环类抗抑郁药、单胺氧化酶抑制剂和四环类抗抑郁药　曾经的一线抗抑郁药包括阿米替林、丙米嗪、多塞平等。由于该类药物引起的不良反应涉及面广、程度重,过量时易中毒致死,而且患者对药物的耐受性及依从性差,目前在临床上已不作为一线抗抑郁药。

2)选择性5-羟色胺再摄取抑制剂(selective serotonin reuptake inhibitors, SSRIs)

目前用于临床的SSRIs有氟西汀、舍曲林、帕罗西汀、氟伏沙明、西酞普兰和艾司西酞普兰。SSRIs的出现是抗抑郁治疗的里程碑,其选择性作用于突触间隙的5-HT受体,提高突触间隙5-HT浓度,疗效与三环类抗抑郁药相当,但是不良反应明显减少,目前已被作为抗抑郁治疗的一线用药。其中舍曲林可用于治疗青少年抑郁发作。

3) 选择性 5-羟色胺和去甲肾上腺素再摄取抑制剂（selective serotonin-norepinephrine reuptake inhibitors，SNRIs）　代表药物是文拉法辛和度洛西汀。度洛西汀和其他双重作用机制的 SNRIs 治疗共病糖尿病或周围神经痛的抑郁患者比 SSRIs 更有优势。另外，度洛西汀也能有效治疗纤维肌痛。

4) 去甲肾上腺素和特异性 5-羟色胺能抗抑郁药（noradrenergic and specific serotonergic antidepressants，NaSSAs）　代表药物是米氮平。米氮平对抑郁障碍患者的食欲下降和睡眠紊乱症状改善明显，且较少引起性功能障碍，主要不良反应是体重增加。

5) 5-羟色胺受体拮抗剂/再摄取抑制剂（serotonin antagonist/reuptake inhibitors，SARIs）　代表药物为曲唑酮。曲唑酮具有较好的镇静作用，适用于伴有激越或者睡眠障碍的患者。

6) 褪黑素 MT1/MT2 受体激动剂和 5-HT2C 受体拮抗剂　代表药物为阿戈美拉汀。阿戈美拉汀具有明显的抗抑郁作用，对于季节性情感障碍也有效，还可以调节睡眠，而且对睡眠的改善作用往往在用药第 1 周就会显现。使用该药物前需进行基线肝功能检查，血清氨基转移酶超过正常上限 3 倍者不应该使用该药治疗，治疗期间应定期监测肝功能。

7) 伏硫西汀（vortioxetine）　为新型抗抑郁药物，不仅有助于改善抑郁症患者的情感症状，还具有改善抑郁症患者认知症状的作用。

3. 物理治疗

1) 电休克治疗（electric shock therapy）或改良电休克治疗（modified electro-convulsive therapy，MECT）　电休克治疗对于伴有严重消极自杀言行、抑郁性木僵或抗抑郁药物治疗无效的难治性抑郁障碍患者具有较好的治疗效果，且见效快，通常 6～12 次为一疗程。电休克治疗后仍需药物维持治疗。

2) 重复经颅磁刺激治疗（repetitive transcranial magnetic stimulation treatment，rTMS）　是抑郁障碍非药物治疗的重要手段之一，具有无创、安全的特点。2008 年美国 FDA 批准了 rTMs 用于治疗难治性抑郁障碍，rTMS 最大的不良反应是诱发癫痫发作，另外还有头痛、刺激部位皮肤损伤和诱发躁狂等。

4. 心理治疗　包括支持性心理治疗、认知行为治疗（cognitive behavioral therapy，CBT）、催眠疗法、精神动力学治疗、人际心理治疗和婚姻家庭治疗，通过心理治疗帮助患者正确认识和对待自身疾病，使患者能够积极主动配合治疗，改变患者歪曲的认知，矫正不良行为习惯，改善人际交往，并逐步适应社会。在药物治疗同时常合并心理治疗，心理治疗常贯穿整个治疗过程。

（二）躁狂发作

1. 治疗原则　应遵循早期治疗、综合治疗、长期治疗，以心境稳定剂为基础，联合抗精神病药物、抗抑郁药的用药原则。

2. 药物治疗　可分为急性治疗期 6～8 周、巩固治疗期 3 个月和长期维持治疗。

主要治疗药物为心境稳定剂,目前比较公认的心境稳定剂主要包括锂盐(碳酸锂)和卡马西平、丙戊酸盐。

1) 碳酸锂　是治疗躁狂发作的首选药物,治疗躁狂的总有效率约为 70%。从小剂量逐渐加量至治疗量,治疗剂量与中毒剂量较接近,治疗中应监测血锂浓度,急性治疗期血锂浓度应维持在 0.6~1.2 mmol/L,维持治疗期为 0.4~0.8 mmol/L,血锂浓度上限不宜超过 1.4 mmol/L。

锂盐的主要不良反应表现为:恶心、呕吐、腹泻、多尿、多饮、手抖、乏力、心电图的改变等。锂盐中毒则可有意识障碍、共济失调、高热、昏迷、反射亢进、心律失常、血压下降、少尿或无尿等,必须立即停药,并及时抢救。

2) 其他抗躁狂药　如丙戊酸盐(钠盐或镁盐)和卡马西平,对于锂盐治疗无效的患者有一定疗效。第二代抗精神病药物,如喹硫平、奥氮平、利培酮、氯氮平等均能有效地控制躁狂发作,疗效较好。苯二氮䓬类药物可以控制躁狂发作出现的兴奋、激惹、攻击、失眠等症状。

3. 电休克治疗或改良电休克治疗　主要适用于急性重症躁狂发作、极度兴奋躁动、对锂盐治疗无效或不能耐受的患者,可单独应用或合并药物治疗,4~10 次为一个疗程。

第四节　心境障碍护理

对心境障碍患者的护理,应综合考虑患者生理、心理、社会文化等多种因素,进行系统的评估,制订周密的护理计划,以保证患者安全及各方面需求的满足为目标。当患者出现暴力、自伤、自杀等危险行为时,应及时采取应急措施,保证患者和他人生命安全。

一、护理评估

(一) 抑郁发作

1. 生理方面　评估患者健康史,包括现病史、既往史、个人发育史、家族史、过敏史等;评估患者的意识状态、生命体征、全身营养状况、食欲、体重、性欲、睡眠和生活自理程度。

2. 心理方面　评估患者病前个性特点、病前生活事件;评估患者的情感与认知特点,如有无易激惹、情绪不稳、情绪低落、悲观绝望、无助、无用、兴趣缺乏、乐趣丧失、思维迟缓、焦虑等情况;评估患者的意志行为活动情况,如有无活动减少、激越、迟滞、木僵等情况,尤其要重点评估患者有无自杀的观念和行为。应用汉密尔顿抑郁量表(Hamilton Depression Scale, HAMD)、汉密尔顿焦虑量表(Hamilton Anxiety Scale, HAMA)评价患者的心理状态。

3. 社会方面　评估患者的经济状况、工作和学习环境、人际交往能力,患者应对挫折与压力的心理行为方式及效果(特别要评估对自身或他人有无危险性)、对住院治疗的态度、社会支持系统;最近有无发生应激事件。

(二) 躁狂发作

1. 生理方面　评估患者健康史,包括现病史、既往史、个人发育史、家族史、过敏史等;评估患者的心率、营养状况、面色、食欲、体重、性欲和睡眠状况。

2. 心理方面　评估患者病前个性特点;评估患者的情感与认知特点,如有无兴奋、情感高涨、易激惹、情绪不稳、思维奔逸、夸大、自负、好管闲事等情况;评估患者的意志行为活动情况,如有无活动明显增多、整日忙碌、精力充沛、做事轻率、喜欢奇装异服等情况,尤其要重点评估患者有无冲动和伤人毁物行为。运用杨氏躁狂状态评定量表(Young Mania Rating Scale,YMRS)评价患者的心理状态。

3. 社会方面　评估患者的经济状况、生活环境、人际交往能力,以及对住院治疗的态度、社会支持系统等。

二、护理诊断

(一) 抑郁发作

1. 生理方面

1) 营养失调:低于机体需要量　与抑郁导致食欲下降、自责自罪拒食,抑郁性木僵有关。

2) 睡眠型态紊乱　与抑郁情绪、绝望等因素有关。

3) 便秘　与精神运动性迟滞、日常活动减少、进食减少等有关。

2. 心理方面

1) 自我认同紊乱　与抑郁情绪、自我评价过低、无价值感等因素有关。

2) 焦虑　与无价值感、罪恶感、内疚、自责、疑病等因素有关。

3) 思维过程异常　与消极的认识态度有关,如断章取义或过分偏激的思维等。

3. 社会方面

1) 个人应对无效　与抑郁情绪、负性认知、精力不足等因素有关。

2) 有自伤(自杀)的危险　与抑郁、自我评价低、悲观绝望等情绪有关。

3) 穿衣/修饰自理缺陷　与精神运动迟滞、兴趣减低、无力照顾自己有关。

4) 社交隔离　与精力不足、不能参加社交活动有关。

(二) 躁狂发作

1. 生理方面

1) 营养失调:低于机体需要量　与兴奋、活动增多、消耗过多、进食无规律等有关。

2) 睡眠型态紊乱　与情绪高涨、精神运动性兴奋等因素有关。

3) 便秘　与生活起居无规律、饮水量不足等有关。

2．心理方面

1）自我认同紊乱　与夸大妄想的内容有关。

2）思维过程异常　与思维奔逸有关。

3．社会方面

1）对他人有暴力行为的危险　与易激惹、情感控制力下降等有关。

2）修饰/自理缺陷　与躁狂兴奋有关。

3）个人应对能力失调　与情绪不稳定、易激惹、自知力受损等有关。

三、护理目标

（一）抑郁发作

1．生理方面

（1）患者摄入营养均衡的食物，不出现体重下降或体重恢复正常。

（2）患者恢复正常睡眠，对睡眠有自我满足感。

（3）尽早发现便秘征兆，患者能对腹胀、粪便干结等不适及时叙说。

2．心理方面　患者能用语言表达对于自我过去和未来的正向观点，出院前自我评价增强。

3．社会方面

（1）患者住院期间不发生自杀、自伤行为。

（2）患者能自理个人的日常生活，能保持床单位的清洁。

（3）患者能主动与他人交往。

（4）患者能叙述疾病相关知识，用适当的方式宣泄内心的愤怒与抑郁，能恰当地表达个人需要，并有适当的应对方式。

（二）躁狂发作

1．生理方面

（1）患者活动量减少，营养供给达到正平衡，体重恢复正常。

（2）患者恢复正常睡眠。

（3）生活起居有规律，饮水充足，便秘缓解或消失。

2．心理方面　患者能够遵医嘱进行治疗，患者的情绪高涨、思维奔逸等症状得到基本控制。

3．社会方面

（1）建立良好的护患关系，并协助患者建立良好的人际关系。

（2）患者了解躁狂发作的相关知识，能恰当表达自己的需求。

（3）在护理人员的协助下，患者的生活自理能力显著改善，社会功能改善。

（4）在护理人员的帮助下，患者学会控制自己的情绪，学会用恰当的方式表达愤怒，不发生伤害他人的行为。

四、护理措施

心境障碍患者都具有各自的临床特征和个性特点,虽然其临床诊断和护理诊断相同,但是由于个体存在一定差异,因此制订护理计划和护理措施应该因人制宜,体现个体化原则。

(一)抑郁发作

1. 生理方面

1)保证营养供给 抑郁常导致食欲下降甚至丧失,自责自罪、被害妄想、木僵等症状可使患者拒食或无法进食。因此,抑郁发作的患者存在不同程度的营养不良。护理人员首先要了解患者不愿进食或拒食的原因,然后根据不同情况,制订出相应的护理对策,以保证患者的营养摄入。例如,耐心解释劝慰、选择患者平时喜爱的食物、陪伴患者用餐、少量多餐。若患者坚持不肯进食,则必须采取鼻饲、肠外营养等措施,保证患者身体日常需要。

2)改善睡眠型态 抑郁发作的患者常常合并睡眠障碍,以早醒最多见。由于抑郁症有晨重夜轻的特点,患者早醒后抑郁情绪最严重,容易发生意外事件,如自杀、自伤等。凌晨应加强护理巡视,对早醒者应予以安抚,使其延长睡眠时间。平时护理人员应了解患者的兴趣爱好,以坚定的语气鼓励或陪伴患者在白天参与易完成、有趣味的文娱活动,如打球、下棋、唱歌、跳舞等,减少白天卧床时间;晚上入睡前喝热饮、热水泡脚或洗热水澡,避免看过于兴奋、激动的电视节目或会客、谈病情;保证安静的睡眠环境;遵医嘱给予必要的安眠药物,并做好记录。

3)做好排泄护理工作 每天观察患者的排便情况,发现异常及时处理。对3天无大便者,遵医嘱给予相应的缓泻剂,并鼓励患者多饮水、常活动、多吃新鲜蔬菜和水果。发现患者尿潴留时,护理人员应及时查明原因,采取针对性的措施,给予诱导排尿,如让患者听流水声、温水冲洗会阴、下腹部放热水袋、按摩膀胱等,必要时导尿。

4)做好日常生活护理 为抑郁患者提供安静、舒适的病室环境,将有自伤、自杀行为的患者安置在重点房间,使其不离开护士的视线。多数抑郁患者常无力料理自己的日常生活,不注重自己的衣着、外表及个人卫生,甚至连最基本的起居、梳理都感到困难。因此,护理人员应提供必要的帮助,鼓励轻症患者在其能力范围内自我料理,辅以信任、关切的表情和目光,使患者逐步建立起生活的信心;有些严重的抑郁患者长期卧床,如存在精神运动性迟滞或抑郁性木僵,需注意发生压力性损伤的可能,应注意帮助翻身、被动运动、躯体卫生、大小便料理(包括便秘)等。

5)安全护理 自杀观念和行为是抑郁患者最危险的症状。

(1)评估患者自杀的危险因素,如重性抑郁、有自杀家族史、有过自杀行为或本次有强烈的自杀观念等。

(2)加强巡视,了解患者自杀意念的情况,预防意外发生。

(3)对具有严重自杀观念的患者要严加防范,其活动需控制在护理人员的视线内,避免接触危险物品和环境。

（4）加强安全管理，确保病房设施安全，病房内避免出现危险物品，如玻璃制品、绳带、易燃物、锐利物品或器械等；护理人员要每日检查患者有无私藏危险物品。对患者入院、会客、家属探视均需做好安全检查，避免患者出现自杀行为。

（5）严格执行护理常规与工作制度，杜绝漏洞，防患于未然。

2. 心理方面

1）建立有效的护患沟通 抑郁患者因思维迟缓而言语减少和语速缓慢，在沟通的过程中，应允许患者有足够时间来反应和思考，并耐心倾听，不要表现出不耐烦、不关心，甚至嫌弃的表情和行为；与患者交谈时，应避免使用简单生硬的语言和语气，更要避免使用"你不要……""你不应该……"等直接训斥性的语言，以免加重患者的自卑感；也不要过分认同患者的悲观感受，如"看你的样子真是够痛苦的""我要换了你，也会一样痛苦"等话语，避免强化患者的抑郁情绪。交谈中应尽量选择患者感兴趣的或较为关心的话题，鼓励和引导患者回忆以往愉快的经历和体验，用讨论的方式抒发和激励其对美好生活的向往。

同时，还应重视非语言沟通。例如，对缄默不语的患者，护理人员可通过眼神、手势等传递对患者的关心与支持。有时静静地陪伴，关切、爱护的目光注视，轻轻地抚摸等非言语性沟通方式，配合简单、中性、缓慢的语言，往往能够使严重的抑郁症患者从中感到关心和支持。通过这些活动逐渐引导患者注意外界，同时利用治疗性的沟通技巧，协助患者表达其自身的感受。

2）改善抑郁情绪 抑郁患者往往情绪低落、兴趣下降或丧失，甚至有自责、自罪感、意志活动减退等症状，因此护理人员在与患者相处时会倍感困难，甚至可能会为自己的无效交流而感到无能为力、沮丧、害怕、生气或愤怒。这就要求护理人员以平常心态接受患者，必须有耐心并有信心相信患者能够改变。

3）及时打断患者负性思考 抑郁患者的认知方式总是呈现一种"负性的定式"，对自己、外界环境常不自觉地持否定的看法（负性思考）。护理人员必须协助患者确认这些负性思考，然后设法打断这种负性循环，以使其从负性情感中摆脱出来，帮助患者回顾自身的优点、长处、成就来增加患者对自身或外界的正向认识，协助患者完成某些建设性的工作和参与社交活动，减少患者的负向评价，并提供正向加强自尊的机会。

4）训练患者学习新的心理应对方式 在护理过程中，要积极地营造、利用人际交往机会，协助患者改善以往消极被动的交往方式，逐步建立积极健康的人际交往方式，提高人际交往技巧。此外，还应改善患者处处需要别人关照和协助的心理，并通过学习和行为矫正训练的方式，改变患者以往的不良应对方式，建立新的应对技巧，为患者今后重新融入社会，独立处理各种事务打下良好基础。

3. 社会方面

1）鼓励患者恢复社会功能 鼓励患者参加病室活动，当患者主动与人交往时，应予以肯定。安排患者做一些力所能及的事情，不断发现自身潜力，表扬其每一个进步，逐渐恢复正常的思考、生活和学习能力。

2）健康教育　指导患者及其家属学习有关疾病知识及如何预防复发的常识，为患者创造良好的家庭环境和人际互动关系。指导家属帮助患者管理药物并督促患者按时服药，密切观察患者的病情变化和药物不良反应，以保护患者不受冲动或自残行为的伤害，增强患者的自信心。

（二）躁狂发作

1. 生理方面

1）进食护理　为患者提供高营养、易消化的食物和充足的饮水，以维持患者所需的营养与水分。极度兴奋躁动的患者应安排单独进食，必要时可喂食或鼻饲，并记录24 h出入量。

2）改善睡眠型态　协助患者参与建设性活动，如打球、跑步等，并给予鼓励和肯定，消耗患者过剩的精力；提供安静的休息环境，帮助患者入睡；遵医嘱给予患者助眠药物，保证患者的睡眠时间和质量。

3）安全护理　防止暴力、冲动伤人行为的发生。部分躁狂症患者以愤怒、易激惹、敌意为主要特征，动辄暴跳如雷、怒不可遏，可出现破坏和攻击行为。护理人员需及时评估每个患者发生暴力行为的原因和诱因，并尽量减少或消除诱发因素。安置患者在易于观察的安全房间，必要时由专人看护。此外，护理人员还需善于早期发现暴力行为的先兆，如无理要求增多、情绪激动、挑剔、质问、有意违背正常秩序、出现辱骂性语言、动作多而快等，以便及时采取预防措施，设法稳定患者的情绪，避免暴力行为的发生。对处在疾病急性阶段的患者，应尽可能地满足其大部分要求，对于不合理、无法满足的要求也应尽量避免采用简单、直接的方法拒绝，以避免激惹患者。当确定患者有明显的暴力行为先兆时，应立刻按照暴力行为的防范措施处理。当患者发生暴力、攻击行为时，护理人员应沉着冷静、避免言语刺激，采取相应措施，降低患者的兴奋性，控制冲动、攻击行为。

4）做好药物治疗的护理　药物是改善患者症状的最有效手段，在用药的过程中，护理人员应密切观察患者的合作性、对药物的耐受性和不良反应，特别是对应用锂盐治疗的患者要更加关注，注意血锂浓度的监测。对恢复期的患者，应明确告知维持用药对巩固疗效、减少复发的意义，并了解患者不能坚持服药的原因，与患者一起寻找解决的方法。告知患者要坚持用药，定期门诊复查。

2. 心理方面

1）提供安全的环境　为患者提供安全和安静的生活环境是首要的措施。躁狂发作患者往往躁动不安，很容易受周围环境刺激的影响。因此，提供一个陈设简单、空间宽大、安静整洁、颜色淡雅的环境，常具有镇静作用，可以稳定患者的情绪。

2）建立良好的护患关系　患者常常易激惹、兴奋好动、语言增多，所诉说的诸多感受往往并非是真正的内心感受和体验。护理人员需表现出极大的耐心、关心，尊重患者，态度和蔼；语气温和，不能自责患者，以真诚的态度接纳患者，从而建立良好的护患关系,让患者表达内心的真实想法,以利于病情的缓解。

3）思维过程异常的护理　尽量多与患者交流,让患者描述内心的想法,对患者的要求和言行,要分析其合理性,给予适当满足和认可,逐渐引导患者用正确的方式思考和表达情绪。

3.社会方面

1）鼓励患者恢复社会功能　鼓励患者学习和锻炼社交技巧,参加适宜的集体活动,帮助患者建立良好的人际沟通能力,促进社会功能恢复。

2）健康教育　指导患者及其家属学习有关疾病的知识和如何预防疾病复发的常识。教会家属为患者创造良好的家庭环境,锻炼患者的生活和工作能力。指导家属学会识别、判断疾病症状的方法。使患者家属了解督促和协助患者按时按量服药、定期复查的重要性。

五、护理评价

护理评价是护理程序的最后一个步骤,但并非要到最后才做,而是始终贯穿于整个护理过程中。对心境障碍患者的评价应从以下几个方面进行。

(一)生理方面

(1)患者的营养摄入和机体消耗是否达到平衡,体重是否恢复正常,大小便是否规律通畅。

(2)患者的睡眠状况是否恢复正常。

(二)心理方面

(1)患者是否遵医嘱服药,情感症状是否逐步得到控制。

(2)患者是否学会控制和疏泄自己高涨或抑郁的情绪,无伤人或自伤行为。

(三)社会方面

(1)患者是否能自行料理自己的日常生活。

(2)患者是否能有效地与人沟通和交往。

(3)家属是否对疾病的简单知识及如何应对疾病有所了解,掌握一定的照顾患者的方法。

(陈亮、闵海瑛)

数字课程学习

○教学PPT　○导入案例解析　○复习与自测　○更多内容

第七章　神经症性、应激相关及躯体形式障碍及其护理

章前引言

　　神经症性障碍简称神经症，是一类主要表现为焦虑、抑郁、恐惧、强迫、疑病或神经衰弱症状的精神障碍的总称。其病因不明，不同类型间的临床表现比较复杂又具有一定的共同特征，起病常受心理、社会环境因素的影响，是精神科门诊患者中最常见的疾病之一，患者有痛苦感受和求治要求。

　　应激相关障碍是一组病因明确的精神障碍，主要由心理、社会环境因素引起的异常心理反应所导致，也称反应性精神障碍，其3种临床类型表现不一。

　　躯体形式障碍是以持久地担心或相信躯体症状的优势观念为特征的精神障碍。这些躯体症状给患者造成了痛苦，使患者过度关注，产生反复就医行为，并引起家庭、社交、教育、职业及其他重要领域的功能损害。躯体形式障碍在ICD-11中称为躯体痛苦或体验障碍。

　　ICD-11将神经症性、应激相关及躯体形式障碍放在同一个大类中，是由于三者都与神经症性障碍的概念有历史的联系，同时又多与心理因素有关。因此，本教材中将三者放于同一个章节进行介绍。

学习目标

　　1. 知道神经症性、应激相关及躯体形式障碍的临床表现与护理要点。

　　2. 理解神经症性、应激相关及躯体形式障碍的病因与发病机制，诊断与鉴别诊断及治疗要点。

　　3. 学会对神经症性、应激相关及躯体形式障碍的临床表现进行识别，并应用这些知识和技能判断其存在的护理问题并制订相应的护理计划。

思维导图

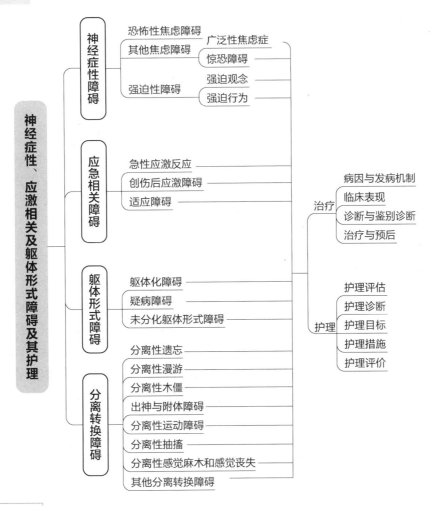

患者,女,48岁,已婚。主因阵发性紧张、恐惧伴胸闷、气短半年入院。患者半年前开始出现突发的心慌、心悸、胸闷,害怕,有濒死感觉,在当地医院未能确诊是何问题。此后频繁发作,每次持续几分钟至十几分钟,伴有呼吸困难、头晕、无力感、恶心等。平时头痛、头晕明显。患者多次到各大医院就诊,做了大量的躯体检查,包括脑部检查,未查到明确病灶和病因,多怀疑心脏或神经系统方面的问题,也服用了很多相应的药物,均未取得明确的疗效。

问题:

1. 该患者入院后责任护士应从哪些方面对患者进行评估?

2. 患者目前存在的主要护理问题是什么?如何为该患者制订护理措施?

第一节 神经症性障碍及其护理

一、神经症性障碍

神经症性障碍（neurotic disorder）简称神经症（neurosis），旧称神经官能症，主要表现为焦虑、抑郁、恐惧、强迫、疑病症状或各种躯体不适感。病程大多持续迁延或呈发作性。ICD-11精神与行为障碍分类编码中神经症的概念已不再是一个主要的分类，代之以"神经症性障碍"，是一组精神障碍的总称。ICD-11将神经症性障碍分为焦虑或恐惧相关障碍、强迫及相关障碍、应激特有相关障碍、分离转换障碍、躯体痛苦或体验障碍。

　拓展阅读 7-1　神经症概念的变迁

（一）共同特征

1. **社会-心理因素和病前性格在神经症性障碍的发展中起一定作用**　神经症性障碍的发病常常与长期而持续的工作压力、人际关系紧张及其他生活事件有关，甚至不同的社会文化背景对神经症性障碍的发生、不同亚型均有影响。神经症性障碍常见于情绪不稳定和性格内向者，其个性多具有焦虑、刻板、多愁善感、孤僻严肃、悲观保守等特征。

2. **症状没有明确的器质性病变为基础**　各种神经症性障碍的症状均可见于中毒、感染、代谢或内分泌障碍、脑器质性疾病等多种器质性疾病中，在疾病早期及恢复期最为常见。因此，诊断神经症性障碍须排除器质性疾病。依靠目前的科学技术和检测水平，神经症性障碍患者的精神症状及躯体不适没有可以证实的器质性病变作为其症状基础。

3. **自知力大都良好，自感精神痛苦，主动求治**　多数神经症性障碍患者在疾病发作期均能保持较好的自知力，患者能够评判自己的病态感受，能分清病态体验和现实环境，并因此而痛苦万分，故常有强烈的求治欲望，因找不到病因的诊疗历程可能会加重患者的痛苦体验。

4. **一般无明显或持续的精神病性症状**　神经症性障碍主要表现为焦虑、抑郁、强迫、恐惧、疑病症状，这些症状可以单独存在，也可共存，但大多数是混合存在，尤其是焦虑症状；罕见明显或持续的精神病性症状，如幻觉、妄想，行为紊乱、怪异行为也极罕见。

5. **社会功能相对完好**　神经症性障碍患者比重性精神病患者的社会功能完好，但与正常人相比，患者在坚持学习、工作及人际交往方面相对吃力，效率低下，适应性差。

6. **病程大多持续迁延或呈发作性**

（二）治疗原则

由于病因及发病机制不明确，神经症性障碍的治疗是对症治疗。药物治疗对于控制神经症性障碍症状有效,而心理治疗在神经症性障碍的治疗中有重要作用,药物治疗联合心理治疗是治疗神经症性障碍的最佳方法。

1. 药物治疗　治疗神经症性障碍的药物种类较多,如抗焦虑药、抗抑郁药物以及促神经代谢药等;药物治疗是对症治疗,优点是控制靶症状起效快,但用药前一定要向患者说明所有药物的起效时间以及治疗过程中可能出现的不良反应,使其有充分的心理准备,以增加治疗的依从性,否则许多神经症性障碍患者可能因求治心切或过于敏感、焦虑及疑病的性格特征而中断治疗,或者频繁更换治疗方案。

2. 心理治疗　不同的心理学流派对神经症性障碍的发病机制有不同的解释,且治疗方法也有多种。认知行为治疗和人际关系治疗是目前常用的较为有效的治疗方式,心理治疗不但可以缓解症状,而且能帮助患者学会新的应对应激的策略和处理未来新问题的技巧。其次,一些非技术性的因素,如人际、社会、情感因素,包括治疗师对患者的关系、患者对治疗者的信任、患者的求治动机等,都对疗效有影响。

二、恐怖性焦虑障碍

📖 在线案例 7-1　女性,29 岁,电脑程序员,因"见人紧张,不敢在公共场所讲话5 年"就诊

恐怖性焦虑障碍又称恐惧症(phobia),是指患者对外界某些处境、物体,或与人交往时,产生异乎寻常的恐惧与紧张不安,可致脸红、出汗、心慌、血压变化、恶心、无力,甚至晕厥等,因而出现回避反应。患者明知这种恐惧反应是过分的或不合理的,但在相同场合下仍反复出现恐惧情绪和回避行为,难以自制,并因此常影响正常活动。

(一)病因及发病机制

1. 遗传因素　广场恐怖症有家族遗传倾向,尤其是女性亲属,对此原因尚不清楚。研究发现特定的恐惧具有高度家族遗传性,31%的患者一级亲属中有同样的问题。

2. 生化因素　某些研究发现,社交恐惧症患者约有 50%在出现恐惧时其血浆肾上腺素水平增高,甲状腺素释放激素升压试验阳性,可乐定激发试验引起的生长激素反应迟钝,提示患者可能有去甲肾上腺素功能失调。

3. 心理因素　条件反射理论认为恐惧是通过操作性条件反射建立的,当某些事物或场景与患者的不愉快情感体验相联系,引起较高程度的焦虑,个体会不自觉地采取回避行为来减轻焦虑,但同时也成为一个强化因素,回避行为不断被固定下来而变成临床症状。

(二)临床表现

依据恐惧症患者所惧怕的对象,分为以下几种临床类型。

1. 特定恐惧症　以惧怕特定的情境或物体为主,以往称为单纯恐惧症。特定恐惧症是指对存在或预期的某种特殊物体或情境而出现的不合理恐惧,并有回避行为,从而影响生活或引起明显苦恼。通常患者能够认识到自己的恐惧是不合理的和过分的。最常见的恐惧对象有:动物(如猫、狗、蛇、老鼠等)、昆虫(如蜜蜂、蜘蛛等)、登高、雷电、黑

暗、乘飞机、乘电梯、外伤或出血、锐器以及特定的疾病(如性病、艾滋病等)等。特定恐惧症的患病率约为 2.6%,大多发生在儿童早期,女孩多于男孩,部分严重患者可持续到成年。

2. 广场恐惧症(agoraphobia)　多起病于 25 岁左右,35 岁左右是另一发病高峰,女性多于男性。主要表现为对特定场所或环境的恐惧,包括害怕到会场、剧院等人多拥挤的场所,害怕乘坐公交汽车、地铁、飞机等交通工具。主要临床特点是在难以迅速离开或逃离的地方患者出现明显焦虑,并出现头晕、心慌、胸闷、出汗等自主神经反应,可以同时伴有或不伴有惊恐发作。由于患者有强烈的害怕、不安全感或痛苦体验,常有回避行为。在有一次或多次类似经历后,常产生预期焦虑;每当患者遇到上述情况,便会感到焦虑、紧张,极力回避或拒绝进入这类场所。患者常常既害怕单独离家外出,又害怕单独留在家里。

3. 社交恐惧症(social phobia)　主要表现为明显而持久地害怕社交性情景或可能诱发使人感到尴尬的社交行为或活动,一旦面临这种情景立即手足无措、害羞、笨拙、不敢与人对视,出现严重的焦虑反应。患者因担心当众出丑或难堪而尽力回避各种社交场合。常见有:对人恐怖,表现为不敢与人对视;赤颜恐怖,表现为认为自己会脸红,或脸红已被人看到而不安。本病多在青春期起病,患病率约为 0.6%。

以上各型恐惧症可以单独出现,在有些病例中也会合并出现。

(三) 诊断与鉴别诊断

1. 特定恐惧症　确诊必须符合以下各点。

(1)心理或自主神经症状必须是焦虑的原发表现,而不是继发于妄想或强迫观念等其他症状。

(2)焦虑必须局限于面对特定的恐怖物体或情境时。

(3)尽一切可能对恐怖情境加以回避。

2. 广场恐惧症　确诊需符合以下各点。

(1)心理症状或自主神经症状必须是焦虑的原发表现,而不是继发于其他症状,如妄想或强迫观念。

(2)必须局限于(或主要发生在)以下情境中的至少 2 种情境:人群、公共场所、离家旅行、独行。

(3)对恐怖情境的回避必须是或曾经是突出特点。

3. 社交恐惧症　确诊需符合以下各点。

(1)心理、行为或自主神经症状必须是焦虑的原发表现,而不是继发于妄想或强迫症状等其他症状。

(2)焦虑必须局限于或主要发生在特定的社交情境。

(3)对恐惧情境的回避必须是突出特征。

4. 鉴别诊断

1)正常恐惧　正常人对某些事物或场合也会有恐惧心理,如毒蛇、猛兽、黑暗而寂静的环境等。关键看这种恐惧的合理性、发生的频率、恐惧的程度、是否伴有自主神经症状、是否明显影响社会功能、是否有回避行为等。

2）广泛性焦虑障碍　恐惧症和广泛性焦虑障碍都以焦虑为核心症状，但恐惧症的焦虑由特定对象或处境引起，呈境遇性和发作性，而焦虑障碍的焦虑通常没有明确的对象，常持续存在。

3）强迫障碍　强迫障碍的恐惧源于自己内心的某些思想或观念，担心失去自我控制，并非对外界事物的恐惧。

（四）病程及预后

大多数患者起病缓慢，如动物恐惧症常起病于童年，社交恐惧症多在 17～30 岁发病，广场恐惧症则多起病于 20～40 岁。各类恐惧症均有慢性发展趋势，病程越长，则预后越差。儿童期的动物恐惧症很多可自行缓解。

（五）治疗

1. 药物治疗　临床上一般应用抗焦虑药（如苯二氮䓬类）、β 受体阻滞剂（如普萘洛尔）缓解患者的焦虑情绪和自主神经症状。选择性 5-羟色胺再摄取抑制剂（SSRIs）是治疗社交恐惧症的一线药物。选择性 5-羟色胺和去甲肾上腺素再摄取抑制剂（SNRIs）和三环类抗抑郁药也有效。

2. 心理治疗

1）认知行为治疗　基本原则是消除恐惧对象与焦虑反应之间的条件性联系，对抗回避反应，并在此过程中改变自己不合理的认知。有临床研究显示，认知行为治疗的短期疗效与药物相似，长期疗效可能更好。

2）行为治疗　是治疗广场恐惧症的首选方法，对恐惧环境的系统脱敏疗法或暴露疗法对恐惧性焦虑障碍效果良好。环境可以是现实的，随着计算机技术的进步，虚拟现实的脱敏和暴露也开始应用。

3）支持性心理治疗　包括使用心理动力学概念和治疗联盟来促进适应性应对。

三、其他焦虑障碍

💬 **在线案例 7-2**　王先生，36 岁，公务员，因"紧张睡眠困难、体重下降"而就诊

其他焦虑障碍是一种以紧张、焦虑、恐惧的情绪障碍为主，并伴有自主神经功能紊乱和运动不安为特征的疾病。患者的紧张焦虑并不是由实际的威胁所致，其紧张焦虑的程度与实际很不相符。临床分为广泛性焦虑症（generalized anxiety disorder，GAD）和惊恐障碍（panic disorder）两种形式。广泛性焦虑症年患病率约为 0.2%，终身患病率为 0.3%，45～55 岁年龄组比例最高，女性患者约是男性的 2 倍。

📖 **拓展阅读 7-2**　焦虑与病理性焦虑的区别

（一）病因及发病机制

1. 遗传因素　在其他焦虑障碍的发病中起一定的作用，但多数群体研究未能区分

广泛性焦虑症和其他形式的焦虑障碍。不过,某些研究表明,遗传倾向主要见于惊恐障碍,在广泛性焦虑症患者中并不明显。

2. 神经生化因素　神经生物化学领域一直是焦虑障碍病因的研究热点,包括 γ-氨基丁酸、儿茶酚胺、多巴胺、5-HT、神经营养因子等多个系统。既往研究发现焦虑障碍患者的脑脊液、血液和尿液中去甲肾上腺素代谢产物增加,减少蓝斑发放并降低去甲肾上腺素能活动的药物(如可乐定、苯二氮䓬类药物),有减轻焦虑的作用;而促使蓝斑发放并增加去甲肾上腺素的药物(如育亨宾)可以激发焦虑。不过尚难有一致性的结论。

3. 心理-社会因素　焦虑障碍被认为是一类与社会心理应激因素有关的精神障碍。许多研究表明,焦虑障碍患者较健康人遭受更多的生活事件,主要以人际关系、婚姻与性关系、经济、家庭、工作等方面的问题多见。一方面则可能是遭受应激事件多的个体易患焦虑障碍;另一方面则可能是患者的个性特征更易于对生活感到"不满",或对生活事件更易感。有学者认为,个性古板、严肃、多愁善感、焦虑、悲观、保守、敏感、孤僻的人易患焦虑障碍。行为主义理论认为,焦虑是对某些环境刺激的恐惧而形成的一种条件反射。心理动力学理论认为,焦虑源于内在的心理冲突,是童年或少年期被压抑在潜意识中的冲突在成年后被激活,从而形成焦虑。

(二) 临床表现

1. 广泛性焦虑症　是一种慢性焦虑障碍,常缓慢起病,以经常或持续存在的焦虑为主要临床表现。该病主要表现为以下几个方面。

1) 精神性焦虑　精神上的过度担心是焦虑症状的核心。表现为对未来可能发生的、难以预料的某种危险或不幸事件的过分担心。有的患者不能明确意识到他担心的对象或内容,而只是一种提心吊胆、惶恐不安的强烈的内心体验,称为自由浮动性焦虑(free-floating anxiety)。有的患者担心的也许是现实生活中可能将会发生的事情,但其担心、焦虑和烦恼的程度与现实很不相符,称为预期焦虑(anticipatory anxiety)。

2) 躯体性焦虑　表现为运动性不安与肌肉紧张。运动性不安主要表现为无目的的小动作增多、不能静坐、坐立不安、搓手顿足等。肌肉紧张多表现为主观上的一组或多组肌肉不舒服的紧张感,严重时有肌肉酸痛,多见于胸部、颈部及肩背部肌肉,紧张性头痛也很常见。

3) 自主神经功能紊乱症状　患者常表现为心动过速、胸闷气短、皮肤潮红或苍白、口干、便秘或腹泻、出汗、尿急尿频等;部分患者可出现阳痿、早泄、月经紊乱等症状。

4) 警觉性增高　表现为对外界过于敏感、注意力难以集中、易受干扰、难以入眠、睡眠中易惊醒、易出现惊跳反应等。

5) 其他症状　广泛性焦虑症患者常合并疲劳、抑郁、强迫、恐惧、惊恐发作及人格解体等症状,但不是该病的主要临床相。

2. 惊恐障碍　又称急性焦虑障碍,其特点是突然发作的、不可预测的、反复出现的、强烈的惊恐体验,一般历时 10～20 min,伴濒死感或失控感,患者常体验到濒临灾难性结局的害怕和恐惧,并伴有自主神经功能失调的症状。主要临床表现有以下几点。

1) 惊恐发作 患者在进行日常各种活动时,突然出现强烈的紧张、害怕、恐惧感,感到自己马上就要失控(失控感)、即将死去(濒死感),这种感觉使患者痛苦万分,难以承受。同时患者会伴有一些躯体的不适,如心悸、胸闷或胸痛、过度换气或喉头梗塞感,有的伴有冷汗、头晕、震颤、面部潮红或苍白、手脚麻木、胃肠道不适等自主神经症状,患者会呼救、惊叫或逃离所处环境。有些患者有现实解体、人格解体等痛苦体验。惊恐发作通常起病急骤,终止迅速,10 min 内达到高潮,往往不超过 1 h 即可自行缓解,发作期间患者意识清晰,事后能够回忆。

2) 回避及求助行为 在发作时极度的恐惧感使得患者做出各种求助行为,包括向周围人群和医疗机构求救。约 60% 的患者在发作间期因担心再次发作时无人在侧,或发作时被围观的尴尬,而采取明显的回避行为,如不去热闹的地方,不能独处,甚至不愿乘坐公共交通工具。

3) 预期焦虑 大多数患者会一直担心是否会再次发作、什么时间会再发作、下次发作会在什么地点等,从而在发作间期表现为紧张不安、担心害怕等明显的焦虑情绪。

(三)诊断与鉴别诊断

1. 广泛性焦虑症

1) 诊断 必须在至少数周(通常为数月)内的大多数时间存在焦虑的原发症状,这些症状通常包含以下要素:

(1) 恐慌:如为将来的不幸烦恼、感到忐忑不安、注意困难等。

(2) 运动性紧张:如坐卧不宁、紧张性头痛、颤抖、无法放松等。

(3) 自主神经活动亢进:如头重脚轻、出汗、心动过速或呼吸急促、上腹不适、头晕、口干等。

2) 鉴别诊断

(1) 躯体疾病相关焦虑:如甲状腺功能亢进、低血糖、嗜铬细胞瘤、系统性红斑狼疮等均有焦虑症状,针对相关疾病进行相应的临床和实验室检查,可以明确诊断。代谢综合征、高血压、糖尿病等导致全身血管病变的疾病同时也导致心脑血管疾病,如冠心病、心肌梗死、脑白质缺血等,常常是中老年焦虑的器质性因素。同时,患者对疾病的焦虑反应可加重原有疾病,此时的治疗应同时针对原发疾病和焦虑障碍。

(2) 精神障碍相关焦虑:如抑郁障碍、其他焦虑障碍和精神分裂症等均有焦虑症状。①抑郁障碍:广泛性焦虑症与抑郁障碍有许多症状重叠,目前临床常用的方法是分别评估抑郁和焦虑的严重程度和病程,且优先考虑抑郁障碍的诊断。②其他焦虑障碍:广泛性焦虑症常常合并其他焦虑障碍,最常见的是惊恐障碍。如果焦虑是对特定对象和情景的反应,并达到恐惧症的诊断标准,则分别列出。③精神分裂症:有时精神分裂症患者也会出现明显的焦虑,只要发现有精神病性症状,就不考虑广泛性焦虑症的诊断。

(3) 药源性焦虑:许多药物在长期应用、过量或中毒、戒断时可致典型的焦虑症状。

例如,哌甲酯、甲状腺素、类固醇、茶碱、抗精神病药物(过量)使用,乙醇、镇静催眠药戒断时等,根据服药史可鉴别。

2. 惊恐障碍

1) 诊断 大约 1 个月之内存在几次严重的自主性焦虑:①发作出现在没有客观危险的环境;②不局限于已知的或可预测的情境;③发作间期基本没有焦虑症状(尽管预期性焦虑常见)。

2) 鉴别诊断

(1) 心血管疾病:对于胸闷、胸痛、呼吸不畅、恐惧的患者首先须进行心电图和心肌酶学检查,以排除心血管疾病。

(2) 其他躯体疾病导致的惊恐发作:如甲状腺功能亢进、癫痫、短暂性脑缺血发作、低血糖、狂犬病等均可出现惊恐发作,应详细询问相关病史并及时进行相应实验室和功能检查予以鉴别。

(3) 某些药物或精神活性物质滥用或戒断:使用某些药物如哌甲酯、甲状腺素、类固醇、茶碱等可导致惊恐发作;精神活性物质如乙醇、苯丙胺、可卡因的使用及戒断,苯二氮䓬类药物的戒断也可导致惊恐发作。详细的病史可以帮助确定个体是否在物质使用之前已有惊恐发作。

(4) 其他精神障碍:社交恐惧症和特定恐惧症均可出现惊恐发作,此时不诊断惊恐障碍。惊恐可继发于抑郁障碍,如果同时符合抑郁障碍的诊断标准,则不应把惊恐障碍作为主要诊断。

(四) 病程及预后

广泛性焦虑症起病缓慢,病程迁延,少见自行缓解。发病年龄越早,症状越重,社会功能缺损越显著,预后越不理想。惊恐发作起病常在青少年和 35～40 岁两个发病高峰年龄,部分病例会在几周内完全缓解,病程超过 6 个月的患者容易发展为慢性波动性病程。

(五) 治疗

药物治疗和心理治疗的综合应用能取得较好的治疗效果。

1. 药物治疗

1) 抗焦虑药 苯二氮䓬类药物起效快,但长期使用有成瘾性的特点。临床应用一般从小剂量开始,逐渐加大到最佳治疗量,维持 2～4 周后逐渐停药,停药过程不应短于 2 周,以防症状反跳。

2) 有抗焦虑作用的抗抑郁药 SSRIs 和 SNRIs 对焦虑症状有效,且药物不良反应少,患者接受性好。三环类抗抑郁药对焦虑也有效,但较强的抗胆碱能不良反应和心脏毒性限制了它们的应用。

3) 其他药物 丁螺环酮、坦度螺酮是 5-羟色胺 1A 受体的部分激动剂,因无依赖性常用于广泛性焦虑障碍的治疗,但起效较慢。β-肾上腺素能受体阻滞剂对于减轻焦虑患者自主神经功能亢进所致的躯体症状如心悸、心动过速等有较好疗效。此外,氟哌噻吨美利曲辛片对焦虑也有较好的缓解作用,但不宜长期使用,老年人使用可能诱发帕金森综合征。

2. 心理治疗

1)认知行为疗法 对患者进行全面评估后,治疗者要帮助患者改变不良认知并进行认知重建,缓解症状。

2)健康教育 让患者明白疾病性质,增进患者在治疗中的合作,在焦虑发作时对焦虑体验有正确的认知,避免进一步加重焦虑。鼓励患者进行适当的体育锻炼,并坚持正常生活和工作。

四、强迫性障碍

在线案例 7-3 某女,因被流浪汉碰到自己的外套而痛苦万分

强迫性障碍是以反复出现的强迫观念、强迫意向或强迫行为等为主要表现的一种神经症性障碍。其特点是有意识的自我强迫与反强迫并存,患者明知强迫内容不必要、无意义,但不能控制,因无法摆脱强迫症状而痛苦、焦虑。其症状复杂多样,病程迁延,对婚姻、职业、情感、社会功能都有严重影响。

强迫症与其他精神障碍具有较高的共病率,56%～83%的强迫障碍患者至少共患一种其他精神障碍,因而容易误诊。

(一)病因及发病机制

1. 生物因素 现代脑影像学研究发现,强迫性障碍患者可能存在涉及额叶和基底节神经回路的异常。有不少证据支持强迫性障碍患者有 5-HT 功能异常。

2. 个性特征 个性与强迫症有密切关系。这类患者的人格特点:优柔寡断,办事古板,胆小怕事,凡事求全,一丝不苟等。弗洛伊德学派认为强迫症状是在固着、孤立、退化、反映形式等心理机制作用下,强迫人格的发展。

3. 社会-心理因素 长期的精神因素,如工作压力大、家庭关系紧张、性生活不满意及剧烈的心理冲突,可诱发本病。

(二)临床表现

强迫性障碍的临床基本症状是强迫观念和强迫行为。有些患者以强迫观念为主,有些患者强迫行为突出,而近半数的患者能感到两种症状在自己身上都有明显表现。

1. 强迫观念 是核心症状,最为常见。表现为反复而持久的观念、思想、印象或冲动念头等反复出现在患者的意识中,对患者的正常思维过程造成干扰,但患者无力摆脱。强迫观念常见以下几种表现形式。

1)强迫怀疑 患者对自我言行的正确性产生反复的怀疑,并反复检查、核对。例如,怀疑自己门窗没有关好,一遍又一遍地检查。

2)强迫性穷思竭虑 患者对日常生活中的琐事或自然现象反复思索,寻根问底,

自知毫无现实意义,但不能自控,十分痛苦。例如,反复思考"天为什么会下雨?""人为什么会说话?"

3) 强迫联想 所谓联想就是由一个观念联想到另一观念。当患者看到、听到或想到某事物时,就不由自主地联想到一些令人不愉快或不详的情境。例如,看见异性就会联想对方会不会喜欢自己;见到打火机,就会联想到炸药爆炸;见到有人吸烟就想到火灾等。患者越想越紧张,且反复联想,不能控制。

4) 强迫对立观念 患者脑海中出现一个观念或看到一句话,便不由自主地联想起另一个观念或词句,且性质对立。例如,想起"和平",马上就联想到"战争";看到"温暖",脑中即出现"寒冷"。

5) 强迫回忆 患者意识中不由自主地反复回忆经历过的事情,无法摆脱,感到苦恼。有时强迫回忆和强迫怀疑可同时出现。强迫回忆时,有的患者表现为发呆,若被打断或认为"想得不对",则需从头再次想起。

6) 强迫意向 患者体会到一种强烈的内在冲动要去做某种违背自己意愿的事情,明知这样是不对的,也不会去做,但却无法克制内心冲动。例如,只要走到河边就想跳下去,想把小孩子扔到窗外。

2. 强迫行为 通常继发于强迫观念,是为减轻强迫观念所致的焦虑而出现的不自主的顺应或屈从性行为。临床常见的表现形式有以下几种。

1) 强迫检查 为减轻强迫怀疑引起的不安,而采取的"措施"。例如,出门后反复检查门是否锁好,严重时检查数十遍也不放心。

2) 强迫询问 为缓解穷思竭虑或消除疑惑,患者不断要求他人作出解释或保证。例如,反复询问自己是否说错话,有无做错事等,以获得解释与保证。

3) 强迫洗涤 为消除强迫情绪造成的担心,反复洗涤,有时与其同住的人也被要求反复清洗,如反复洗手、洗澡、洗衣物等。有的患者因洗涤时间过长或应用洗涤品过多,而造成皮炎。

4) 强迫性仪式动作 患者为自己的行为规定一套复杂、在他人看来可笑的仪式或程序,行必如此,稍有偏差或被打断,即重新开始,否则就会紧张、焦虑不安。强迫计数也属仪式动作,如数高楼大厦窗户、楼梯踏步、电线杆的数量等。

(三) 诊断与鉴别诊断

1. 诊断要点

(1) 必须在连续 2 周中的大多数日子里存在强迫观念或强迫动作,或两者并存。这些症状引起痛苦或妨碍活动。

(2) 强迫症状应具备以下特点:①必须被看作是患者自己的思维或冲动;②必须至少有 1 种思想或动作仍在被患者徒劳地加以抵制,即使患者不再对其他症状加以抵制;③实施动作的想法本身应该是令人不愉快的(单纯为缓解紧张或焦虑不视为这种意义上的愉快);④想法、表象或冲动必须是令人不快地一再出现。

ICD - 11 将强迫症归为强迫及相关障碍这一大类里,称为强迫症或强迫-强制性障碍(obsessive-compulsive disorder,OCD),为持续性的强迫观念或强迫行为,或两者皆有(占大多数情况)。诊断强迫症、强迫思维或强迫行为必须是耗时的(例如,每天花费1小时以上),并且导致显著的痛苦,或导致个人、家庭、社交、学业、职业或其他重要领域功能的显著损害。

2. 鉴别诊断

1) 精神分裂症　精神分裂症患者可以出现强迫症状,强迫性障碍患者的强迫观念亦可达到妄想的程度,二者鉴别的要点:①精神分裂症患者往往还会出现幻觉、妄想、言行紊乱等其他精神病性症状;②患者是否为之苦恼,还是淡漠处之,以及是否与环境、现实协调等。

2) 抑郁障碍　抑郁障碍与强迫性障碍经常共存。鉴别主要根据哪种症状是原发的,并占主要地位而定。如果难分伯仲,建议采用等级诊断的思路,首先考虑抑郁障碍。

3) 广泛性焦虑障碍　两者鉴别的最大困难在于焦虑与强迫观念的区别。广泛性焦虑障碍患者多关注日常生活的现实问题,忧虑源于感知到外界有威胁存在,但内容多是一种含糊不清、令人烦恼的不祥预兆,患者不认为自己的忧虑是不合适的,不会导致强迫性仪式行为;强迫观念的内容多是一些非同寻常的事情,如怕脏、害怕被污染、被攻击等,令人难以接受。

4) 恐怖性焦虑障碍　二者具有许多相似性,如对某种物品或场景的恐惧反应和回避行为。鉴别要点:①强迫性障碍患者在缺乏明确恐惧场所、事件、对象的情况下,仍表现出持久的、反复出现的强迫观念;恐怖性焦虑障碍患者如无明确恐惧对象存在,通常不会出现焦虑或沮丧情绪。②恐怖性焦虑障碍患者没有强迫行为,回避行为只针对某一或某些明确的恐惧对象。

5) 脑器质性精神障碍　中枢神经系统的器质性病变,尤其是基底节病变,可出现强迫症状。神经系统病史和体征及相关辅助检查有助于鉴别。

(四) 病程及预后

强迫性障碍发病多在童年或成年早期,病程多变,如在情绪好、注意力集中或高强度体力劳动时,症状会暂时消失或减轻。总体治疗效果不明显,预后较差,可伴有中度甚至重度社会功能障碍。

(五) 治疗

1. 药物治疗　药物治疗是强迫性障碍的最主要治疗方法之一。具有抗强迫作用的药物有 SSRIs,如氟西汀、氟伏沙明、舍曲林、帕罗西汀、西酞普兰,三环类抗抑郁药,如氯米帕明等。由于强迫性障碍多呈慢性病程,容易复发,因而其治疗原则是全病程治疗。

2. 心理治疗　强迫性障碍的发病与病前性格、自幼生活经历及心理-社会因素等密切相关,单靠药物治疗往往很难达到令人满意的效果,因而要辅以适当形式的心理治疗。目前强迫性障碍的主要心理治疗方法有行为疗法、精神分析疗法、认知行为疗法、森田疗法和支持性心理治疗等。暴露和反应预防是治疗强迫性障碍有效的行为治疗方法。暴露疗法是使患者面对引起焦虑的物品和环境；反应预防要求患者推迟、减少甚至放弃能减轻焦虑的行为,如缩短洗手时间,减少洗手频率,甚至放弃洗手。在实施治疗时,首先应对患者进行疾病知识的教育,提高信心,使其依从治疗计划。此疗法应结合家庭治疗,因为家庭成员的支持和鼓励十分重要,他们是监督患者完成家庭作业最重要的人选。

3. 物理治疗　目前可供选择的物理治疗方法有:经颅磁刺激(TMS)、改良电休克治疗(MECT)、脑深部刺激(DBS)等,但疗效有待肯定。

五、神经症性障碍患者的护理

(一) 护理评估

1. 评估注意事项　神经症性障碍患者往往过于关注自身的不适感受,有时甚至有夸张的倾向,以达到引起医务人员关注的目的。而周围环境的信息报告虽然客观,但又可能简单、疏漏。因此,在对神经症性障碍患者的评估中,护士需要注意来自患者及周围环境两方面的信息,详细、全面地观察患者,可采用询问、量表测查、家访等方式进行联合评估。

2. 评估要点

1) 生理方面

(1) 一般情况:生命体征,如体温、脉搏、呼吸、血压;营养状况;睡眠和饮食情况、排泄情况;生活自理能力等。

(2) 治疗情况:既往治疗用药情况、治疗效果、有无药物不良反应等。

(3) 神经系统状况:有无神经系统的阳性体征。

(4) 躯体症状:有无躯体疾病的体征,尤其要对患者的躯体不适认真评估。

(5) 健康状况:评估患者的家族史、既往疾病史。

(6) 实验室及其他辅助检查:评估患者的常规化验以及特殊检查结果。

2) 心理方面

(1) 评估精神症状、情感状态、行为表现等方面。

(2) 对有惊恐发作者,评估其濒死感、失控感和自主神经功能紊乱等症状,评估发作的频率、严重程度和伴随症状以及患者对发作的担心、焦虑和回避态度等。

(3) 评估患者个性特点,如思维方式、认知结构、情感表现和行为方式等。

(4) 评估个性与心理应对方式,最好使用心理评估问卷(如艾森克人格问卷)来测定。

3) 社会方面

(1) 患者的工作、学习效率是否降低,人际交往能力有无减弱。

(2) 社会支持系统:评估患者的家庭、婚姻状况、子女生活环境等情况以及患者的社会支持系统等资源,尤其要了解对患者有重要影响力的人。

(二) 护理诊断

1. 生理方面

1) 睡眠型态紊乱　与焦虑、恐惧、躯体不适、自主神经功能紊乱、强迫观念等有关。

2) 潜在的或现存的营养失调　与焦虑、恐惧、躯体不适等有关。

3) 疼痛　与过分担心自身的健康状况、自主神经功能紊乱、焦虑等有关。

4) 部分自理能力下降　与严重焦虑发作、精神萎靡等有关。

2. 心理方面

1) 焦虑　与神经生化因素、心理-社会因素、强迫观念和行为、个人应对无效、躯体不适、心境抑郁、过分担心自身健康等有关。

2) 恐惧　与心理-社会因素、神经生化因素、个人应对无效等有关。

3) 潜在的或现存的自杀、自伤行为　与悲观绝望感、焦虑恐惧、易激惹、强迫症状等有关。

3. 社会方面

1) 社交障碍　与焦虑、恐惧、预感性悲哀、疑心过重等有关。

2) 个人应对无效　与无法自我掌控的焦虑恐惧情绪或动作行为、应对方法不当、缺乏支持系统、不切实际的意念等有关。

3) 不合作　与认知障碍、过分担心自己的健康、疑心过重等有关。

4) 知识缺乏(特定的)　与神经症性障碍相关知识不足等有关。

(三) 护理目标

1. 短期目标

(1) 患者症状减轻或消失。

(2) 患者基本的生理及心理需要得到满足,舒适感增加。

(3) 患者能正确认识疾病表现,以及与内心冲突的关系。

(4) 患者能正确认识心理-社会因素与疾病的关系。

(5) 患者不发生自杀、自伤行为。

2. 长期目标

(1) 患者能接受症状。

(2) 患者能运用有效的心理防御机制及应对技巧处理压力和控制不良情绪,减轻不适感觉。

(3) 患者能与他人建立良好的人际关系。

(4) 家庭及社会支持提高。

(5) 患者的社会功能基本恢复正常。

(四) 护理措施

1. 生理方面

1) 安全护理　为患者提供安静、舒适的环境,减少外界刺激。做好安全检查,避免环境中的危险品及其他不安全因素,防患于未然。密切观察患者情绪变化,对有抑郁情绪,自杀、自伤倾向的患者,注意防范患者发生自杀、自伤的情况。

2) 生活护理 帮助患者改善自我照顾能力。神经症性障碍患者可因躯体不适的症状以及焦虑、抑郁等负性情绪而忽视个人卫生,也可因强迫行为、仪式动作而导致生活自理能力的下降。护理人员应耐心协助患者做好沐浴、更衣、头发、皮肤等的护理。同时,给予语言安慰和表扬鼓励,使患者感受到更多的关怀和照顾,逐步建立治病的信心。及时督促患者完成药物治疗计划,观察药物疗效和不良反应,给予服药指导,以有效控制神经症性障碍的症状。

2. 心理方面

(1) 建立良好的护患关系,耐心倾听患者的诉说。对患者的症状不能简单地否认或评判,要了解患者的感受和体验,对患者的痛苦给予高度的理解和尊重。当患者主诉躯体不适时应进行体格检查,并客观评估,若确实无器质性病变,也应理解其所主诉的疼痛不适是真实存在的,因为对患者而言,症状是真实的,不是意识可以控制的。

(2) 提供支持性心理护理。鼓励患者表达自己的情绪和不愉快的感受,协助其识别和接受负性情绪及相关行为,重建正确的疾病概念和对待疾病的态度,帮助患者矫正扭曲的认知,或改变不正确的看法,护理人员可用说明、解释、分析、推理等技巧使患者认识其症状行为,以帮助患者接受症状。

(3) 帮助患者学会放松。指导患者应用正念、意向引导、深呼吸、跑步、打太极拳、利用生物反馈训练肌肉放松等。

(4) 提供机会让患者学习和训练新的应对技巧,强化患者正性的控制技巧以应对紧张、焦虑等负性情绪。例如,根据焦虑障碍的特点设计某些应激情景,召集同类患者一起进行行为模拟预演,及时提供反馈信息,辅以放松训练。活动结束后,鼓励他们交流心得,取长补短。

(5) 反复强调患者的能力和优势,忽略其缺点和功能障碍。鼓励患者敢于面对疾病,提供可能解决问题的方案,并鼓励和督促实施。患者的点滴进步要及时表扬鼓励,让患者明白自己的病情正在好转,增强自信心,减轻无助无望感。

3. 社会方面

1) 协助患者获得社会支持 护理人员应帮助患者认清现有的人际资源,并扩大其社会交往的范围,使患者的情绪需求获得更多的满足机会,同时协助患者及家庭维持正常的角色行为。家庭是患者最主要的社会支持系统,它既可以帮助患者缓解压力,也可能是造成或加重患者压力的根源。护理人员应协助分析患者可能的家庭困扰,确认正向的人际关系,并对存在的困扰进行分析,寻求解决方法,如家庭治疗等。还可鼓励患者发展新的社会支持系统,如加入群体互助团体、成人教育班、社区活动团体等,以增加情感上的支持。

2) 健康教育 根据患者特点,进行个体化的健康教育,并根据患者的知识领域逐渐给予更多的信息,以提高患者及家属对疾病的认识和可能的预后,消除焦虑紧张。同时,应指导家属配合治疗护理,做好患者出院后的家庭护理,防止复发。

4. 特殊护理

1）急性发作期　患者在惊恐发作时,护士须保持镇静,立即帮助患者脱离应激源,治疗和护理需保持有条不紊地进行,并一直陪伴直到发作缓解。护士要态度和蔼,耐心倾听和安抚,对其表示理解和尊重;将患者和家属分开或隔离,以免互相影响;为患者创造有利于治疗的环境,必要时设专人陪护。如患者表现为挑衅和敌意时,应适当限制。

2）间歇期　向患者讲解关于惊恐障碍的知识能够帮助患者战胜惊恐。患者理解什么是惊恐障碍和有多少人在遭受惊恐障碍的痛苦,能够使他们的症状减轻;运用认知干预的方法,帮助患者辨别出可能诱发惊恐发作的因素,如特殊的情景或想法。用内感性暴露的方法帮助患者减轻症状:首先让患者反复想象暴露与惊恐发作时体验到的感觉,如心悸、头晕的感觉。然后教会患者通过控制过度换气或体力活动(如跑步、疾步上楼以引起心动过速)减轻恐惧感。最后,让患者体会和了解到这些感觉不一定进一步发展成为完全的惊恐发作。教会患者放松技术,以便患者在急性发作时,能够自我控制;做好家属工作,争取家庭和社会的理解和支持。

（五）护理评价

1. 生理方面　患者营养状态、睡眠情况等是否得到改善。

2. 心理方面

（1）患者症状是否得到控制。

（2）患者能否使用恰当的心理防御机制及应对技巧,减轻不适感觉。

（3）患者能否正确认识疾病,采取合适的处理措施和行为,是否发生自杀、自伤行为。

3. 社会方面

（1）患者的生活自理能力有无提高。

（2）患者是否可以与他人有效沟通,建立有效的人际关系。

（3）患者能否主动参与各种活动,利用社会支持资源。

（4）患者的社会功能是否基本恢复。

第二节　应激相关障碍及其护理

🔲 在线案例 7-4　吴女士亲眼目睹地震时 5 岁的女儿被掩埋后

一、应激相关障碍

应激相关障碍(stress-related disorder)是一组主要由心理、社会、环境因素引起异常心理反应所导致的精神障碍。应激相关障碍包括急性应激反应(acute stress reaction)、创伤后应激障碍（post-traumatic stress disorder，PTSD）和适应障碍（adjustment disorder）。其共同特点：①心理-社会因素是发病的直接原因；②症状表现与心理-社会因素的内容有关；③病程、预后与精神因素的消除有关；④病因大多为剧烈或持久的精神创伤因素，如战争、亲人突然死亡、经历重大灾害事故、罹患重大疾病、被强奸、失恋、家庭矛盾等；⑤一般预后良好，无人格方面的缺陷。ICD-11 将应激相关障碍分为创伤后应激障碍、复杂性创伤后应激障碍、延长哀伤障碍、适应障碍、反应性依恋障碍、脱抑制性社会参与障碍、其他特定的应激特有相关障碍、应激特有相关障碍未特定。ICD-11 认为急性应激障碍并非是一个具体的疾病，而是在急性应激状态下的人体反应过程，故将其从应激相关障碍中删去，归为影响健康状况的因素与创伤有关问题这一大类里。DSM-V 仍保留了急性应激障碍，故本节仍对其进行描述。

普通人群应激事件暴露的概率因研究样本的特点、调查方法、研究工具、诊断标准的不同，得出的结论也不相同。但多数调查发现，50%以上的女性和 60%以上的男性一生中会经历一次严重的精神应激事件。但经历应激事件后，应激相关障碍的发生率却存在很大的差异。国外研究显示，经历过应激性事件的个体，多数会出现明显的心理反应，而 6%～33%的个体会出现应激相关障碍。

（一）病因及发病机制

1. **应激源（stressor）**　是作用于个体并使其产生应激反应的刺激物，人类的应激源非常广泛，指需要个体动员自身的生理、心理或外部资源进行调节，重新加以适应生活境遇改变和环境改变，也称为应激性生活事件。引起应激相关障碍的应激源可以是一个，如发生车祸；也可以是多个，如亲人的突然死亡加上经济破产。应激源的性质、严重程度和持续时间并不一定和疾病的严重程度成正比。

2. **个体的易感性**　在相同的应激源作用下，只有部分人表现出精神障碍，可推断与个体的易感性及应对能力有关。心理脆弱的个体，即使应激源的强度不大，也可能引起相关的障碍。但对于何种人格特征的人易患该病还无定论。另外，个体的既往经验、生活态度、对自我的认识、受教育水平、家庭支持系统、生理状态、社会文化因素也与发病以及症状的维持有关。

3. **生物因素**　近年，生物病因学方面的研究多集中在 PTSD。有学者报道，PTSD 患者肾上腺素和去甲肾上腺素分泌增加。与有创伤性经历但没患病的对照组相比，PTSD 患者的基础心率和血压都高于对照组；一些与创伤有关的线索，如声音、图片或有关的想象，能引起患者更大的生理反应。对双生子的研究发现，同卵双生子共患PTSD 的比例高于异卵双生子。同时，有 PTSD 家族史的个体，焦虑障碍、心境障碍及物质滥用的发病率增加。

（二）临床特点与分型

1. **急性应激反应**　又称急性心因性反应，是指由于遭受急剧、严重的心理-社会应激因素后，在数分钟或数小时内所产生的短暂精神障碍，常在数天至 1 周内恢复，一般不超过 1 个月。临床特点包括以下几个方面。

1）病因　急剧、严重的精神打击为直接原因。其应激源大多为严重的创伤体验，如自然灾害、重大事故或人身受到侵犯等。另外，个人社会地位或社会关系发生急剧的改变也会导致急性应激反应的发生。

2）病程　在遭受刺激的数分钟至数小时内发病。如应激源消除，症状往往历时短暂，一般不超过 1 个月。如症状持续超过 1 个月，则为创伤后应激障碍。本病预后良好，缓解完全。

3）临床表现

（1）以意识障碍为主的表现：患者多表现为表情茫然，头脑一片空白，定向力障碍、注意缩窄、言语缺乏条理、动作杂乱，对周围事物感知迟钝，可有人格解体、偶见冲动行为，有的可出现片段的心因性幻觉。患者事后常对发病情况出现部分遗忘，不能回忆创伤的重要情节。

（2）以伴有情感迟钝的精神运动性抑制为主的表现：患者表现为目光呆滞，表情茫然，情感迟钝，行为退缩，少语少动，甚至出现缄默、对外界刺激毫无反应的木僵状态。此型历时短暂，一般不超过 1 周。有的可转入兴奋状态。

（3）以伴有强烈恐惧体验的精神运动性兴奋为主的表现：患者表现为激越兴奋，活动过多，有冲动、毁物行为。

（4）部分患者可伴有严重的情绪障碍，如焦虑、抑郁；也可同时伴有自主神经症状，如大汗、心悸、面色苍白等。

以上症状可单独出现，也可混合出现，不同患者在表现上有较大差异。

2. PTSD　又称延迟性心因性反应，是指突发性、威胁性或灾难性生活事件导致个体延迟出现和长期持续存在的精神障碍。其临床表现以再度体验创伤为特征，并伴有情绪的易激惹和回避行为。简而言之，PTSD 是一种创伤后心理失平衡状态。临床特点包括以下几点。

1）病因　急剧、严重的精神创伤为直接原因。PTSD 的应激源通常异常强烈，危及个体生命安全。包括自然灾害，如洪水、地震、雪崩、火山爆发等；人为灾难，如火灾、严重的交通事故、战争、强奸等，造成个体极度恐惧、无助、巨大的痛苦。

2）核心症状　包括闯入性症状、回避症状和警觉性增高。

（1）闯入性症状：表现为无法控制地以各种形式重新回忆创伤经历和体验。这种反复体验性症状使人痛苦不堪，一方面难以控制症状的发生时间和次数，另一方面症状会引发个体强烈的痛苦感觉，就像再次经历创伤事件一样。闯入性症状主要有以下 3 种形式：①短暂"重演"性发作：在无任何因素或相关物的影响下，创伤情景经常不由自主地出现在患者的联想和记忆中，或使患者出现错觉，仿佛又完全置身创伤性事件发生时的情景，重新表现出事件发生时所伴发的各种强烈情感反应和明显的生理反应（如心跳、出汗、面色苍白），持续时间可从数秒钟到几天不等。此种短暂"重演"性发作的现象称为"闪回"。②暴露于与创伤性事件相关联或类似的事件、情景或其他线索时，如事件发生的周年纪念日、相近的天气及各种场景因素,都可能促发患者出现强烈的情感痛苦或生理反应。③闯入性症状还会在睡眠状态中以梦魇的形式出现,表现为患者梦中反复重现创伤性事件或做噩梦。

(2)回避症状:即回避与创伤性事件有关的刺激,以及对一般事物的反应显得麻木,反映了患者试图在生理和情感上远离创伤。主要表现:(a)回避表现:回避谈及与创伤有关的话题,回避可能引起恐怖回忆的事情和环境,或不能回忆(遗忘)创伤性经历的某些重要方面。(b)麻木表现:患者整体上给人木然、淡然的感觉。表现为对周围环境的一般刺激反应迟钝,很少参加活动或没有兴趣参加;情感淡漠,与他人疏远,觉得他人很陌生;难以体验和表达细腻的情感(如无法表达爱恋);对未来失去憧憬,如很少考虑或计划未来的学习、工作或婚姻等。

(3)警觉性增高:表现为自发性的高度警觉状态,反映患者长时间处于对创伤事件的"战斗"或"逃跑"状态。警觉性过高的症状在创伤暴露后的第1个月最为普遍,具体表现为:(a)难以入睡或易醒。(b)易产生惊跳反应,如遇到一些类似的场面或轻微的感觉刺激表现出容易受惊吓,出现惊恐反应,如紧张、恐惧、心慌、心跳,面色苍白、出冷汗等;或表现为易激惹。(c)难以集中注意,做事无法专心。

3)临床表现　随年龄的不同有所差异,主要为年龄越大,重现创伤体验和易激惹症状越明显。成人大多主诉与创伤有关的噩梦、梦魇;儿童因为语言表达、大脑功能发育尚不成熟等因素的限制,常常无法清楚叙述噩梦的内容,仅表现为从梦中惊醒、在梦中尖叫或主诉头痛、胃肠不适等躯体症状。

4)病程　症状通常在创伤后延迟出现,即经过一段无明显症状的间歇期后才发病,间歇期为数日至数月,很少超过6个月。病程持续1个月以上,有的可长达数年。大多数患者可自愈或治愈,少数患者由于病前人格缺陷或有神经症性障碍病史导致预后不良,迁延不愈或转化为持久的人格改变或社会功能缺损。

📖 拓展阅读7-3　创伤后应激障碍的自我检测

3. 适应障碍　是一种主观痛苦或情绪紊乱的状态,通常妨碍社会功能,出现于对明显的生活改变或应激性事件(包括患有或可能患严重躯体疾病)的后果进行适应的期间。应激源可仅涉及个体本人,也可以影响其所属团体或社区。

根据临床症状的不同,适应障碍可分为以下类型。

1)以焦虑、抑郁等情感障碍为主的抑郁型和焦虑型

(1)抑郁型适应障碍:是成人中较常见的适应障碍。临床表现以伴有轻微的抑郁为主,如抑郁心境、无望感、沮丧、哭泣等。但症状比抑郁症轻。

(2)焦虑型适应障碍:以不知所措、紧张不安、注意力难以集中、胆小害怕和易激惹为主要表现,还可伴有心悸和震颤等躯体症状。

(3)混合型适应障碍:表现为抑郁和焦虑的综合症状。

2)以适应不良行为为主的品行障碍型和行为退缩型

（1）品行障碍型适应障碍：表现为对他人利益的侵犯或不遵守社会准则和规章、违反社会公德，如逃学、说谎、打架斗殴、毁坏公物等。

（2）行为退缩型适应障碍：主要表现为孤僻离群、不注意卫生、生活无规律、尿床、幼稚言语或吸吮手指等。

以上类型均可出现生理功能障碍，如睡眠差、食欲缺乏、头痛、疲乏、胃肠不适等症状，同时可因适应不良的行为而影响到日常活动，导致社会功能受损。

（三）治疗

应激相关障碍的治疗主要为心理治疗与药物治疗相结合。治疗的关键在于尽可能去除精神因素或脱离引起精神创伤的环境，转移或消除应激源。

1. 心理治疗　在应激相关障碍的初期主要采用危机干预的原则与技术，侧重于提供支持，帮助患者接受所面临的不幸与自身的反应，鼓励患者面对事件，表达、宣泄与创伤性事件相关的负性情绪。常用的心理治疗方法有认知行为治疗、眼动脱敏再处理、团体心理治疗、短程动力疗法等。无论采取哪种心理治疗方法，治疗中都要抓住 3 个环节：①消除或减少应激源，包括改变对应激事件的态度和认识；②提高患者的应对能力；③消除或缓解症状。

2. 药物治疗　对于精神症状明显的患者，需要对症处理，给予药物治疗，为心理治疗打好基础。对焦虑、恐惧不安者，可使用抗焦虑药；SSRIs 抗抑郁药的疗效和安全性好，不良反应轻，不仅能改善患者存在的睡眠障碍、抑制焦虑症状，也能减轻侵入性症状和回避症状。在临床上，根据应激相关障碍的症状及共病情况，还可选择抗肾上腺素能药物改善警觉过高、分离症状；用心境稳定剂控制攻击性和激惹的行为；用非典型抗精神病药物改善伴随的精神病性症状。

二、应激相关障碍患者的护理

（一）护理评估

1. 生理方面　评估躯体的一般情况和各器官系统的功能水平，以及营养、饮食、睡眠、排泄和作息时间等情况。

2. 心理方面

1）应激源评估　评估应激源的发生原因、种类、强度、持续时间、发生频率、当时情景、与患者的切身利益关系是否密切、与疾病发生的关系等。

2）评估精神状况　包括意识状态，如意识是否清楚，定向力如何，合作情况及程度等；认知活动，如有无幻觉、妄想，与精神创伤的关系等；情感活动，如有无抑郁、焦虑、恐惧、淡漠等；以及意志行为活动等。

3）评估行为方式　有无现存或潜在的冲动、伤人、自杀、自伤、木僵等行为；有无退缩和品行障碍行为。

4）心理应对方式和认知评估　评估患者平时对压力事件的处理方式、处理压力事件所需的时间、患者对应激事件的认识、对该疾病的态度。

5) 评估患者的病前性格特点　如性格懦弱、敏感多疑、情绪不稳、遇事耐受性差等。

3. 社会方面　评估患者的人际交往功能、日常生活能力、职业功能、社会角色等状况;评估患者的社会支持来源、强度、性质和数量,以及患者家属对本病的认识情况,对患者所持的态度。

(二) 护理诊断

1. 生理方面

1) 有营养失调的危险:低于机体需要量　与生活不能自理有关。

2) 睡眠型态紊乱　与应激事件导致的情绪不稳、主观感觉不安、无法停止担心、环境改变、精神运动性兴奋有关。

3) 自理能力下降　与应激事件导致行为紊乱或行为退缩有关。

2. 心理方面

1) 创伤后综合征　与所发生的事件超出个人承受的范围,遭受躯体和心理社会的虐待,经历多人死亡的意外事故等有关,如强暴创伤综合征、迁居应激综合征等。

2) 急性意识障碍　与强烈的应激刺激、应对机制不良有关。

3) 情绪障碍　与长期面对应激事件、经历强烈的应激、反复出现闯入症状、主观感觉不安等有关。

4) 有自杀、自伤的危险　与应激事件引起的焦虑、抑郁情绪有关。

5) 有暴力行为的危险　与应激事件引起的兴奋状态、冲动行为有关。

6) 有受伤的危险　与意识范围缩小、兴奋躁动、行为紊乱有关。

7) 个人应对无效　与应激持续存在有关。

3. 社会方面

1) 社交能力受损　与应激事件引起的行为障碍有关。

2) 无效性角色行为　与家庭冲突、应激、支持系统不足有关。

(三) 护理目标

(1) 患者症状减轻或消失,患者不发生自杀、自伤、伤人行为,未造成走失、跌伤后果。

(2) 患者在自理能力下降期间,其基本生理需要能得到满足。

(3) 患者情绪稳定,无焦虑、恐惧、紧张等不良情绪。

(4) 患者能正确认识应激事件,学会正确的应对方法。

(5) 社会能力和角色行为基本完好。

(四) 护理措施

应激相关障碍的护理包括生理、心理和社会功能等多方面的综合护理措施,由于应激源不同、患者表现不同,因此不同类型的患者,其护理各有所侧重。对急性应激反应发作期的患者,护理的重点在于保障患者的安全、满足患者的基本生理需要以及稳定患者的情绪;对缓解期患者主要在于增强其应对能力;对创伤后应激障碍患者的护理主要在疾病早期以保障患者安全、消除情绪障碍为主,后期则以帮助其建立有效的应对机制为主;对适应障碍患者的护理主要在于帮助患者提高对应激的应对能力。

1. 脱离应激源　　由于应激相关障碍的病因较为明确,均为应激事件所引起,因此对于应激相关障碍,最首要的护理措施是帮助患者尽快消除精神因素或脱离引起精神创伤的环境,包括对患者康复后生活或工作方面的指导或安排,必要时重新调换工作岗位、建立新的生活规律等,以转移或消除应激源,最大限度地避免进一步的刺激。同时提供安静、宽敞、温度适宜、色彩淡雅以及陈设简单、安全的环境,减少各种不良环境因素对患者的刺激和干扰。由于应激相关障碍患者具有暗示性,不宜将此类疾病的患者安排在同一房间,以免增加新症状或使原有症状更顽固。通过脱离应激源、减弱不良刺激的作用,可消除患者的创伤性体验,加速症状缓解。

2. 安全护理　　急性应激障碍患者常由于意识障碍、精神运动性兴奋、精神运动性抑制等症状导致跌倒、出走、伤人、自伤等安全问题。而 PTSD 患者和适应障碍患者常常因情绪低落导致自杀、自伤行为。因此,对于以上患者需严加观察和护理,防止各种安全问题发生。具体措施有以下几点。

(1) 评估患者意识障碍的程度,评估患者自杀、自伤、暴力行为的危险度。

(2) 密切观察患者的各种表现,注意有无自杀、自伤、暴力行为的征兆出现。一旦发现患者有明显的自杀、自伤、暴力行为征兆时,应立即采取措施,保证患者及周围人员安全。

(3) 提供安全舒适的环境,将患者安置于易观察的房间,并保证房间内设施安全、光线明亮、整洁舒适、空气流通。对各种危险物品,如剪刀、绳索、药物、玻璃等尖锐物品,需妥善保管。定期进行安全检查,发现危险物品或安全隐患要及时处理,杜绝不安全因素。

(4) 对有自杀危险的患者,需加强沟通,掌握其病情、心理活动的变化,运用沟通技巧,鼓励患者表达思想、情感,争取动摇和打消患者的自杀意念。患者的活动范围需控制在护理人员的视线内,避免患者独处,必要时设专人护理。尤其在夜间、清晨、节假日等容易发生自杀的时段,更要严加防范。

(5) 当患者出现严重的精神运动性兴奋导致行为紊乱、冲动时,给予适当的保护性约束,以保证患者安全。

(6) 对意识障碍患者加强观察和护理,限制其活动范围,防止走失、坠床或受其他患者的伤害。

3. 生理护理

1) 维持营养、水、电解质平衡　　应激相关障碍患者常常由于抑郁情绪不思进食,或者处于木僵、退缩状态而拒绝进食,导致患者的营养状况较差。因此,保证患者的正常入量,维持营养、水、电解质平衡是生理护理中的一项重要工作。护理人员可先了解患者的饮食习惯,尽量满足其口味,或安排患者与其他患者一起进餐,或采用少量多餐的方式,以促进和提高患者的食欲。对抑郁、退缩或木僵状态的患者,必要时需专人耐心劝导并协助喂饭。如上述方法均无效,可按医嘱行鼻饲管进食流质食物,或静脉补液,以保证患者的摄入量。

2) 改善睡眠 睡眠障碍是应激相关障碍患者比较常见的症状,尤其是合并抑郁或焦虑情绪的患者其睡眠障碍更为突出。因此,改善患者的睡眠是一项重要的护理工作。通过各种心理护理措施,帮助患者认识睡眠,纠正不良睡眠习惯,重建规律、有质量的睡眠模式。

3) 协助料理个人生活 木僵或退缩状态的应激相关障碍患者常丧失料理自己日常起居的能力,甚至穿衣、梳理、如厕都无法进行。因此,需要护理人员对患者的生活料理提供帮助。对于终日卧床,个人生活完全不能自理的患者,护理人员需要做好各项基础护理,包括口腔护理、皮肤护理、大小便护理、会阴护理等,以保证患者的各项基本生理需要得到满足,避免发生长期卧床所致的并发症,如压疮、口腔溃疡等。当患者的病情开始缓解,意志行为逐步增强时,应鼓励患者自行料理个人卫生。

4. 心理护理

1) 建立良好的护患关系 良好的护患关系是实施心理护理的基础。如果不能与应激相关障碍患者建立良好的沟通和合作关系,心理干预技术则难以实施,从而难以达到干预的最佳效果。与患者建立良好护患关系的措施主要包括以下几点。

(1) 主动接触患者:以真诚、友善的态度关怀、体谅、尊重患者;接纳患者的病态行为,不批评、不指责;无条件的积极关注。

(2) 耐心倾听,不催促患者回答或打断谈话。

(3) 操作前耐心解释,以取得患者的合作,减少刺激。

(4) 运用非语言沟通技巧,如静静地陪伴、抚触、鼓励关注的眼神,以传达护士的关心和帮助。

2) 给予支持性心理护理 对急性期患者给予支持性心理护理,可使患者情感得到释放与疏泄,使其情绪尽快稳定,避免因回避和否认而进一步加重损害。具体方法包括以下几点。

(1) 保持与患者密切接触:每日定时或在护理中随时与患者交谈。

(2) 鼓励表达:鼓励患者倾诉疾病发作时的感受和应对方法。

(3) 认同接纳:对患者当前的应对机制表示认同、理解、支持,强调患者对应激事件的感受和体验完全是一种正常反应。

(4) 合理解释、指导:对患者的症状进行解释,帮助患者认识疾病的性质,以解除患者的思想顾虑,树立战胜疾病的信心;对疾病的发生发展情况进行适当的讲解,帮助患者分析疾病症状和导致不良心境的原因和危害性,使患者认识到恶劣心境有害于身心健康;帮助患者分析病因和如何对待这些病因,如何处理和解决好应激源;鼓励、指导患者正确对待客观现实。

（5）帮助宣泄：通过鼓励患者用言语描述、联想、回忆、表达及重新体验创伤性经历等，以达到让患者宣泄的目的；讨论创伤性事件包括患者的所见所闻、所思所想，减少患者可能存在的自我消极评价；鼓励患者按可控制和可接受的方式表达焦虑、激动，允许自我发泄，如来回踱步、哭泣等，但不过分关注。

（6）强化疾病可以治愈的观念。

（7）鼓励患者参加活动：根据患者的承受能力，安排适当的活动，让患者多与他人交往以分散其对创伤体验的注意力，减轻孤独感和减少回避他人、环境的行为。

3）帮助患者纠正负性认知　积极的、建设性的思维方式，可以用来改变患者对问题的看法并减轻应激与焦虑水平。当患者情绪稳定时，心理护理可进一步加深，采取认知治疗方法帮助患者分析和了解自己的心理状态，认识与情绪抑郁和适应障碍有关的心理因素，纠正自己的负性认知，并建立积极的应对策略。具体措施如下。

（1）首先帮助患者找到自己的负性自动思维。通过提问、指导患者想象或角色扮演来探寻其在负性情感反应和创伤之间起中介作用的歪曲认知，并要求患者归纳出其中的一般规律，自己找出认知上的错误。

（2）告诉患者其认知评价（即各种想法）是如何导致不良情绪反应和行为表现的。

（3）指导患者通过现实的检验发现自己的消极认知和信念是不符合实际的，并找出认知歪曲与负性情感的关系，从而矫正这些认知障碍。

4）暴露疗法技术　暴露可以通过想象实现，也可以是真正进入于某种情境，如在车祸后重新乘车或驾驶车辆，让患者面对与创伤有关的特定的情境、人、物体、记忆或情绪。反复的暴露可使患者认识到自己所害怕和回避的场所已经不再危险，以帮助患者面对痛苦的记忆和感受，控制情绪，理性处事，正视现实，最大限度消除不合理的理念。

5）帮助患者学习应对技能

（1）教会患者管理焦虑的方法，以更好地应对应激。主要的方法包括：放松训练（系统的肌肉放松）、呼吸训练（学习缓慢的腹式呼吸）、正性思维（用积极的想法替代消极想法）、自信训练（学会表达感受、意见和愿望）、思维阻断法（默念"停"来消除令人痛苦的想法）、正念疗法（正念减压、正念认知）。

（2）帮助患者学习问题解决法，处理压力情景。指导患者通过对应激情景的模拟想象、实践、排演等方法，帮助患者学会运用以下步骤解决现实生活中的问题：①明确目前存在的困难和问题；②提出各种可能的解决问题的方法；③罗列并澄清各种可能方法的利弊及可行性；④选择最可取的方法，并立即作出决定；⑤考虑并计划具体的完成步骤或方案；⑥付诸实践并验证结果；⑦小结和评价问题解决的结果。

（3）帮助患者学会应激处理的各种积极、有效的认知和行为技能，并在实际生活中运用。积极有效的认知行为技能包括：①选择性忽视：有意不去注意自己的挫折和精神痛苦，对创伤性事件不去感知、不接触、不回忆；②选择性重视：重视自己的优点和成绩，以自己的长处比他人的短处；③改变原有的价值系统：用颗平常心去看待事物，不与他人作对比、不计较得失、学会放弃、接受自己的长处与缺点;④改变愿望满足的方式:放弃目前难以实现愿望的方法,采取其他方式实现感望;⑤降低自己的期望值:将自己的期望值降低,使之更符合现实;⑥转移刺激:通过户外散步、运动、听音乐、看电视、与人交谈等方式,转移自己对应激的注意力。

(4) 帮助患者运用社会支持系统应对应激:①帮助患者知道有哪些人现在或过去能关心、支持自己,以帮助患者寻求适当的支持系统或社会资源;②指导患者重新调整和建立社会支持,鼓励其调动一切可以利用的社会支持资源,以减轻应激反应,促进身心康复。

5. 家庭干预

(1) 帮助患者和家属学习疾病知识,使患者和家属对应激相关障碍的发生有正确的认识,消除模糊观念引起的焦虑、抑郁。

(2) 帮助家属理解患者的痛苦和困境,做到既要关心和尊重患者,又不过分迁就或强制患者。

(3) 指导家属协助患者合理安排工作、生活,恰当处理与患者的关系。

6. 药物护理　遵医嘱给予相应治疗药物,如抗焦虑药、抗抑郁药、抗精神病药等,帮助患者了解和自行观察药物的作用和不良反应。

(五) 护理评价

(1) 患者是否发生自杀、自伤、冲动伤人行为,是否发生跌伤、走失后果。

(2) 患者的生理需要是否得到满足。

(3) 患者能否正确认识和应对应激事件。

(4) 患者是否学会调整和控制情绪。

(5) 患者的适应能力是否改善。

第三节　躯体形式障碍及其护理

躯体形式障碍在 ICD-10 中被作为一个暂时性的类别,定义为躯体障碍的躯体症状不能被抑制生理机制的器质性病因所解释,但存在明确的躯体症状,与心理因素或心理冲突密切相关,包括躯体化障碍、未分化的躯体形式障碍、疑病障碍、其他躯体形式障碍、未特指的躯体形式障碍。ICD-11 删除了"躯体形式"这一术语,改为躯体痛苦或体验障碍,包括躯体痛苦障碍、躯体完整性烦躁、其他特定的躯体痛苦或体验障碍、躯体痛苦或体验障碍未特定。本节仍主要基于 ICD-10 分类进行阐述。

一、躯体化障碍

在线案例 7-5　某女,38岁,因"鼻炎"反复在多家医院就诊躯体化障碍(somatization disorder) 又称布里凯综合征(Briquet syndrome),主要特征为多种多样、反常出现、时常变化的躯体症状。症状可涉及身体的任何系统或任一部位,各种医学检查不能证实有任何器质性病变足以解释其躯体症状,患者反复就医,常伴有明显的焦虑、抑郁情绪和社会功能障碍。躯体化障碍多在成年早期发病,女性多见。

(一) 临床表现

1. 疼痛 为常见症状,部位涉及广泛,如头部、颈部、胸部、腹部、四肢等,部位不固定,疼痛性质一般不强烈,与情绪有关,情绪好时可能疼痛减轻或消失。

2. 胃肠道症状 为常见症状,多表现为嗳气、反酸、恶心、呕吐、腹胀、腹痛、便秘、腹泻等。有的患者可对某些食物感到特别不适。

3. 泌尿生殖系统症状 常见的症状包括尿频、排尿困难;生殖器或其周围不适感;性冷淡、勃起或射精障碍;月经紊乱、经血过多;阴道分泌物异常等。

4. 呼吸系统和循环系统症状 如气短、胸闷、心悸等。

5. 假性神经系统症状 常见的症状包括共济失调、肢体瘫痪或无力、吞咽困难或咽部梗阻感、失明、失聪、皮肤感觉缺失、抽搐等。症状至少持续 2 年,但又未发现任何恰当的躯体疾病来解释上述症状。

(二) 诊断与鉴别诊断

1. 诊断要点
(1) 存在各式各样、变化多端的躯体症状至少两年,且未发现任何恰当的躯体解释。
(2) 不断拒绝多名医生关于其症状没有躯体疾病解释的忠告与保证。
(3) 症状及其所致行为造成一定程度的社会和家庭功能损害。

2. 鉴别诊断
1) 躯体障碍 长期患躯体化障碍的患者与同龄人一样有同等机会发生其他独立的躯体障碍,如果患者躯体主诉的重点和稳定性发生转化,这提示可能的躯体疾病,应考虑进一步检查和会诊。

2) 情感(抑郁)障碍 躯体化障碍通常伴以程度不等的抑郁和焦虑,如果抑郁和焦虑本身在严重度和持续时间上不足以诊断,则不需分开诊断。40 岁以后发病的多种躯体症状可能是原发抑郁障碍的早期表现。

3) 疑病症 躯体化障碍患者关注的重点是症状本身及症状的个别影响;而疑病症患者更注意潜在进行性的严重疾病过程及其致残后果。疑病症患者倾向于要求进行检查以确定或证实潜在疾病的性质,而躯体化障碍患者要求治疗以消除症状。在躯体化障碍中,常存在药物过度使用或长期不遵医嘱的情况;而疑病症患者害怕药物及其副作用,常频繁更换医生寻求保证。

4) 妄想障碍 如精神分裂症的躯体妄想,抑郁障碍中的疑病妄想,最典型的表现是信念具有怪异性质,躯体症状较少,较为恒定。

二、未分化躯体形式障碍

未分化躯体形式障碍的患者主诉经常是 1 种或者多种躯体症状,具有多样性、变异性和持续性,但其症状涉及的部位不如躯体化障碍广泛和丰富,或者完全不伴发社会和家庭功能的损害,病程在半年以上,但不足 2 年。

未分化躯体形式障碍与躯体化障碍的充分发展形式相同。

三、疑病障碍

拓展阅读 7-4 网络疑病症

疑病症(hypochondriasis)是指担心或相信自己患有 1 种或多种严重进行性的身体疾病,而躯体检查正常的一种神经症。患者有持续的躯体主诉或有关躯体外观的先占观念。患者的注意通常集中在身体的 1 个或 2 个器官或系统,且对患病的坚信程度以及对症状的侧重,在每次就诊时常有所不同。ICD-11 将疑病症归到强迫及相关障碍这一大类里。

(一)病因及发病机制

1. 遗传因素　家族遗传研究尚无定论。已有 1 个家族多个成员同时患病的报道,但均有相同的人格特点。双生子研究尚无结果。

2. 性格因素　本病的发生与一定的病前个性有关,即疑病型人格,突出表现为:过分关注来自躯体的各种感觉,常有异常感觉体验。不少疑病者对父母或其他早年养育者比较依赖,养育者过度保护、对待疾病的态度和方式成为疑病症的易感因素。同时,易激惹、紧张和焦虑等气质特点在疑病者身上也较为常见;有的患者易受与健康相关的暗示,而有些患者则较固执。

3. 社会文化因素　研究显示,超过半数的患者起病有一定的诱因,如环境变迁、医源性影响、罹患躯体疾病、过度紧张疲劳或遭受挫折等。

(二)临床表现

疑病症患者对自身健康过分担心,反复纠缠于身体健康和疾病而无法解脱。轻者表现出对正常身体感觉的过分关注,担心会罹患某种疾病;严重者则惶恐不安,对疾病十分害怕;更为严重者会产生关于患病的超价观念;极端者可以达到疑病妄想的程度。常伴有明显的抑郁和焦虑,患者总是拒绝接受多位不同医生关于其症状并无躯体疾病的忠告和保证,并频繁更换医生寻求保证,害怕药物治疗。

(三)诊断与鉴别诊断

1. 诊断　①长期相信表现的症状隐含着至少 1 种严重躯体疾病,尽管反复的检查不能找到充分的躯体解释;或存在持续性的先占观念,认为有畸形或变形。②总是拒绝接受多位不同医生关于其症状并不意味着躯体疾病或异常的忠告和保证。

2. 鉴别诊断

1）躯体化障碍　患者注意的重点是个别的症状，而疑病症患者注意的重点是障碍本身及其将来的后果。躯体化障碍患者诉及的疾病数量较多，且经常变化，而疑病症的先占观念仅涉及 1 种或 2 种躯体疾病，诉及的病名前后一致。

2）焦虑和惊恐障碍　焦虑时的躯体症状有时被患者解释为严重躯体疾病的征象，但这些障碍，患者通常能因给出生理学解释，而确信未患有躯体疾病。

3）抑郁障碍　如果抑郁症状特别突出并先于疑病观念出现，抑郁障碍可能为原发。

4）妄想障碍　疑病症患者的信念仅局限于担心患有某种疾病，且贯穿整个病程。妄想障碍患者的症状大多持续时间不长，患者坚信不疑，内容不固定且古怪，明显违背医学常识（如器官在腐烂），更有幻觉、妄想等其他精神病性症状，患者并不迫切求治。

（四）治疗

通常采用心理治疗、药物治疗及物理治疗等综合性治疗方法。

1. 心理治疗　目前常用的心理治疗方法有认知行为治疗、支持性心理治疗等，根据临床实际情况选用。

1）支持性心理治疗　帮助患者重新树立信心，促使患者配合治疗计划。

2）认知行为治疗　主要目标是协助当事人克服认知盲点、模糊知觉、不正确判断，以及改变其歪曲认知和不合逻辑的思考方式。

此外，还可以应用团体治疗、家庭治疗。

2. 药物治疗　心理治疗的同时，还要考虑躯体治疗或药物治疗。近年来，患者过于经常、任意地服用药物的情况较常见。因此，在治疗前应仔细评估患者的情况，对症用药。药物治疗主要针对患者的抑郁、焦虑等情绪症状，常用的有抗焦虑药及 SSRIs、SNRIs 类抗抑郁药。对有偏执倾向患者，可以慎重使用小剂量非典型抗精神病药物，如喹硫平、利培酮、阿立哌唑、奥氮平等，以提高疗效。

3. 其他治疗　如频谱治疗、按摩治疗等有一定辅助治疗效果，中医中药治疗也有一定疗效。

四、躯体形式障碍护理

（一）护理评估

1. 生理方面

（1）患者既往史、疾病家族史、药物过敏史、外伤和手术史。

（2）患者的一般状况，包括生命体征、营养状况、进食情况、排泄和睡眠情况等。

（3）患者躯体疾病的起病缓急、早期症状表现，与精神症状之间的关系，发展规律和演变过程。

（4）是否存在与原发疾病相关的神经系统症状和体征，如共济失调、肌痉挛、锥体束征阳性、脑膜刺激征，手足震颤、扑翼样震颤、末梢神经炎等。

（5）实验室及其他辅助检查结果。

2. 心理方面

1）精神症状的评估 有无意识障碍、认知障碍、情感障碍、意志行为改变等。

2）患者的性格特征和心理应激状态 有无长期的心理压力等。

3. 社会方面

（1）患者发病前的主要生活经历、职业、受教育程度、生活方式等。

（2）目前症状对患者的日常生活能力、工作能力等有何影响。

（3）患者的家庭支持系统、社会支持系统情况。

（二）护理诊断

1. 生理方面

1）营养失调：低于机体需要量 与自理能力差导致营养摄入不足有关。

2）睡眠型态紊乱 与情绪变化、担心躯体不适有关。

3）有受伤的危险 与神经系统症状（如肌肉震颤、全身痉挛发作）、精神症状有关。

2. 心理方面

1）感知改变 与病理生理方面的改变、注意力改变等有关。

2）思维过程改变 与躯体疾病所致的不适有关。

3）焦虑 与疾病知识缺乏、担心疾病的预后、环境改变等有关。

4）恐惧 与环境及健康状况改变、不能预测疾病的后果等有关。

3. 社会方面

1）生活自理能力缺陷 与意识障碍、躯体疾病导致移动受限、焦虑或抑郁状态等有关。

2）保持健康能力改变 与躯体疾病造成的感知受损、思维过程改变、沟通障碍、个人应对无效、缺乏与所患疾病相关的知识等有关。

3）社会支持缺乏 与家属、亲友对疾病知识不了解有关。

（三）护理目标

（1）患者能够摄入足够的营养，保证水、电解质的平衡。

（2）患者的睡眠状况得到改善。

（3）患者未受伤，并能叙述如何预防受伤。

（4）患者未因感知、思维过程改变出现意外，并能正确应对。

（5）患者能对疾病有正确的认识和评价，适应环境的改变，焦虑和恐惧情绪减轻。

（6）患者维护健康的能力和信心得到提高。

（7）家庭社会支持得到提高。

（四）护理措施

1. 生理方面

1）营造安全、良好的环境 病室环境应温度适宜、光线柔和，避免强光和噪声，有意识障碍的患者应加设床挡或约束,防止患者坠床或跌倒。

2)加强对原发疾病的观察与护理　依据病情观察患者的生命体征、意识状态、缺氧程度、尿量等,避免和预防诱发因素。

3)饮食护理　结合原发疾病的情况,为患者提供易消化、营养丰富的饮食,为患者创造清洁、舒适的进餐环境,提供充足的进餐时间,督促患者细嚼慢咽以预防噎食。

4)个人卫生护理　定期督促或协助患者料理日常个人卫生,如洗澡更衣、理发、剪指甲等;重视皮肤的清洁,保持床单位整洁和干燥,预防压力性损伤及感染的发生。

2. 心理方面

(1)与患者建立治疗性人际关系:主动发现患者的身心需求,并及时采取措施,尽可能满足患者的合理要求。鼓励患者表达自己的想法和需要,减轻患者焦虑、恐惧和抑郁等情感障碍的程度。

(2)帮助患者认识自身性格方面存在的问题和缺陷,逐步学会控制和克服不良行为的方法,增强战胜疾病的信心。

3. 社会方面

(1)帮助患者认识与发病有关的心理社会问题,根据患者自身的实际情况及疾病恢复情况,与患者共同制订具有可行性和可操作性的康复目标和措施。

(2)指导家属学习和掌握疾病的一般知识,使家属能够识别早期症状,掌握复发先兆,及时为患者提供有效帮助。

(五)护理评价

(1)患者营养摄入是否充分,有无营养失调及水、电解质失衡。

(2)患者睡眠是否充足,大小便是否正常。

(3)患者有无受伤。

(4)患者能否正确认识疾病,精神症状是否改善。

(5)家庭社会参与和支持程度有无提高。

第四节　分离转换障碍及其护理

> 📠 在线案例 7 - 6　女生,15 岁,不肯上学,歇斯底里喊叫、大哭,动作极为夸张

一、分离转换障碍

分离性障碍,以前称歇斯底里(hysteria)或癔症。从 ICD - 10 开始,癔症的概念已被废弃,取而代之的是分离性障碍(dissociative disorders)。ICD - 11 将其分为分离性神经症状障碍、分离性遗忘症、出神障碍、出神附体障碍、分离性身份障碍、部分分离性身份障碍、人格解体-现实解体障碍、其他分离性障碍、分离性障碍未特定。分离性障碍是

由于明显的心理因素,如生活事件、内心冲突或强烈的情绪体验、暗示或自我暗示等引起的一组以解离症状和转换症状为主的精神障碍。分离症状常表现为部分或完全丧失对自我身份的识别及对过去的记忆,转换症状表现为感觉障碍、运动障碍等而缺乏相应的器质性病变基础。其症状表现可具有做作夸大或富有情感色彩等特点,有时可由暗示诱发,也可由暗示而消失,有反复发作的倾向。

(一) 病因及发病机制

1. 遗传因素　临床遗传流行病学研究较少,且结果不一致。家系研究发现男性一级亲属的患病率为 2.4%,女性一级亲属的患病率为 6.4%。但 Slater(1961)对各 12 对同卵双生和异卵双生子的研究没有发现同患分离障碍者。

2. 心理因素

(1) 应激性事件:经历应激性事件和相应反应是引发本病的重要因素,如经历战争,遭遇对个体有重大意义的生活事件如被强奸等。幼年期创伤性经历如遭受精神、躯体或性的虐待,也可能是成年后发生分离转换障碍的重要原因之一。

(2) 人格特征:具有暗示性、情绪化、自我中心、表演性、幻想性特征的个体,是分离转换障碍发生的重要人格基础。

(3) 精神分析理论从潜意识的心理防御机制解释分离性障碍,认为个体将意识中无法调和的冲突阻抑到潜意识中,然后在潜意识中将冲突分离,通过分离性障碍的不同症状表现出来,这样避免了个体主观的苦恼,这是分离症状所谓"原发获益"的效果。

(4) 行为主义则认为患者将分离症状与环境因素相关,形成条件联系,然后再形成自动化反应,使症状持续存在。即环境对症状起到诱发和强化的作用,甚至使患者在其疾病角色、症状的出现或持续中获益,如获得赔偿、减少责任等,形成所谓"继发效益",从而使症状持续存在。

3. 社会文化因素　社会文化及其变迁对分离转换障碍症状的表现形式有较大的影响,如现代化程度越高,以兴奋为主要表现者就少见,而以躯体症状表现者多见。一些特殊的表现形式仅仅在特殊的文化环境中才能见到,如我国南方发生的"缩阳症(Koro)"。

(二) 临床表现

(1) 常常急性起病,症状复杂多样;但就同一患者而言,症状相对单一,反复发作的患者主要症状基本相同。

(2) 起病与明显的心理-社会因素相关,表现在时间上与应激性事件、问题有明确的联系。可由直接的压力、刺激、他人暗示或自我暗示诱发,反复发作者可通过回忆、联想、面临相似处境等方式所诱发。

(3) 部分患者具有表演型人格特征,或可诊断表演型人格障碍。

(4) 患者对疾病常常缺乏自知力,不主动求治,对症状"泰然漠视",更关注他人对其疾病的态度,常有"继发获益"的可能。

（5）共病现象突出，常常与边缘型人格障碍、表演型人格障碍、抑郁症、焦虑障碍、双相情感障碍、酒精依赖等共病。

⬛ 拓展阅读7-5 癔症性瘫痪与真性瘫痪

（三）治疗原则

分离转换障碍临床表现多样，但急性发作通常与一定的心理-社会因素有关，病程的持续可能与持续存在的强化因素相关，病程慢性化则可能与患者的"继发获益"有关。有时，在不同的疾病阶段，患者可伴随不同的精神症状，这些精神症状可能使分离转换障碍的主要症状复杂化，同时也使治疗复杂化。因此，在疾病的不同阶段要制订不同的治疗计划。

（1）对患者的症状要积极关注，在整个治疗过程中给予支持性心理治疗。

（2）寻找诱发、维持、强化患者症状的心理-社会因素，并在治疗过程中将心理-社会因素与患者的症状进行"分离"。心理治疗的重点在于引导患者进行正常生活，增加应对生活事件的能力。分离症状的治疗可使用催眠、暗示、家庭或团体心理治疗等，抑郁、焦虑等精神症状应对症使用相应的精神药物治疗。

（3）医护人员与患者家属要形成医疗联盟，达成共识，共同帮助患者在治疗过程中获得成长。

（四）各类型临床特点

1. 分离性遗忘

1）主要特点　是记忆丧失，通常为重要的近期事件，不是由器质性精神障碍所致，遗忘范围广，不能用一般的健忘或疲劳加以解释。遗忘通常为部分性和选择性的，且一般都围绕着创伤性事件，如意外事故或意外的亲人死亡。遗忘的程度和完全性每天有所不同，不同检查者所见也不一样，但总有一个固定的核心内容在觉醒状态下始终不能回忆起。有研究显示，患分离性遗忘的患者占总人口的2%～6%，妇女患病率略高，主要在青春期后期和成年期发作。

2）诊断　分离性遗忘的诊断要点主要有以下两点：①对于具有创伤或应激性质的近期事件存在部分或完全遗忘（也许只有找到其他知情人时才能掌握这方面的情况）。②不存在脑器质性障碍、中毒或过度疲劳。

ICD-11将其定义为对重要的叙述性记忆无法进行回忆，通常有近期的创伤或应激性事件，与正常的遗忘不一致。遗忘症不会发生于另一种分离性障碍；也不能用另一种精神、行为或神经发育性障碍更好地解释。遗忘症不是物质或药物的直接生理效应（包括戒断效应）所致。遗忘症导致个人、家庭、社交、学业、职业或其他重要领域功能的显著损害。

3）鉴别诊断　需要与以下疾病进行鉴别诊断。

（1）普通遗忘和非病理性遗忘：普通遗忘是一种良性的现象，与压力性事件无关；睡眠中梦境遗忘及催眠后遗忘也属于非病理性遗忘。在分离性遗忘中，记忆丧失比非病理性遗忘更广泛。

（2）器质性精神障碍：通常有神经系统紊乱的其他体征，还有意识混浊的持续征象、定向障碍，以及意识状态的波动。对当前事件丧失记忆是器质性状态的典型特征，与任何可能的创伤性事件或问题无关。由于酒精或药物滥用所致的"黑蒙"与滥用时间密切相关，且丧失的记忆永远不能重新获得。

（3）外伤后遗忘：由脑外伤引发的遗忘通常有明显的外伤史，伴有意识丧失或遗忘，或两者同时出现，并且有脑损伤的客观证据。

（4）癫痫发作后的遗忘：偶见于精神分裂症或抑郁障碍的木僵或缄默状态的发作后遗忘，均可根据原有疾病的其他特点加以鉴别。

（5）诈病和做作性障碍：没有绝对的方法来区分分离性遗忘与诈病和做作性遗忘。诈病者即使在催眠或巴比妥类药物支持的访谈中依然可以继续装病。到精神科寻求恢复记忆的患者很可能有做作性遗忘，患者容易受到暗示的影响，再仔细询问并没有实际的遗忘内容，患者经常用童年期被虐待来解释目前的不幸或生活困境。

4）治疗　本病主要通过心理治疗。

（1）认知疗法：可能对经历创伤障碍的个体有独特的优势，识别创伤基础上的认知扭曲可能为失忆患者提供进入自己记忆的可能。当患者能够纠正认知扭曲，特别是认识到既往创伤的意义，唤起回忆可能就开始了。

（2）催眠治疗：可以治疗分离性遗忘，尤其催眠可以控制、调节症状的强度，便于控制唤回的分离性记忆，同时在催眠中唤起患者既往的资源，给患者提供心理支持和自我强化，最终促进分离性记忆整合到现实中。

另外，患者可以通过学习自我催眠，应用既往的正性资源，在日常生活中宽容与平和自我，这样可以增加患者控制症状侵入和把控遗忘的能力。

（3）集体心理治疗：短期或长期的集体心理治疗有助于 PTSD 和童年遭受虐待的患者。通过集体心理治疗，患者可能会恢复他们已经遗忘的记忆，然后重新建构整合分离的记忆。

药物可用于促进催眠，如异戊巴比妥钠、硫喷妥钠、苯二氮䓬类药物等。对于难治的分离性遗忘患者可以在药物催眠中唤起患者的某些记忆。

2. 分离性漫游

1）主要特征　分离性漫游具有分离性遗忘的所有特征，同时还有离家或离开工作单位表面上有目的的游历，游历期间保留自我照顾能力。安排的旅行可能是前往已知的并有情绪意义的地方。虽然对神游期在遗忘，但在不知情的旁观者看来，患者在这段时间里的行为可显得完全正常。

2）诊断　要确诊，必须存在以下几点：①对于具有创伤或应激性质的近期事件存在部分或完全遗忘（也许只有找到其他知情人时才能掌握这方面的情况）。②不存在脑器质性障碍、中毒或过度疲劳。③超出日常范围的有目的的旅行（必须由具备本地知识的人就漫游和旅游作出鉴别）。④保持基本的自我照顾（如进食、洗漱等），并能与陌生人进行简单的社会交往(如买票、加油、问路、点菜等)。

3)鉴别诊断　①与颞叶癫痫发作后漫游的鉴别,可根据癫痫史,不存在应激性事件或问题,癫痫患者的旅行较少目的性、活动更为片段进行鉴别。②本病与蓄意模仿漫游的鉴别可能十分困难。

3.分离性木僵

1)主要特征　患者的行为符合木僵的标准,但对其检查和询问找不到躯体原因的证据。此外,如同其他分离性障碍一样,有证据支持心理原因的存在,近期或是有应激性事件,或是有突出的人际或社会问题。

木僵诊断的依据是自发运动以及对声、光、触等外界刺激的反应消失或极度减少,患者在长时间里几乎一动不动地坐着或躺着。完全或几乎没有言语及自发的有目的运动。虽可存在一定程度的意识紊乱,但肌张力、姿势、呼吸、有时睁眼、协调的眼部运动均表明患者既非处于熟睡之中,也不是无意识状态。

2)诊断　确诊应存在以下几点:①如上所述的木僵的诊断依据;②不存在可对木僵作出解释的躯体障碍或其他精神科障碍;③有近期发生过应激性事件或目前存在问题的证据。

3)鉴别诊断　分离性木僵应与紧张性、抑郁性或躁狂性木僵相鉴别。在紧张型精神分裂症的木僵之前通常有提示精神分裂症的症状和行为,抑郁性和躁狂性木僵的形成一般相对缓慢,因而从其他知情者那里获取的病史起决定作用。随着情感性疾患早期治疗的推广,抑郁性和躁狂性木僵在许多国家已罕见。

4.出神与附体障碍　表现为暂时性的同时丧失个人身份感和对周围环境的完全意识。在某些病例中,患者的举动像是已被另一种人格、神或"力量"所替代。注意和意识仅集中在密切接触环境的一两个侧面,常有局限且重复的一系列运动、姿势、发音。发生于精神分裂症或伴幻觉、妄想或多重人格的急性精神病病程中的出神状态不应归于此类。ICD-11定义为出神状态,发生常伴个人意识状态显著改变或个体原有的身份被外界"附体"的身份所取代。个体的行为或动作有被附体物控制的体验。出神状态是反复发作的,或如果根据1次发作做出诊断,那么该发作应至少持续数天。出神状态是不自主的、不必要的,且不作为集体文化或宗教活动的一部分被接受。症状不是物质或药物的直接生理效应(包括戒断效应)所致,也不是疲劳、催眠(hypnagogic)或梦游(hypnopompic)状态引起的。症状是神经系统疾病、颅脑损伤或睡眠-觉醒障碍所致的,症状会导致个人、家庭、社交、学业、职业或其他重要领域功能的显著损害。

5.分离性运动障碍　是常见的形式,表现为1个或几个肢体的全部或部分丧失运动能力。瘫痪可为部分性的,即运动减弱或运动缓慢;也可为完全性的。可有突出的各种形式和程度不等的共济失调,尤以双腿多见,引起离奇的姿势或不借扶助则不能站立;也可有1个或多个肢端或全身的夸张震颤。表现为近似于以下疾病的任何形式:共济失调症、失用症、运动不能症、构音困难、异常运动、瘫痪。

6.分离性抽搐　又称假性抽搐,在运动方面可与癫痫的抽搐十分近似,但咬舌、严重摔伤、小便失禁等表现在分离性抽搐中较罕见。分离性抽搐不存在意识丧失,而代之以木僵或出神状态。

7. **分离性感觉麻木和感觉丧失**　皮肤麻木区域的边界表明,分离性感觉麻木和感觉丧失更接近患者关于躯体功能的概念,而与医学知识不符。本病也可有不能用神经系统病灶解释的情况,在不同感觉形式上有的感觉丧失,有的感觉则不丧失。感觉丧失可伴感觉异常的主诉。

分离性障碍中很少有视觉完全丧失,视觉障碍多表现为丧失视觉敏锐性、整个视野模糊,或"管状视野"。患者虽有视觉丧失的主诉,却惊人地保留着完好的整个活动能力与运动表现。

分离性耳聋和嗅觉丧失比视觉丧失少见得多。

8. **其他分离转换障碍**

1) 甘瑟综合征　由甘瑟(Ganser)首先描述的一种复杂障碍,特征是"近似回答",常伴有其他几种分离性症状,其发生背景提示有心理原因存在。

2) 多重人格障碍　本障碍罕见,关于是医源性问题还是文化特有的问题也有争议。基本特征是,同一个体具有 2 种或 2 种以上完全不同的人格,但在某一时间,只有其中一种明显。每种人格都是完整的,有自己的记忆、行为、偏好,可以与单一的病前人格完全对立。

相对常见的形式是双重人格,通常其中一种占优势,但两种人格都不进入另一方的记忆,几乎意识不到另一方的存在。从一种人格向另一种的转变,开始时通常很突然,与创伤性事件密切相关;其后,一般仅在遇到巨大的或应激性事件,或接受放松、催眠或发泄等治疗时,才发生转换。

二、分离转换障碍护理

(一) 护理评估

1. **生理方面**

1) 一般情况　①生命体征,如体温、呼吸、脉搏、血压;②营养状况,如有无营养不良;③睡眠和饮食状况、排泄状况;④生活自理能力情况等。

2) 治疗情况　既往治疗用药情况、治疗效果,有无药物不良反应等。

3) 神经系统状况　注意腱反射、周围神经有无损伤情况,如感觉麻木、缺失等。

4) 躯体症状　有无躯体疾病的体征,如失明、耳聋、瘫痪等。

5) 健康状况　评估患者的家族史、以往疾病史。

6) 实验室及其他辅助检查　评估患者的常规化验以及特殊检查结果。

2. **心理方面**

1) 认知活动

(1) 有无知觉的改变,如出现幻听、幻视等症状。

(2) 有无思维内容障碍及思维过程方面的改变,如被害妄想等精神病性症状。

（3）有无智力与记忆损害，如遗忘、错构、虚构、痴呆等。

（4）有无注意力和定向力障碍。

（5）对疾病的认识，即有无自知力。

2）情感活动

（1）有无焦虑、抑郁、紧张、恐惧不安等情绪。

（2）有无兴奋、吵闹、易激惹和情绪不稳、情感爆发。

3）意志行为活动

（1）有无懒散、兴趣下降、木僵、兴奋躁动、发作性动作或行为。

（2）有无冲动、伤人或自伤等行为。

4）人格特征

（1）将患者发病前后的人格加以比较，以了解患者有无人格改变。

（2）是否具有分离转换障碍性格特征，如情感丰富、暗示性高、自我中心、富于幻想。

3. 社会方面

（1）患者的工作、学习效率是否降低，人际交往能力、生活自理能力有无减弱。

（2）患者与家庭成员的关系有无受损，有无子女受虐待、婚姻破裂等问题。

（3）社会支持系统状况：评估患者的家庭教育、经济状况、学习工作环境、与同事和家人能否正常相处等，患者的家庭成员及亲友对患者的支持及关心状况如何。

4. 评估要点　分离转换障碍表现：是否有感觉异常、躯体不适等；有无情绪爆发，是否具表演性，有无异常行为，有无痉挛发作，有无意识障碍；发作前有无诱发因素。

（二）护理诊断

1. 生理方面

1）潜在的或现存的营养失调　与进食障碍（如木僵、缺乏食欲等）有关。

2）睡眠状态改变：失眠　与情绪改变、环境变化或躯体不适等有关。

3）潜在躯体疾病　与躯体障碍有关。

4）意识障碍　与精神障碍有关。

5）皮肤的完整性受损　与进食障碍导致营养摄入不足及长时间局部皮肤受压有关。

6）有外伤的危险　与分离转换障碍抽搐有关。

2. 心理方面

1）焦虑　与对疾病缺乏认识、担心预后有关。

2）恐惧　与健康状况改变等有关。

3. 社会方面

1）生活自理能力缺陷　与精神症状等有关。

2）有暴力行为的危险：对自己或对他人　与精神症状等有关。

3）有出走的危险　与认知障碍、自控能力降低有关。

4）社交能力受损　与人格改变、行为退缩等有关。

5）自我保护能力改变　与认知障碍及健康状况改变有关。

6）自我认同紊乱　与人格转换有关。

（三）护理目标

1. 生理方面

（1）患者能维持正常的营养状态。

（2）患者的睡眠状态紊乱得到改善。

（3）在自理能力下降时，保持个人卫生整洁。

（4）患者未发生躯体感染性疾病及并发症，如压疮等。

（5）患者不发生意外事件。

2. 心理方面

（1）患者症状减轻或消失。

（2）了解分离转换障碍的各种表现和正确运用应对方式。

（3）患者能积极控制不良情绪。

（4）患者能增强处理压力与冲突的能力。

（5）患者学会宣泄情绪。

3. 社会方面

（1）患者的生活自理能力逐步提高。

（2）患者能建立正确的行为模式和有效的人际交往关系，社会支持增加。

（四）护理措施

1. 生理方面

1）安全和生活护理

（1）提供安静、舒适的环境，减少外界刺激。由于患者富有暗示性，不能将其与症状较多的患者安排在同一病室，以免增加新症状或使原有症状更顽固。

（2）加强观察和关心患者（但不被患者意识到）。加强不安全因素和危险物品的管理，以便早期发现自杀、自伤或冲动行为的先兆，防患于未然。

（3）分离转换障碍发作期应耐心喂饭，患者一时不能进食可稍缓喂饭。对躯体化症状的患者，应用暗示性言语引导进食，或分散注意力，避免其全神贯注自己的进食障碍等症状，而妨碍进食。同时在进食时，可用没有出现不良反应的事实，鼓励进食。

（4）对有自理缺陷的患者：①做好晨晚间护理和生活护理（如饮食、睡眠护理等）；②对转换障碍性瘫痪或木僵患者定时翻身，做好皮肤、口腔等护理，防止压疮。并按计划进行肢体功能训练；③以暗示言语鼓励循序渐进地加强自主功能训练。

（5）鼓励患者参加文体活动。以娱乐性游艺为主，使患者在松弛的环境中，分散其注意力，避免对疾病的过分关注。

（6）应尊重患者，允许患者保留自己的私人空间和注意尊重其隐私。

2）特殊护理

（1）分离转换障碍发作时，应将患者和家属隔离，避免众人围观，及时采取措施，进行治疗和护理。

（2）分离转换障碍相关的焦虑反应有时可表现为挑衅和敌意，须适当加以控制，并对可能的后果有预见性。如出现情感爆发或痉挛发作时，应安置在单间，适当约束，防止碰伤，必要时专人看护。

（3）对意识朦胧及漫游症患者应专人看护，做好生活护理并限定其活动范围；不在患者居住的房间内放置危险品，防止受到其他患者的伤害，防止患者发生冲动、走失等意外事件。在患者不注意中，强化其原来身份，促使恢复自我定向。

（4）严密观察患者的情绪反应，加强与患者的沟通，了解其心理变化，对不合理要求应认真解释和说服，防止患者产生做作性自杀企图，以免弄假成真。

（5）对分离转换障碍性失明、失聪等患者，应让其了解功能障碍是短暂的，通过检查证明无器质性损害。在暗示治疗见效时，应加强言语、听力，或视力训练，让患者看到希望。

（6）对患者当前的应对机制表示认同和支持，鼓励患者按可控制和可接受的方式表达焦虑、激动，允许自我发泄，但不要过分关注。

（7）注意倾听，减轻患者的内心痛苦。

（8）在间歇期教会患者放松技术，与医生合作做好暗示治疗、行为治疗、反馈治疗等，使其增强治疗信心。做好家属工作，争取家庭和社会支持。

3）用药护理　遵照医嘱使用相应治疗药物，如抗焦虑药、抗抑郁药、抗精神病药等，控制分离转换障碍的发作。建立良好的护患关系，提高患者药物治疗的依从性。发药前严格执行查对制度，使用正确的给药途径与方法，做到发药到手、看服到口、服药到胃，防止藏药、丢弃药物及吐药等行为影响治疗。多种药物同时使用，应注意配伍禁忌。向家属及患者详细讲解药物治疗的目的、方法和注意事项，密切观察病情，及时处理用药后的不良反应。

4）康复期护理　康复期帮助患者认识和正确对待致病因素和疾病性质，克服个性缺陷，教会患者正确应对创伤性体验和困难，恰当地处理人际关系，防止疾病复发。积极参加社会活动，体现自身价值，增强治病信心，参加康复训练，以利于身体康复。

2. 心理方面

（1）建立良好的护患关系。谈话时，要态度和蔼，注意倾听，提问要扼要，着重当前问题，给予简明的指导。鼓励患者回忆自己病情发作时的感受，接纳患者的焦虑和抑郁感受，与患者共同找出问题、分析问题和共同选择解决问题的方法。

（2）每天定时与患者分析分离转换障碍症状和焦虑等情绪的原因和危害，使患者认识到对自身病症的过度关心和忧虑无益于恢复健康。反复强调患者的能力和优点，不关注其缺点和功能障碍。帮助列出可能解决问题的各种方案，辅助患者有效地应对困难，当患者初步获效时，应及时表扬。

（3）选择适当时机，结合检查的正常结果，使患者相信其障碍并非器质性病变所致，鼓励其积极配合治疗。并针对其以自我为中心的特点，加强心理疏导及个性教育。

3. 社会方面

（1）鼓励患者自我料理自己的生活，对生活和工作做出计划和安排。

（2）协助家属了解疾病知识，强化家庭功能，给予患者重要的家庭和社会支持。

（3）介绍患者加入一些康复组织，从而获得一定的咨询和帮助，协助其慢慢地适应社会生活。

（五）护理评价

1. 生理方面

（1）患者的营养状态、睡眠状况等是否得到改善。

（2）患者有无发生躯体感染性疾病及其他合并症。

2. 心理方面

（1）患者的分离转换障碍症状是否得到控制。

（2）患者能否使用恰当的心理防御机制及应对技巧，减轻不适感觉。

（3）患者能否正确认识疾病，采取合适的处理措施和行为。

（4）患者基本的生理及心理需要能否得到满足。

3. 社会方面

（1）患者的生活自理能力有无提高。

（2）患者是否可以与他人有效沟通，建立有效的人际关系。

（3）患者能否主动参与各种活动，利用社会支持资源。

（4）患者的社会功能是否基本恢复。

（刘杰）

数字课程学习

○教学 PPT　○导入案例解析　○复习与自测　○更多内容

第八章　心理因素相关生理障碍及其护理

章前引言

　　心理因素相关生理障碍,发病与心理-社会因素密切相关,临床表现又往往是躯体症状明显,许多患者会首诊于非精神心理科,这需要引起临床各科医护人员的重视。

学习目标

　　1. 知道心理因素相关生理障碍的概念、分类、病因与发病机制。

　　2. 理解嗜睡症、睡眠-觉醒节律障碍、睡行症的诊断与治疗、主要护理措施。

　　3. 能判断神经性厌食、神经性贪食、失眠症的临床表现、诊断与治疗、主要护理措施。

思维导图

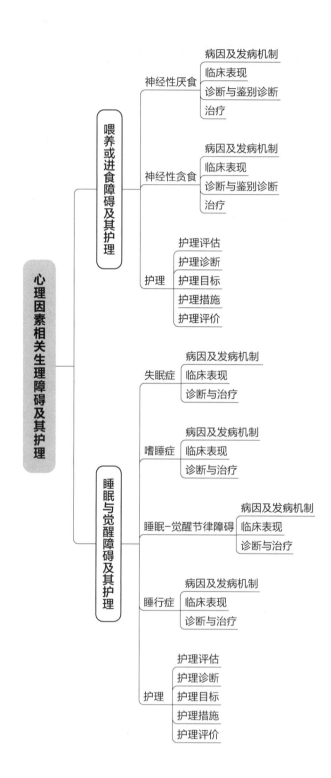

案例导入

患者,女,21 岁。因为"怕胖、过度节食、反复催吐、情绪波动三年"前来就诊。

现病史:患者从小就喜欢和大她 3 个月的表姐比较,包括外表、穿着、学习等各方面,如果感到表姐比她"好"就会生气。3 年前患者和表姐一起参加高考,成绩不理想,考入一所较差的二本高校,而表姐却考上了"985 工程"高校,患者因此情绪低落。进入大学后,患者受到一个同宿舍女生的影响,开始关注时尚模特方面的信息,想要拥有模特那样的好身材。同时,患者始终把表姐作为比较对象,在学习方面比不过表姐,就要在身材方面比过表姐,于是患者开始减肥。一开始患者控制饮食,每天都不吃早饭,中午和晚上只吃蔬菜和少量米饭,不吃肉类,虽然感到饿,但尽量忍受,有时候还会感觉自己吃多了,就用手指去抠自己的咽喉部,把刚刚吃进的食物呕吐出。几个月后患者慢慢失去了饥饿感,不太会主动进食,有时一餐仅吃几片用开水涮过油的蔬菜。患者每天都要多次照镜子,感觉自己"太胖",为了达到拥有好身材的目标,患者还经常跑步、跳绳。最近 3 个月,患者走路摇晃,出现闭经,曾去妇科就诊过,建议转诊精神科。

既往史:否认曾有严重躯体疾病史。

个人史:第 1 胎第 1 产,足月顺产,母孕期无异常,幼时生长发育的过程与同龄儿比较相仿。学习成绩优良,性格内向,自我要求高,追求完美。14 岁月经初潮,以前较规律,近 3 个月来闭经。

家族史:否认两系三代精神障碍和遗传疾病。

体格检查:体温 36.4℃,心率 59 次/分,呼吸 19 次/分,血压 90/60 mmHg;身高 169 cm,体重 32 kg;营养不良面容,消瘦,皮肤干燥、弹性差,皮下脂肪极少,女性第二性征不明显。心肺、腹部、神经系统检查未见明显阳性体征。

精神检查:意识清晰,接触被动,尚合作,注意力集中,对答切题;存在明显的感知综合障碍,即对自己的体像存在歪曲认知,仍认为自己太胖、脸大肉多、手臂和腿很粗,存在怕胖的超价观念,继续减肥的意志明显增强,"一定要在身材上比表姐好",但对自己要达到多少体重并没有明确的目标值;勉强承认自己节食、催吐、运动减肥,自称没有饿的感觉,吃了东西反而肚子胀;情绪不稳定,易发脾气;不认为自己有身体或心理方面的问题并需要治疗,缺乏自知力。

问题:

1. 目前存在的主要护理诊断是什么?

2. 针对该问题,如何进行护理?

第一节 概 述

心理因素相关生理障碍(physiological disorders related to psychological factors)是指生理功能障碍与心理因素有关,但无明显精神活动或行为障碍的一组疾病。20 世纪 60 年代,美国首先使用了"心理生理障碍"这一概念,在 DSM‐Ⅲ‐R 中,称为"心理因素影响的躯体状态",而在 DSM‐Ⅳ 中,又改名为"心理因素影响的医疗状态"。而在 ICD‐11 中,分为喂养或进食障碍、睡眠与觉醒障碍、性心理及相关问题等。

拓展阅读8-1 心身疾病

一、病因及发病机制

心理因素相关生理障碍的发病,与心理‐社会因素密切相关,无法从单一原因割裂地去分析,更要以生物‐心理‐社会的综合视角去全面看待。

心理动力学派认为,未解决的潜意识的冲突是导致心理生理障碍的主要原因。心理生理学派则认为情绪对一些躯体疾病影响很大,对自主神经支配的某些器官和某些系统影响更为明显。

现代医学研究表明,各种情绪状态的改变,除伴有自主神经功能和内分泌腺活动的变化外,同时也伴有神经递质和肽类物质的改变,机体的免疫功能也可能发生变化,这些因素互相交织在一起,共同影响着机体内环境的稳定,若防御机制遭受破坏则可能致病。

随着脑科学研究的进展,发现大脑皮质、边缘系统、间脑、下丘脑、网状结构和脊髓等解剖生理变化,与心理因素相关生理障碍有关。

二、临床分类

喂养或进食障碍主要包括神经性厌食、神经性贪食、暴食障碍、其他特定的进食障碍、回避性‐限制性摄食障碍、异食癖、反刍‐返流障碍、其他特定的喂养或进食障碍、喂养或进食障碍未特定;睡眠与觉醒障碍主要包括失眠、嗜睡、睡眠呼吸障碍、昼夜节律相关睡眠‐觉醒障碍、睡眠运动障碍、异态睡眠、其他特异性睡眠‐觉醒障碍、睡眠‐觉醒障碍未特定;性心理障碍分为性别不一致、性欲倒错障碍。

本章重点介绍部分喂养或进食障碍和睡眠与觉醒障碍。

第二节 喂养或进食障碍及其护理

一、神经性厌食

神经性厌食(anorexia nervosa)是由心理因素引起的一种慢性进食障碍,个体通过节食等手段有意造成并维持体重明显低于正常标准。其主要特征是以强烈地害怕体重增加和发胖为特点,对体重和体型极度关注,盲目追求苗条,体重明显减轻,常有营养不良、代谢和内分泌紊乱,女性患者会出现闭经。

神经性厌食在青少年和年轻女性中最常见,主要见于 13～20 岁的女性,发病年龄有 2 个高峰,分别是 13～14 岁和 17～20 岁,30 岁后发病相对少见,围绝经期女性偶发。患者中男性仅占 5%～10%,男女比例为 1∶10。

神经性厌食患者体重比正常平均体重减轻 15% 以上,或者体重指数(body mass index,BMI)≤17.5 kg/m^2,严重者可因极度营养不良而出现恶病质、机体衰竭,甚至危及生命。在各类精神和行为障碍中,神经性厌食的死亡率最高,5%～10% 的患者最后死于心脏并发症、多器官功能衰竭、继发感染或者自杀等。

(一) 病因及发病机制

1. 生物因素 有研究显示同卵双生子的同病率为 55%,异卵双生子的同病率为 5%,患者同胞中同病率 6%～10%,高于普通人群,这些都提示遗传因素对神经性厌食的发病起一定的作用。

另有研究认为神经性厌食可能存在神经内分泌、去甲肾上腺素和 5-羟色胺的功能异常。分子生物学研究发现瘦素(leptin)等神经肽及其受体在特殊脑环路的作用与控制摄取食物有关,低体重神经性厌食患者的血浆和脑脊液中瘦素浓度偏低,而在恢复期(体重恢复正常以前)瘦素水平升高,并认为这可能是神经性厌食患者很难完全恢复的原因。

2. 心理因素 神经性厌食患者的性格特征,有严谨耿直、内向拘谨、刻板固执、胆怯退缩、敏感多虑、保守欠灵活、多动好胜、自尊心强、自我中心、不合群、幼稚幻想、抑郁强迫倾向、疾病性格、分裂性格等。也有的患者个性特点包括低自尊、不能坚持己见、犹豫不决、完美主义和僵化,对成功或成就的要求非常高。另外,厌食可以理解为是青少年对情绪问题的回避及儿童期退行的表现。

3. 社会环境因素 慢性精神刺激、工作学习过度紧张、新环境适应不良、交友或家庭方面的挫折和打击造成情绪抑郁等均可使食欲降低,部分可能发展成神经性厌食。另外,神经性厌食发病率的上升与追求苗条的审美文化密切相关。

(二) 临床表现

1. 心理和行为方面

1) 追求病理性苗条 患者往往在起病前数月至 1 年,为控制体重、保持苗条的体形而开始节食或减肥。早期患者食欲存在,但因为怕胖,为了达到所谓的"苗条"而忍饥挨饿,由于强烈的减肥意志而否认饥饿感,到后期由于长期进食行为紊乱导致内脏感受器紊乱,患者可能在主观感受上没有饥饿感。患者开始减肥时因为觉得"苗条"变漂亮会被周围更多的人喜欢,当体重减轻、变得"苗条"之后,他人的赞美成了一种正性强化,使患者在减肥过程中获得了一种控制感和满足感,感到更有信心,进一步让患者想继续减肥。很多患者会给自己设定一个"理想体重",往往明显低于健康标准体重,甚至是"要减到骨头都凸出来"的非理性的极端状态。

2)常用的减肥方法

(1)限制进食:患者尽量避免高糖类及高热量的食物,进食低脂肪、高蛋白食物,但进食量很有限。为限制每天摄入的热量,患者吃得很少,部分患者只喝水、只吃蔬菜,甚至不吃。有的患者为了"忌油",在吃油炒的蔬菜前,先要将菜在水里"洗一洗"再吃。有的患者以前很喜欢吃巧克力、甜点等,发病后会压抑食欲,绝对禁止自己食用。

(2)过度体育锻炼:为减轻体重,患者常常进行刻板、过度的体育锻炼,带有强迫性的特点。患者每天跑步、跳绳、打球、或游泳,即使体重已经在最低标准体重以下时,仍然坚持不懈地锻炼并不感觉疲劳。部分患者为了"不让脂肪在腹部堆积",整日不愿意坐着,无论吃饭、工作或学习时。

(3)催吐或自发呕吐:患者常常在进食后催吐,即使吃得不多,但仍会觉得"食物很快会变脂肪",于是去洗手间进行催吐,最常用的是用手抠咽喉进行催吐。有的患者因进食量少会喝大量的水后再催吐,有的患者索性先暴食之后再催吐。为便于食物地吐出,患者会下蹲、双手挤压腹部。在长期反复催吐后,患者食管下端的贲门括约肌松弛,在进食后自我暗示下可自发呕吐。

(4)滥用泻药、灌肠剂或减肥药:为了减少食物的吸收,患者常用泻药或有通便成分的减肥药来减肥,也有的患者每天用灌肠剂。患者强迫性地要求自己每天一定要大便,部分患者大剂量用药致使每天大便2~3次及以上。另一方面,许多患者因进食量少、忌油、胃肠功能紊乱,几乎都有便秘症状,又导致长期大量依靠泻药或灌肠剂排便,患者自认为"每天有了排泄,胃才不会胀,下一餐才能安心进食"。部分患者还为了降低体重,大量使用各种各样的"减肥药",但各种减肥药的作用机制不同,有抑制食欲、增加代谢、抑制吸收、加快排泄等,甚至还有缺乏成分说明的不合法的减肥药,在没有医生或药师指导的情况下,患者乱用所谓的减肥药,可能会出现各种不良反应甚至产生并发症。

3)认知歪曲

(1)体像障碍:患者过度关注自己的体型和体重,对自己身体的体形、胖瘦、肢体某些部位的粗细、大小等存在认知歪曲,尽管与多数人一样苗条,甚至体重严重偏瘦,但仍坚持认为自己非常肥胖而限制进食。

(2)否认饥饱感:患者的内感受器紊乱,对自身胃肠刺激感受的认知出现异常,曲解饥饿意识。例如,有的患者"不吃也感觉不到饿",有的患者"吃东西感觉不到饱"。

(3)否认疲劳感:患者即使在营养不良、身体虚弱的情况下,仍然凭着顽强的意志每天坚持工作或学习,坚持每天完成自己规定的体育锻炼量,否认疲劳感,患者以此来向他人表达"我不可能像你们说的那样有危险"。

(4)否认情绪:患者情感表达有困难、压抑,对自身的情绪状态缺乏感知和认识,否认愤怒或悲伤的情感。

（5）否认患病：患者的节食、减肥行为隐蔽，从不主诉厌食或体重下降，甚至拒绝求医和治疗，常常由家属发现其消瘦、进食甚少、腹部不适、长期便秘、闭经等问题而带其到医院就诊，常常先在消化内科、内分泌科、妇科、中医科等就诊，然后才转诊精神心理科。

4）其他心理行为异常　患者可伴有抑郁心境、情绪不稳定、易激惹、社交退缩、失眠、性兴趣减退或缺乏、强迫症状，还可表现为过分关注在公共场合自己的进食表现，常有无能感，过度限制自己主动的情感表达。有部分患者可能会表现为冲动及自伤行为，10%～20%的患者承认有偷食行为，30%～50%的患者有发作性贪食。

2. 躯体方面

1）症状　可有畏寒、胃胀、恶心、呕吐、嗳气、便秘、疲乏无力、眩晕、晕厥、心慌、气短、胸痛、头昏眼花、停经、性欲减低、睡眠质量下降、早醒等表现。

2）体征　面容消瘦，皮肤干燥，全身皮下脂肪减少，后背、前臂和脸部侧面有柔软的细毛；生长迟滞、青春期前发病者可出现乳腺停止发育；腮腺、下颌下腺肿胀；经常催吐的患者可有前牙齿内侧面的腐蚀；手脚凉、低体温；心率减慢、直立性低血压、心律失常；下肢水肿；近侧肌无力、蹲位站起困难。

（三）诊断与鉴别诊断

1. 诊断　神经性厌食的诊断主要依据病史、临床表现和检查（包括体格检查、精神检查以及实验室、影像检查等）。ICD-11诊断要点如下：对于个体身高、年龄、生长发育阶段的，显著的低体重。成人的体重指数（BMI）<18.5 kg/m²，儿童和青少年的体重低于相应年龄BMI（BMI-for-age）的第5百分位数。低体重不是无法获得食物和其他健康问题所致的。低体重伴有持续性的、防止体重回升的行为模式，包括减少能量摄入为目的行为（限制性摄食）\清除行为（例如，自我催吐，滥用泻药），以及增加能量消耗为目的的行为（例如，过度运动锻炼），通常伴有对体重增加的恐惧。低体重或体型是个体自我评价的中心，或个体不正确地感觉自己的体重和体型处于正常水平甚至过重。

实验室和影像检查有很大的辅助诊断价值，患者常有以下检查结果：①促卵泡激素（FSH）、黄体生成素（LH）、雌二醇、T_3、T_4下降，促甲状腺素（TSH）水平正常，血浆皮质醇增高，尿17-羟皮质类固醇排出减少，生长激素升高，胰岛素样生长因子1下降，自由脂肪酸升高等；②血尿素氮增高、低氯血症、低磷酸盐血症、低血钾、低血钠、严重低血糖等；③中度贫血（正常细胞正常色素性），粒细胞减少，淋巴细胞增多，血小板减少；④大便隐血阳性；⑤心电图常显示心动过缓、传导阻滞、Q-T间期延长等；⑥骨质疏松、骨密度降低；⑦脑室和侧脑室扩大，假性脑萎缩等。

2. 鉴别诊断

1）正常节食　正常节食者虽然通过限制饮食以达到身材苗条、减轻体重的目的，但是食欲正常，无体像障碍和内分泌紊乱的表现，当达到理想体重时，正常节食者能停止节食行为。

2）躯体疾病所致体重减轻　很多躯体疾病特别是慢性消耗性疾病，可导致明显的体重减轻,应通过相关检查予以排除,躯体疾病患者很少有怕胖、故意限制饮食及体像障碍等症状。神经性厌食患者普遍存在内分泌紊乱,应排除原发内分泌疾病。

3) 抑郁障碍 神经性厌食症患者可伴发抑郁症状,抑郁障碍患者也会有食欲减退,但抑郁障碍患者以情绪症状占主导,同时有思维、行为的改变及抑郁障碍自身的生物学节律(昼重夜轻),以此可鉴别。当然,在有些情况下,神经性厌食和抑郁障碍可能共病。

4) 精神分裂症 精神分裂症患者可能有进食减少,但同时还具有明显的思维、情感和行为异常,社会功能损害明显,自知力不全,以此可鉴别。

(四) 治疗

神经性厌食属于难治性的精神行为障碍,具有高拒绝治疗率和治愈前高脱落率。临床上药物治疗对神经性厌食患者作用有限。例如,SSRIs 仅可阻止体重恢复患者的复发,成功的治疗都要在疾病的不同阶段介入心理治疗。

1. 支持治疗 目的是挽救生命,维持生命体征的稳定。主要包括纠正水、电解质代谢紊乱和酸碱平衡失常,给予足够维持生命的能量,消除水肿,解除对生命的威胁。

2. 营养治疗 目的是恢复正常的体重。饮食的摄入应从少量开始,随着生理功能的适应和恢复,有计划、有步骤地增加。初始阶段给予易消化、无刺激性的食物,根据不同的病情也可选用流质、半流质或软食等。保证足够能量、蛋白质、维生素和无机盐的摄入,促使机体功能恢复,体重逐渐增加,恢复其正常的体重水平。

3. 心理治疗 包括纠正认知歪曲和其他相关因素,如体像障碍、自卑、家庭问题等。首先要取得患者的合作,了解其发病诱因。精神分析治疗认为神经性厌食患者的厌食行为其实是个体无法解决的潜意识冲突的外在表现形式。认知治疗主要针对患者的体象障碍进行认知纠正。行为治疗主要采取阳性强化法,物质和精神奖励相结合,达到目标体重予以奖励和鼓励。家庭治疗针对起病有关的家庭因素,进行系统的家庭治疗,有助于缓解症状、减少复发。另外,集体心理治疗,对神经性厌食患者也有疗效。

4. 药物治疗 抗抑郁药、抗精神病药、抗焦虑药物均可使用。氟西汀(20～40 mg/d)可以改善抑郁、焦虑、强迫等特征,对体重恢复的患者可显著减少复发率;西酞普兰(20～60 mg/d)可改善抑郁、强迫、冲动性及易激惹症状,而且治疗依从性高;阿米替林(150 mg/d)对伴贪食诱吐者效果较好;奥氮平(0.625～5 mg/d)可刺激食欲、增加睡眠、减少运动量、保全能量消耗、增加体重、改善对自身体重和体形的超价观念,如果患者体重恢复,奥氮平即可减量或停用,然后服用氟西汀预防复发。其他药物如西沙必利促胃肠动力、激素替代治疗、锌元素营养补充剂等,均可用于神经性厌食的治疗。

二、神经性贪食

在线案例 8-1 女性,26 岁,因"反复暴食、催吐、情绪不稳定一年"就诊神经性贪食(bulimia nervosa)是以反复发作性暴食并伴随防止体重增加的补偿性行为,以及对自身体重和体形过分关注为主要特征的一种进食障碍。患者主要表现为反复发作不可控制、冲动性地暴食,继之采取防止增重的不适当的补偿性行为,包括禁食、过度运动、催吐以及滥用利尿剂、泻药、食欲抑制剂、代谢加速药物等,这些行为与其对自身体重和体形的过度关注及不客观的评价有关。

神经性贪食多在青春期和成年初期起病,发病年龄在青少年中常常较神经性厌食晚,平均起病年龄通常在 16~18 岁。神经性贪食在 30 岁以下的年轻女性多见,女性与男性的比例约为 10:1。

神经性贪食患者可因社交中断或腹痛、恶心等躯体不适而终止暴食行为,常常伴有内疚感、抑郁或自我厌恶,相比神经性厌食的患者更容易主动就医寻求帮助。神经性贪食患者体重正常或轻微超重,30%~80%的患者曾有神经性厌食的历史,有的患者曾有肥胖史。

(一)病因及发病机制

1. 生物因素　遗传因素在神经性贪食的发病中起一定的作用,家系调查发现神经性贪食患者的一级亲属中同病的患病率增加,一级和二级亲属患抑郁障碍、双相障碍、其他进食障碍及物质滥用问题明显增加。神经性贪食患者中枢 5-羟色胺不足,β-内啡肽水平升高,使用阿片受体拮抗剂纳曲酮治疗有效。

2. 心理因素　神经性贪食的发病与心理和人格因素有关,如完美主义、自我概念损害、情感不稳定、冲动控制能力差、对发育和成熟过程适应能力较差等,神经性贪食的表现可以理解为是患者处理在这些过程中所遇到的应激事件的一种应对方式。神经性贪食患者比神经性厌食患者更善于交际、更容易愤怒和冲动,自我控制力差等。

3. 社会环境因素　和神经性厌食一样,社会文化因素在神经性贪食的发病过程中同样起着重要作用。年轻女性面临一种困境,是为了苗条而节食,还是屈服于易得的高能量食物而产生正常甚至肥胖的体型?如果通过暴食、食后催吐或导泻来摆脱这种困境,则容易发展为神经性贪食。

(二)临床表现

1. 心理和行为方面

1) 行为特征　神经性贪食最典型的行为特征就是暴食-清除循环。

(1) 暴食:暴食发生常与挫折感、孤独、空虚以及各种不良情绪有关,有时也与食物的诱惑有关,暴食是一种冲动性进食行为,患者在有限的时间里,进食量超过大多数人在相似情况下的进食量,通常达到 2~3 倍以上。暴食过程中,患者只是要吃大量食物而并不在乎味道,常常进食迅速,有时甚至不咀嚼、狼吞虎咽,部分患者伴有进食失控感,不能停止进食或无法控制进食的种类或数量,甚至不分冷热、生熟,将饭桌上、冰箱里的食物或家里囤积的食物或零食一扫而空。患者暴食时缺乏饱食感或对饱食感失去了正常反应,有饱食感后仍然控制不住地进食。暴食行为在白天、晚上均可发生,发生次数和暴食时间不等。平日正常工作或学习的患者,在白天能控制住不暴食,但下班或放学回家后,便不加控制出现暴食行为,严重者从早到晚都有暴食,往往是失学、失业的患者。

(2)清除:暴食行为之后,患者继之以清除性补偿行为,以达到防止体重增加的目的。常用的方法有催吐或自发呕吐、滥用泻药、灌肠剂、利尿剂、减肥药等,这些都是清除性补偿行为。也有患者会过度运动、禁食,这属于非清除性补偿行为。暴食和补偿行为的秘密性是神经性贪食的特征,其行为常不被家人和朋友注意。患者经过清除后,又可产生暴食行为,继之再采取清除行为,这样反复恶性循环,常见的模式是要么禁食不吃、要么就出现暴食的"跷跷板"式饮食模式。

2)心理方面的其他表现 神经性贪食患者对进食、体重和体形有着先占观念,关注自身的体像、外形和性吸引力,在意别人的评价,尽管大多数体重在正常范围内,但患者往往对身体明显感到不满意,因而情绪低落。患者通常在暴食时先有满足感,随着继续暴食进而出现罪恶感和痛苦感,最后因罪恶感或躯体不适(如恶心、腹胀、腹痛等)而终止暴食行为,随后患者又会对自己未控制住暴食而深感悔恨、自我厌恶,情绪再度陷入抑郁、沮丧状态。一般而言,神经性贪食患者比神经性厌食患者较少受约束,更能觉察到自身的感受,更可能表现为内省、感觉清晰,对贪食行为表现出羞耻,能意识到自身的进食行为不正常,虽无法加以控制但能主动就诊求助。在人格方面,神经性贪食患者往往有完美主义、同一性混乱、冲动调节紊乱、低自尊、内疚和羞耻等特征。

2. 躯体方面

神经性贪食早期可有轻微或一过性的疲乏、腹胀或便秘等症状,发展到慢性甚至最终威胁生命,可有低钾血症、肾脏功能和心功能损害等。患者的体重波动范围大,常在轻度低于正常体重和高于正常体重之间波动。

1)与暴食行为有关的躯体表现 可导致一系列胃肠道症状,以恶心、腹痛、腹胀、消化不良和体重增加较为常见,严重的并发症急性胃破裂较为少见。

2)与催吐行为有关的躯体表现 可引起一系列严重躯体不适或躯体疾病,胃酸反流导致牙齿腐蚀、口腔黏膜溃疡、食管与咽部损伤、腮腺肿胀、手指皮肤破损等。长期频繁的呕吐会导致继发性代谢紊乱,引起低钾低氯性碱中毒、抽搐发作、月经失调,甚至出现心律失常或肾功能损害等。

(三)诊断与鉴别诊断

1. 诊断 神经性贪食的诊断主要依据病史、临床表现和检查(包括体格检查、精神检查以及实验室、影像检查等)。ICD-11诊断要点如下:①现为频繁而持续的暴食发作(例如,每周1次或更多,持续至少1个月以上)。暴食发作定义为在独立的一段时间内,体验到对进食行为失去控制,个人进食明显增多,或较平常明显不同,并无法停止进食或对进食类型或数量进行控制。②暴食障碍伴有反复的、不适当的代偿行为以预防体重增加(例如自我催吐、滥用泻药或灌肠剂、剧烈运动)。③个体存在与体重或体型相关的先占观念,这种先占观念对自我评价有强烈的影响。④个体无显著的低体重,不满足神经性厌食的诊断需求。⑤不包括暴食障碍。

若患者已明确诊断为神经性厌食，或交替出现的神经性厌食与间歇性暴食症状，只诊断为神经性厌食。

2. 鉴别诊断

1）克莱恩-莱文综合征（Kleine-Levin syndrome）　患者除发作性贪食外，还伴有发作性嗜睡、定向障碍、躁狂、冲动等精神症状，以男性多见，以此可鉴别。

2）颞叶癫痫　患者可有暴食行为，同时常伴有抽搐或精神运动性发作的表现，通过脑电图、头颅 CT 等检查可鉴别。

3）抑郁障碍　神经性贪食患者常能体验到抑郁情绪症状，在暴食行为后容易有自责、后悔、缺乏自信的表现，但未必达到抑郁发作的诊断标准，当然如果达到抑郁发作的诊断标准，可以并列诊断，即患者这两种情况共病。

4）精神分裂症　患者可能有暴食行为，往往是受到幻觉或妄想等精神病性症状的支配，并缺乏自知力，而神经性贪食患者无精神病性症状，自知力大多存在，以此可鉴别。

（四）治疗

神经性贪食的治疗目标是：①激发并维持患者的治疗动机；②恢复正常进食行为；③改善心理功能；④巩固疗效、防止复发；⑤适应社会。治疗方案包括药物治疗和心理治疗。

1. 药物治疗　抗抑郁药治疗神经性贪食有一定疗效，常用的抗抑郁药有 SSRIs，氟西汀（常用剂量为 20 mg/d，最大剂量为 60 mg/d）可以改善暴食和清除行为，改善进食态度、对体形的关注与不满，症状改善后仍需巩固和维持治疗；西酞普兰（20～60 mg/d）可改善清除行为，症状改善后仍需巩固和维持治疗。三环类抗抑郁药如氯米帕明（25～300 mg/d），但由于对心脏的不良反应，在用药安全性方面低于 SSRIs。部分抗癫痫药卡马西平、丙戊酸钠、托吡酯治疗神经性贪食也有一定效果。

2. 心理治疗　可降低暴食发作次数，改善清除症状。比较有效的治疗方法有认知行为治疗、行为治疗、人际关系心理治疗、精神分析治疗、家庭治疗以及集体心理治疗等。其中认知行为治疗研究最为深入和广泛，在神经性贪食的治疗方面，地位已经确立，不仅能有效地改善神经性贪食患者的暴食和呕吐行为，还可以改善神经性贪食患者对自己身体的不满、限制性饮食、抑郁心境、与体重或体形有关的认知歪曲、自尊和社会功能等。与其他方法相比，认知行为治疗的依从性较好，脱落率较低，能维持或进一步改善原治疗效果。认知行为治疗将对自身体重和体形的过度关注作为神经性贪食的核心特征，治疗的目标就是要打破"自我感觉不良-限制进食-暴食-呕吐-自我感觉不良"的恶性循环，治疗方法采用认知和行为技术减少贪食行为的发生，包括回避易发生暴食的各种情形、改变对问题的思维方式、使用自我监测方式详细记录饮食情况等。

三、护理

(一) 护理评估

对进食障碍患者的评估应当全面、综合,包括生理、心理、家庭、社会等方面。护理体检需详细进行,尤其要注意生命体征、营养状况、饮食、排泄等情况。

1. 生理方面

(1) 一般情况:意识、生命体征、睡眠、排泄、女性患者是否有闭经及闭经的时间和其他躯体疾病等。

(2) 营养状况:体重变化以及年龄、体重与身高的比例,皮肤弹性。

(3) 饮食习惯:与结构饮食的种类、量、对食物的偏好及认识。

(4) 节食情况,包括节食开始时间。

(5) 催吐剂、导泻剂以及其他催吐方法的使用情况。

(6) 为减轻体重所进行的运动种类和运动量。

2. 心理方面

(1) 评估患者对理想体重和对自身体型的看法。

(2) 评估患者的性格特征及审美,对自身身材和自我概念的看法。

(3) 评估患者是否有心理疾病史及情绪状况,是否存在抑郁、焦虑和易激惹等不良情绪,有无自杀、自伤倾向。

(4) 评估患者心理防御机制和应对挫折方式的运用情况。

3. 社会方面

(1) 评估患者对自己所患疾病的认识程度;与家属的关系以及家属对疾病的知识和态度。

(2) 评估应激源及强度,包括有无明确的应激源、应激源情况、发生时间与病情的关系等。

(3) 评估患者社会支持系统是否良好,是否能坚持正常地学习与工作。

(二) 护理诊断

1. 生理方面

1) 营养失调:低于机体需要量　与运动过多,食入的热量相对不足,如拒绝进食、进食后自我诱发呕吐以及滥用泻药等有关。

2) 营养失调:高于机体需要量　与不可控制的暴食有关。

3) 有体液不足的危险　与呕吐及体液丢失过多有关。

4) 活动无耐力　与营养不良导致疲乏有关。

5) 便秘　与摄入的食物及水分不足有关。

6) 睡眠型态紊乱　与害怕或担心体重增加有关。

2. 心理方面

1）自我概念紊乱　与错误地认为自己肥胖有关。

2）恐惧　与害怕影响身体正常发育以及未与他人建立良好的关系有关。

3. 社会方面

1）家庭应对无效　与婚姻不协调及其对家庭成员的影响有关。

2）社交障碍　与不能和他人建立或害怕建立可靠的关系有关。

（三）护理目标

1. 生理方面

（1）重建正常的进食行为模式,恢复正常的营养状况。

（2）住院期间无躯体感染性疾病或并发症的发生。

2. 心理方面

（1）患者情绪稳定,无焦虑抑郁等不良情绪。

（2）纠正体像障碍,重组导致进食障碍发生的歪曲信念。

（3）掌握可行的应对策略,预防复发。

3. 社会方面

（1）家庭成员间关系有所缓和,能共同讨论和应对疾病。

（2）能恢复正常的生活、学习和工作。

（四）护理措施

1. 生理方面

1）创造良好的休养环境　病区环境安静舒适,光线柔和,空气流通,墙壁色彩以明快为主,室内可放置适量的鲜花,以利于激发患者积极、良好的情绪。

2）保证营养,维持正常体重

（1）向患者讲解低体重的危害,解释治疗目的,取得配合。

（2）确定目标体重,目标体重为标准体重的85%～90%。

（3）根据患者的目标体重、文化、宗教信仰、饮食习惯等,与营养师和患者一起制订体重增长计划,鼓励患者按照计划进食。各种营养素均衡搭配。摄入热量从每天800～1500 kcal 开始,每周增加 200～500 kcal,逐渐增加至女性 3500 kcal/d、男性4500 kcal/d。每日所需食物分3次摄入,中间可加2～3次甜食。对于厌食严重者,进食、进水从最小量开始,逐步缓慢增量。食物性质按流质、半流质、软食、普食的顺序过渡。选择低脂、低盐类食物,避免选用精加工食物,以防消化不良、水肿、血糖过高和便秘的发生。

（4）对于严重缺乏营养又拒绝进食的患者,可进行胃管鼻饲或胃肠外营养。

（5）每日定时定体重计测量体重,以每周增加 0.5～1 kg 为宜,体重增长过快易导致急性胃扩张和急性心力衰竭。

（6）密切观察和记录生命体征、出入量、心电图、实验室检查结果以及皮肤的色泽、弹性和完整性。

（7）进食时和进食后需严密观察，防止患者过度运动或采取引吐、导泻等清除行为。

3）其他生理护理问题　营养不良导致的活动无耐力、体液不足、睡眠型态紊乱等护理问题需采取相应护理常规。

2. 心理方面

1）纠正患者对自身体像的认知偏差

（1）与患者建立相互信任理解、尊重接纳的同盟关系，探寻患者内心深处的不合理信念，了解其行为产生的原因，为下一步针对具体症状开展治疗工作做好充分准备。

（2）鼓励患者表达对自己体像的看法，包括喜欢的和不喜欢的方面及对体像改变的感受，以及重要关系人物的看法和态度对自己的影响。

（3）暴露与接纳。将患者实际的自身体像做暴露治疗，并鼓励患者进行适当的自身修饰和打扮。进而引导患者接纳自己并发掘自己的优点，尤其是身体形象方面的长处。

（4）鼓励患者与镜中的自己积极对话，听取他人对自己外形的赞美。

（5）帮助患者认识"完美"是不现实的，并帮助患者重新认识自己对"完美"的理解。

（6）鼓励患者参与决策，通过表扬、鼓励等正向反馈，帮助患者学会接受现实中的自己。

2）帮助患者重建正常的进食行为模式

（1）帮助患者正确理解体型与食物的关系，正确认识营养相关问题。

（2）对于厌食症患者：提供安静、舒适的进餐环境；提供适合患者口味的饮食，或鼓励患者自行选择食物；规定进食时间，正餐必须在 30 min 内吃完，点心在 15 min 内吃完。进餐时，护士陪同在旁至餐后至少 1 h，以确保患者按时按量摄入食物，无诱吐、导泻行为发生；限制患者餐后的异常行为，如长时间沐浴、过度活动等；当患者体重增加或主动进食时，给予奖励。如果患者体重减少或拒绝进食、过度运动、诱吐时，则取消奖励作为惩罚。利用正强化和负强化的方法，帮助患者恢复正常的饮食行为模式。

（3）对于贪食症患者：制订并实行限制饮食的计划；逐步限制高脂、高糖食物和进食量，逐步建立规律适量的饮食习惯。教会患者采取自控技术：如定点就餐，有人在场时就餐；记录每次进食量，以监控自己的进食次数和进食量；想暴食时，用散步、阅读或看电视等方式分散注意力，以减少进食次数；尽量不测体重、不计算摄入量，以免因担心肥胖而节食；有意识地逐渐延长贪食-呕吐周期。

3）帮助患者重组导致进食障碍发生的歪曲信念

（1）帮助患者识别引起逃避食物摄取行为的不合理信念，如"进食会导致肥胖""感到肥胖就是真的肥胖"等。

（2）通过对患者不合理信念的质疑和启发式提问，引导患者思考和反省，帮助患者理解其不合理信念与进食障碍的关系（即不合理信念导致情绪障碍，情绪障碍引发进食障碍）。促进患者放弃不合理信念。

（3）向患者指出其进食障碍是由于自身的不合理信念造成的,因此患者有责任去改变这种不合理信念。

（4）帮助患者学习以合理的信念思考问题,并鼓励患者身体力行。

4）掌握应激事件的应对策略,预防复发

（1）按应激强度由低到高预测、想象或模拟未来可能发生的诱发焦虑的事件或情境。

（2）通过放松技术、角色扮演、自我教导、正念疗法（包括接纳与承诺疗法,鼓励关注当前及超越症状和疾病的价值观）等方法,寻求和制订应对焦虑事件和情境的方法,记录备查。

（3）遇到情绪困扰时,采用娱乐活动、社会交往、工作等方式转移注意力,缓解紧张心理。

5）其他心理问题的护理

（1）探明患者进食障碍背后隐藏的情绪冲动。

（2）评估患者的情绪反应,有无自杀自伤的危险和药物滥用的情况,根据患者的情况做好相应的心理护理。

3. 社会方面 采用家庭干预的方式,其目的是帮助家庭找到对患者疾病造成影响的不良因素并消除这些因素。对于因家庭矛盾冲突而患病的患者,尤其有重要意义。家庭干预分为 3 个阶段:第一阶段了解贪食或厌食的家庭背景;第二阶段解除家庭对患者的过度保护,鼓励患者独立生活,逐步控制进食障碍;第三阶段预防复发。

鼓励家属参与家庭治疗和集体治疗,帮助他们关注患者的病情,指导家庭对患者的教育管理方法,提倡疏导而不是制约;对必要的照顾技巧进行示范并指导练习;指导家庭与患者之间的沟通。

（五）护理评价

1. 生理方面

（1）患者的营养状况是否得到改善,躯体并发症是否好转。

（2）患者的水、电解质平衡是否恢复正常。

2. 心理方面

（1）患者是否已经建立良好的进食行为习惯。

（2）患者的体像障碍是否得到纠正,对形象的理解是否现实。

3. 社会方面

（1）患者是否能够得到足够的家庭支持,是否已掌握行之有效的应对策略。

（2）患者是否正常生活、学习和工作。

拓展阅读8-2 神经性呕吐
拓展阅读8-3 暴食障碍

第三节　睡眠与觉醒障碍及其护理

睡眠是一种生理现象,是人体基本的生理需要,睡眠-觉醒周期的建立与长期的环境因素有关。人们多数在白天觉醒、黑暗时睡眠,形成了生物钟现象,反之人若在晚上觉醒、白天睡眠,那么个体的生物钟将作相应的调整,节律与前者相反。人生命的1/3是在睡眠中度过的,睡眠的时间和质量与健康有着非常重要的关系,且相对于睡眠时间长短而言,睡眠质量对健康的影响更为重要。睡眠结构、睡眠质量及睡眠后复原程度是反映人脑正常节律性活动功能的重要指标之一。

失眠会使人产生一系列精神和躯体症状,许多躯体疾病和精神障碍都伴有失眠,往往是非特异性的,少数疾病的失眠具有特征性,仅仅凭失眠一个表现,很难给患者下一个明确的诊断。睡眠-觉醒功能紊乱常常涉及多个临床学科,尤其是和精神科、神经内科、呼吸内科、耳鼻咽喉科等密切相关。

睡觉与觉醒障碍在ICD-11中处于"精神、行为或神经发育障碍"和"神经系统疾病"之间,成为独立学科,主要包括以下几类:失眠、嗜睡、失眠呼吸障碍、昼夜节律相关睡眠-觉醒障碍、睡眠运动障碍、异态睡眠、其他特异性睡眠睡眠-觉醒障碍未特定。本节主要介绍失眠、嗜睡、昼夜节律相关睡眠-觉醒节律障碍、异态睡眠中的睡醒症。

⊞ 拓展阅读8-4　睡眠相关障碍的诊断分类

一、失眠症

⊡ 在线案例8-2　男性,64岁,因"失眠20年,加重2个月"就诊

失眠(insomnia)是睡眠-觉醒障碍中最常见的一种,是以失眠为主的睡眠质量不满意状况,其他症状均继发于失眠,包括难以入睡、睡眠不深、易醒、多梦、早醒、醒后不易再睡、醒后不适感、疲乏或白天困倦,可引起焦虑、抑郁或恐惧心理,并导致精神活动效率下降,妨碍社会功能。

(一)病因及发病机制

1. 病因

(1)心理-社会因素:生活和工作中的各种负性事件。

(2)环境因素:环境嘈杂、不适当的光照、过冷过热、空气污浊、居住拥挤或突然改变睡眠环境等。

(3)生理因素:饥饿、过饱、疲劳、性兴奋等。

(4)精神疾病因素:患焦虑障碍或抑郁障碍。

(5)药物与食物因素:咖啡因、茶碱、甲状腺素、皮质激素、抗震颤麻痹药、中枢兴奋剂等使用时间不当或过量,药物依赖出现戒断症状,发生药物不良反应等。

（6）睡眠节律变化因素：夜班和白班频繁变动等。

（7）躯体疾病因素。

（8）生活行为因素：日间休息过多、睡前运动过多、吸烟等。

（9）个性特征因素：过于紧张、焦虑、强迫的人格特征。

2. 发病机制

1）过度觉醒假说　认为失眠是一种过度觉醒的障碍,患者皮质和皮质下某些脑区存在结构、功能和代谢异常,这些脑区主要包括杏仁核、海马、扣带回、岛叶、额叶、顶叶,体现在躯体、情感、认知不同水平上,不仅仅是夜间睡眠的缺失,更是横跨 24 h 的个体高觉醒状态。

2）"3P"假说　是用来解释失眠的发生、发展和持续的认知行为学假说,也是目前被广泛应用的认知行为治疗的理论基础。"3P"源于易感因素（predisposing factor）、促发因素（precipitating factor）、持续因素（perpetuating factor）这 3 个因素的英文首字母都是"P"。假定 3 个因素累积超过了发病所需要的阈值将会导致失眠的发生和维持。

（1）易感因素：包括年龄、性别、遗传及性格特征等,使个体对失眠易感。

（2）促发因素：包括生活事件及应激等,引起失眠的急性发生。

（3）持续因素：包括应对短期失眠所导致的不良睡眠行为（如延长卧床时间）和由短期失眠所导致的焦虑和抑郁症状等,使失眠得以持续。

（二）临床表现

失眠症以入睡困难最多见,其次是睡眠浅表和早醒,有些患者表现为睡眠感觉缺乏。以上情况也可能并存。患者常常因为对失眠产生越来越多的恐惧和对失眠可能的后果过分担心,反而更加睡不着,由此陷入一种恶性循环,久治不愈。患者试图以服药来应对自己的紧张情绪和失眠症状,服药剂量越来越大、服药种类越来越多、疗效越来越差,信心越来越低,一旦形成恶性循环,失眠问题更加严重。另外,长期使用镇静催眠药,可能导致药物依赖、个性改变、情绪不稳。

（三）诊断与治疗

1. 诊断　根据 ICD‑11,诊断要点：①主诉或是入睡困难,或是难以维持睡眠,或是睡眠质量差;②这种睡眠紊乱每周至少发生 3 次并持续 1 个月以上;③日夜专注于失眠,过分担心失眠的后果;④睡眠量和/或质的不满意引起明显的苦恼或影响社会及职业功能;⑤排除躯体疾病或精神障碍症状导致的继发性失眠。

如果失眠是某种躯体疾病或精神障碍（如抑郁障碍、焦虑障碍等）症状的一个组成部分,不另单独诊断为失眠症。注意偶尔失眠是一种普遍现象,诊断不宜扩大化。

另外,睡眠脑电图检查有助于了解睡眠的实际情况和变化特点,失眠症一般表现为进入睡眠的潜伏期延长、睡眠时间缩短、再入睡过程中生理性觉醒增多、快速眼动睡眠期相对增加。

2. 治疗

1）一般治疗　首先要分析导致失眠的原因、特点和规律,调整和改善睡眠环境,培养良好的生活习惯。

2）心理治疗　支持性心理治疗可以帮助患者妥善处理生活和工作中的矛盾,理解睡眠是一种自然的生理过程,消除对失眠的焦虑和恐惧。认知行为治疗、正念疗法、生物反馈治疗、自我催眠疗法等可以改善睡眠前紧张状态。

（1）刺激控制疗法:基于条件反射原理,指导患者建立正确的睡眠与床及卧室环境间的反射联系,建立稳定的睡眠-觉醒规律。指导患者做到:只有感到瞌睡时才上床睡觉;不在床上进行除睡眠（或性生活）以外的其他事情;若卧床 20 min（仅凭感觉估计即可）不能入睡,应起床离开卧室,可进行放松活动,等有睡意时再返回卧室睡觉;若还不能入睡则重复该步骤,若有必要可整夜重复该步骤;无论夜间睡了多久每天定时起床;避免日间打盹。

（2）睡眠限制疗法:减少夜间卧床觉醒时间,同时禁止日间打盹,使卧床时间尽量接近实际睡眠时间。当睡眠效率超过 90% 时（可通过失眠日记获得）,增加卧床时间 15～30 min,进而增加睡眠时间。

3）药物治疗　适当的镇静催眠药物,可作为辅助治疗手段,改善患者睡眠状态,需要注意避免药物依赖的形成。常用的有苯二氮䓬类药（如阿普唑仑、艾司唑仑、地西泮、氯硝西泮等）、非苯二氮䓬类药（如唑吡坦、佐匹克隆等）、褪黑素受体激动剂（如褪黑素缓释片）、有镇静作用的抗抑郁药或抗精神病药。

二、嗜睡症

嗜睡（hypersomnia）是指白天睡眠过度及睡眠发作的一种睡眠状态,并非由于睡眠不足,或者药物、酒精、躯体疾病所致,也不是某种精神障碍的一部分。ICD-11 将嗜睡分为 9 类,分别为发作性睡病、特发性睡眠增多、克莱恩-莱文综合征、疾病所致睡眠增多、药物或物质所致睡眠增多、精神障碍相关睡眠增多、睡眠不足综合征、其他特定嗜睡、嗜睡未特定。

（一）病因及发病机制

该病病因不明确,多数人认为是心因性的,临床上并不常见。

（二）临床表现

患者并无夜间睡眠时间减少,但白天睡眠过多,有时有睡眠发作,睡眠持续较长时间。这种睡眠发作频率不高,患者能有意识地阻止其发生。相对于失眠症,嗜睡症患者痛苦感轻,求助诊疗的愿望低。

（三）诊断与治疗

1. 诊断　根据 ICD-11,诊断要点:①白天睡眠过多或睡眠发作,无法以睡眠时间不足来解释和/或清醒时达到完全觉醒状态的过渡时间延长;②每天出现睡眠紊乱超过 1 个月,或反复的短暂发作,引起明显的苦恼或影响社会或职业功能;③缺乏发作性睡病的附加症状（如猝倒、睡眠麻痹、入睡前幻觉等）或睡眠呼吸暂停的临床证据（如夜间呼吸暂停、典型的间歇性鼾音等);④没有可表现出日间嗜睡症状的任何神经科及内科情况。

2. 治疗　可以应用小剂量的中枢神经兴奋剂治疗,抗抑郁药物可能有效。通过支持性心理治疗,向患者进行适当合理地解释,行为上鼓励患者在白天有意识地小睡,养成良好的生活习惯。

三、睡眠-觉醒节律障碍

睡眠-觉醒节律障碍(sleep-wake rhythm disorder)是指个体的睡眠-觉醒节律与其所在环境的社会要求和大多数人所遵循的规律不符合,应该睡眠的时段失眠,而应该清醒的时段嗜睡。

(一)病因及发病机制

睡眠-觉醒节律受网状上行激动系统、睡眠中枢与觉醒中枢的调节,这种调节具有昼夜变化的节律性和规律性。当精神或器质性因素引起生物钟改变时,睡眠-觉醒时相即出现变化。多种器质性疾病或心理因素可引起睡眠-觉醒节律障碍,其中心理-社会因素属于非器质性的因素,包括个体起居无常、频繁调换工作班次、跨时区旅行等。

(二)临床表现

患者主要表现为睡眠-觉醒节律改变,与多数人或者环境所要求的不符,别人睡眠时患者觉醒,别人觉醒时患者睡眠。

(三)诊断与治疗

1. 诊断　根据 ICD - 11,诊断要点:①个体的睡眠-觉醒形式与特定社会中的正常情况及同一文化环境中为大多数人所认可的睡眠-觉醒节律不同步;②在主要的睡眠时相时失眠,在应该清醒时嗜睡,这种情况几乎每天发生并持续 1 个月以上,或在短时间内反复出现;③睡眠量、质及时序的不满意状态使患者深感苦恼,或影响了社会或职业功能。

诊断需要注意排除器质性疾病和其他精神行为障碍(如心境障碍、人格障碍等)导致的继发性的睡眠-觉醒节律障碍。

2. 治疗　治疗的主要目标是要建立良好的睡眠习惯。通过心理治疗改变患者的认知、情绪和社会适应能力。睡眠时相治疗可逐步训练睡眠节律,要求患者每天比前一天推迟 3 h 睡觉,每次睡眠不超过 8 h,其他时间不能睡觉,由此经过数天后,患者可以在正常合理的时间睡觉。适当的药物治疗可以调整夜间睡眠或生物钟,如苯二氮类、褪黑素等。另外,光疗也有一定疗效。

四、睡行症

📖 在线案例 8 - 3　男性,8 岁,因"频繁发作入睡后起床活动一年"就诊

睡行症(sleep walking)以前被称为梦游症,ICD - 11 将其归为异态睡眠的一种,是

睡眠和觉醒同时存在的一种意识改变状态,常发生于非快速眼动睡眠期的第Ⅲ~Ⅳ期。患者在睡眠过程中起床后在室内甚至户外行走,或者做一些简单的活动,无论是在发作后马上醒来还是早晨正常清醒,患者通常无法回忆事情经过。睡行症常发生在 10 岁前,多见于男孩,预后良好,至青春期可自愈。

(一) 病因及发病机制

1. 遗传因素　10%~20%的患者有阳性家族史,父母患有睡行症的儿童患病率比一般儿童高。同卵双生子的同病率明显高于异卵双生子,且双生子之间有很相似的睡眠结构。

2. 神经发育不成熟　睡行症可能是由于神经生理发育不成熟所致,患者的临床表现和脑电图改变,往往随年龄增长而逐渐消失。

3. 心理因素　情绪焦虑、家庭或学校中的矛盾与冲突、学习紧张等因素与发病有一定的关系。

(二) 临床表现

患者处于一种睡眠和清醒的混合状态,呈现出低水平的注意力、反应性和运动技能。发作时患者会在睡眠中突然起床,到室内外进行某些活动,如跑步、来回徘徊或做游戏,动作似有目的性,意识朦胧,睁眼或闭眼,面部无表情,步态不稳或敏捷。患者一般不说话,偶尔也有喃喃自语,对别人的提问不回答或者不能正确回答。有的患者能避开面前的障碍物、离开卧室、偶尔还会走出家门,有的会绊倒或撞墙,甚至从楼上跌下,有面临受伤的危险。在大多数情况下,患者经过几分钟或几十分钟,会自行或在他人轻柔的引导下安静回到床上继续睡觉。早上醒后,患者对整个发作过程均不能回忆。如果发作过程中突然唤醒患者,可产生恐惧情绪。轻度每月发作 1~2 次,重度每周发作数次。

(三) 诊断与治疗

1. 诊断　根据 ICD-11,诊断要点:①突出症状是一次或多次发作,起床通常发生于夜间睡眠的前 1/3 阶段,走来走去;②发作时,个体表情茫然、目光凝滞,他人试图加以干涉或同其交谈,则相对无反应,并且难于被唤醒;③在清醒后(无论是在发作中还是在次日清晨),个体对发作不能回忆;④尽管在最初从发作中醒来的几分钟之内,会有一段短时间的茫然及定向力障碍,但并无精神活动及行为的任何损害;⑤没有器质性精神障碍(如痴呆)或躯体障碍(如癫痫)的证据。ICD-11 关于睡行症描述较为简单,为未在深度睡眠的部分唤醒过程中出现行走和其他复杂行为。

2. 治疗　一般儿童患者随着年龄的增长,神经抑制过程发育完善后,症状在 15 岁左右会自然消失,故一般不需要特殊治疗。应避免在儿童面前宣讲病情的严重性,消除使儿童产生恐惧焦虑的精神因素。由于睡行症是一种在意识障碍的情况下活动,故容易发生危险,应加强安全管理,如在睡前关好门窗、收藏好危险品,发作时尽量唤醒患者,安抚其重新入睡,及时制止其危险行为。平时注意避免增加慢波睡眠的活动,避免睡前憋尿上床,以减少夜间唤醒的可能性。对于发作频繁、症状严重的患者,可予以药物治疗,苯二氮䓬类药物(如地西泮)、三环类抗抑郁药(如氯米帕明)可阻断或预防睡行症发作。

如果成年期症状持续存在,应进一步检查以明确病因,排除器质性疾病的因素。

五、护理

(一) 护理评估

由于睡眠时间和深度有很大的个体差异,因此不能仅以睡眠时间的长短作为判断失眠严重程度的标准,应将失眠的主、客观标准结合起来进行综合评估。

1. 生理方面

(1) 一般情况:①生命体征、饮食与营养状况;②有无吸烟、饮酒、饮浓茶或咖啡等嗜好;③有无躯体疾病、精神疾病及伴发症状;④亲属中有无睡眠障碍的患者。

(2) 睡眠习惯和结构:①睡眠习惯,如上床时间、起床时间、每夜总的睡眠量;②失眠的表现,如失眠发生的时间、频率、原因、是否存在入睡困难、入睡后觉醒的次数、醒后能否再次入睡、早醒、有无多梦或噩梦、次日的精神状况等;③睡眠期间的异常情况,如打鼾憋气、肢体抽动、疼痛、尿频、瘙痒、惊叫、哭泣、起床走动等。

(3) 评估既往健康状况、病程,应用何种药物治疗,效果如何,以及有无不良反应。

2. 心理方面

(1) 评估患者有无精神紧张因素及导致精神紧张的具体原因,能否解决或是否已经解决这些因素。

(2) 评估患者有无自主神经症状或焦虑、抑郁等情绪表现。

(3) 评估患者有无出现夜间噩梦惊醒的现象。

(4) 了解患者的工作性质和生活方式情况。

3. 社会方面

(1) 评估患者对失眠的态度和认知。

(2) 评估患者的家庭环境及社会功能情况,是否遭遇重大生活事件等。

(二) 护理诊断

1. 生理方面

1) 睡眠型态紊乱　与心理-社会因素刺激、焦虑、睡眠环境改变、药物影响等有关。

2) 疲乏　与失眠、异常睡眠引起的不适状态有关。

2. 心理方面

1) 焦虑　与睡眠型态紊乱有关。

2) 恐惧　与异常睡眠引起的幻觉、梦魇有关。

3) 有外伤的危险　与异常睡眠引起的意识模糊状态有关。

4) 绝望　与长期处于失眠或异常睡眠状态有关。

3. 社会方面　个人应对能力失调：与长期处于失眠、异常睡眠，或与家庭的关心有关。

（三）护理目标

1. 生理方面

（1）患者重建规律、有质量的睡眠模式，减少发作次数，每日能保证一定量的睡眠时间。

（2）患者精力、体力充沛，无疲乏感。

2. 心理方面

（1）患者消除心理恐惧，焦虑情绪得到适当控制。

（2）保证患者安全。

3. 社会方面　家庭能提供一个安静、温馨的休息环境，帮助患者掌握有关的睡眠知识，有效应对生活事件，如放松技巧等使患者能入睡。

（四）护理措施

1. 生理方面

1）保证患者安全　对患者和家属进行健康宣教，帮助其认识该病，增强安全意识，有效防范意外的发生。首先对睡行症患者，要保证夜间睡眠环境的安全，如给门窗加锁，防止患者睡行时外出、走失；清除环境中的障碍物，防止患者绊倒、摔伤；收好各种危险物品，防止患者伤害自己和他人。其次嗜睡患者避免从事可能因睡眠障碍而导致意外的各种工作和活动，如高空作业、驾车、从事具有危险性的操作等。

2）用药指导　失眠患者常自行用药，导致药物的耐受和依赖。因此需要指导患者遵医嘱用药，并向患者讲解滥用药物的危害，以及正确用药的基本要点：①用药剂量遵循个体化原则，小剂量开始，达到有效剂量后不轻易调整剂量；②选择半衰期较短的药物，并使用最低有效剂量，以减轻白天镇静作用；③遵循按需、间断、足量的给药原则，每周给药3～5天；④短期用药（连续用药不超过3～4周）；⑤缓慢停药。突然停药时，将会出现撤药反应；⑥用药的同时不可饮酒，否则会增加药物成瘾的危险性。

2. 心理方面

1）消除诱因

（1）建立良好的护患关系，了解患者深层次的心理问题。

（2）帮助患者认识心理刺激，树立自己能够控制失眠的信心，增加治疗依从性。

（3）运用认知疗法，引导患者认识睡眠，改变对失眠的认知偏差，如睡眠的生理规律。睡眠质量的高低不在于睡眠时间的长短，消除对失眠的顾虑，解除心理负担，纠正失眠-焦虑-失眠的恶性循环状态；保持合理的睡眠期望；不强迫自己入睡；不给睡眠施加压力；一夜睡不好，不要悲观；学会承受睡眠缺失的后果。

2）运用行为治疗技术，重建规律、有质量的睡眠模式

（1）刺激控制训练：主要是帮助失眠患者减少与睡眠无关的行为和建立规律性睡

眠-觉醒模式的手段。

（2）睡眠定量疗法：主要目的是引导失眠患者减少在床上的非睡眠时间，同时禁止日间打盹，增加有效睡眠时间。

（3）矛盾意向训练：说服患者强迫自己在床上努力保持清醒状态，避免睡着，减少为入睡做出的过多努力。患者的紧张、焦虑情绪反而会逐渐减轻，失眠症状也就随之改善。

（4）其他疗法：暗示疗法，适用于暗示性较强的失眠症患者，通常选用各种营养药物作为安慰剂，配合暗示性语言，诱导患者进入睡眠。光照疗法，即给予一定强度（7 000～12 000 lx）和适当时间的光照，以改变睡眠-觉醒节律。还可选用各种放松疗法（如练瑜伽、打太极拳、意向放松、呼吸训练等）及音乐疗法等。

3. 社会方面

（1）减少发作次数，帮助患者及家属认识和探索疾病的诱因，尽量减少可能诱发疾病的因素，如睡眠不足、饮酒等。建立规律生活，减少心理压力，避免过度疲劳和高度紧张等，可减少疾病的发作次数。发作频繁者，可在医生指导下用药以减少发作。

（2）睡眠知识宣教：①生活有规律，三餐、睡眠、工作时间尽量固定。②睡前 2 h 避免干扰睡眠的活动，如看手机、谈论紧张性话题、吃零食等，睡前禁食咖啡、浓茶、巧克力、可乐等兴奋性物质。③保证白天的活动量，减少白天的睡眠时间和次数；尽可能在户外活动，接受阳光照射；睡前 3～4 h 内避免剧烈运动。④用熟悉的物品或习惯帮助入睡，如听音乐、用固定的被褥等。⑤睡前使用诱导放松的方法，包括缓慢地深呼吸，全身肌肉放松等，降低唤醒水平。⑥营造最佳的睡眠环境：卧室环境安静、温度适中稍冷（温暖的房间往往会促进觉醒）、宜暗，避免光线直射脸部；保持室内空气流通；选择舒适的寝具；⑦正确应用镇静催眠药物。

（3）预防睡眠障碍的方法：①缓解精神过度紧张。②纠正对睡眠的各种误解，消除对睡眠的畏惧心理。③正确评价自己。④客观看待外界事物，学会疏导自己。⑤采用前述的自我催眠方法。⑥建立良好、规律的生活方式，适当锻炼。

（五）护理评价

1. 生理方面　患者的睡眠是否得到改善。

2. 心理方面

（1）患者对其睡眠质量是否满意。

（2）患者睡眠过程中有无安全问题发生。

3. 社会方面　患者及家属对睡眠障碍的相关知识是否已了解，是否能有效应对生活事件。

（龚晴、张昊、吕菲）

数字课程学习

○教学 PPT ○导入案例解析 ○复习与自测 ○更多内容

第九章 儿童和少年期精神障碍及其护理

章前引言

从发展心理学的角度看,儿童心理发展取决于遗传因素和环境因素的共同作用,不同年龄阶段的儿童,其心理发展的成熟度也不同。对于同一个现象,在不同年龄阶段出现的意义不同。例如,不会说话,在1岁儿童是正常现象,在8岁儿童可能就是异常现象。而家庭环境、父母关系、学校环境、师生关系等因素,也会密切地影响儿童和少年的心理状态。

在儿童和少年期,个体正常的心理活动与异常的精神障碍之间,有时界限不清,需要仔细观察和鉴别,"异想天开""多动""孤独"等现象,也可见于正常情况。如果出现精神障碍,临床表现的个体差异很大,相对于成年人来说,儿童的精神症状可能会表现出较大的变异性及不典型性。例如,精神分裂症在成年人幻听常见,在儿童幻视常见;儿童情绪障碍患者,可能情绪症状不典型而表现出更多的躯体转换症状。

学习目标

1. 知道儿童和少年期精神障碍的概念、分类、病因与发病机制。
2. 理解品行障碍、特发于童年的情绪障碍的诊断与治疗、主要护理措施。
3. 能判断智力发育障碍、孤独症、注意缺陷与多动障碍的临床表现、诊断与治疗、主要护理措施。

思维导图

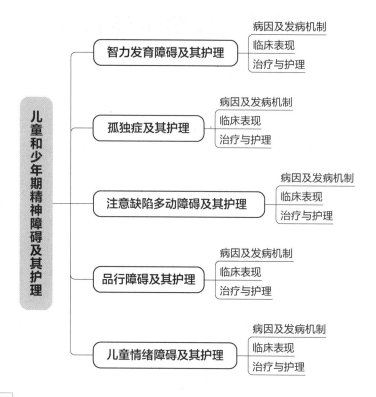

儿童和少年期精神障碍及其护理
- 智力发育障碍及其护理
  - 病因及发病机制
  - 临床表现
  - 治疗与护理
- 孤独症及其护理
  - 病因及发病机制
  - 临床表现
  - 治疗与护理
- 注意缺陷多动障碍及其护理
  - 病因及发病机制
  - 临床表现
  - 治疗与护理
- 品行障碍及其护理
  - 病因及发病机制
  - 临床表现
  - 治疗与护理
- 儿童情绪障碍及其护理
  - 病因及发病机制
  - 临床表现
  - 治疗与护理

案例导入

患者,男,11岁,小学五年级。因"从小发育落后、学习困难,情绪易激惹伴冲动毁物2个月"前来就诊。

现病史:患者母孕37周时B超检查、胎心监测异常行急诊剖宫产术,出生时脐带绕颈3周、口唇发紫、有宫内缺氧史。3月龄时曾因发热惊厥、肺部感染住院治疗。之后患者的生长发育显得缓慢,主要表现在心理行为方面,比一般同龄儿童滞后,1岁半时学会独自走路,2岁半会有意识地叫"妈妈"。患者3岁时上幼儿园,说话口齿不清,到4岁半才会自己大小便,幼儿园同学给其起绰号叫"傻瓜"。患者6岁时进入普通小学的一年级,上课无法安心,经常做鬼脸,无法在班级正常上课,因不能跟上正常的教学进度,老师常常给他单独辅导功课,但患者的学习成绩很差,都是不及格,在校办理随班就读。最近2个月来,患者不愿上学,情绪易激惹,在家和父母争吵、摔东西、破坏家具,父母无法控制他因而来就诊。

既往史:3月龄时发热惊厥、肺部感染曾住院治疗,现已愈。否认其他重大躯体疾病史。

个人史：第1胎第1产,母孕37周时B超检查、胎心监测异常行急诊剖宫产术,患者出生时脐带绕颈3周、口唇发紫、有宫内缺氧史。1岁半时学会独自走路,2岁半会有意识地叫"妈妈",心理行为发育比一般同龄儿滞后。目前上普通小学的五年级,成绩差,随班就读,性格内向、急躁。

家族史：否认两系三代精神障碍和遗传疾病。

体格检查：未见明显阳性体征。

实验室和辅助检查：脑电图未见明显异常,韦克斯勒智力测验提示IQ＝65。

精神检查：意识清晰,定向完整,接触被动,交谈合作;言语少,口齿不清,表达力差,思维反应慢,理解力差;情绪偏低,感觉上学总是被同学欺负、不开心、没意思;承认在家发脾气,有冲动行为;智能检查表现对复杂问题难以理解和回答、类比困难、完整复述故事困难、复杂计算不能完成;自知力不全。

问题：

1. 对该患者如何进行全面的评估?

2. 主要有哪些护理措施?

第一节　概　述

随着社会的发展、生活节奏的加快,越来越多的未成年人出现了各种各样的精神心理问题,引起了医疗卫生、心理健康、社会工作、教育、司法等多领域的重视。和成年人一样,未成年人也会罹患各类精神障碍,但是,儿童和少年期精神障碍与成年人精神障碍还是有相当大的区别。

从广义上讲,儿童和少年期的精神障碍,就是指在未成年人中出现的各类精神障碍,包括精神分裂症、心境障碍等,既可以在成年人中出现,也可以在未成年人中出现,这类疾病的诊断标准同时适用于成年人和未成年人。

在ICD-11精神与行为障碍分类中,智力发育障碍、人格障碍及相关人格特征/破坏性行为及去社会障碍分别各自独立作为一个章节描述的,这是狭义上的儿童和少年期精神障碍。这类疾病通常都是起病于儿童和少年期,随着患者年龄的增长,可能会延续到成年以后甚至影响终身,换句话说,这些疾病的患者一般不会在儿童和少年期表现正常到成年后才发病。

一、评估内容

对儿童和少年期精神障碍,评估需要包括以下几个方面:①发育评估,以相关的发育理论为指导,评估包括躯体发育和心理发育;②家庭评估,对儿童家庭结构和家庭功能的评估;③临床资料收集,是对儿童评估的重要手段,主要围绕疾病演变过程、生活事件等进行;④量表评估,是对临床评估的辅助和补充,是一种量化的收集资料的方法,能系统、全面地收集临床资料,增加资料的客观性,便于统计、分析和交流,方便、省时,容易掌握。

二、用药原则

关于儿童和少年期精神障碍的治疗,以心理治疗及有针对性的矫正教育为主,同时兼顾必要的药物治疗。儿童和少年的用药原则:①必须根据症状特征,制订治疗方案和选用治疗药物;②对所用药物的性能及可能产生的不良反应必须有清楚的了解;③儿童使用药物的起始剂量宜小,逐渐增加至有效剂量;④治疗期间,不要轻易换药;⑤取得父母和老师的配合;⑥定期监测血药浓度。

本章根据 ICD-11 精神与行为障碍分类,介绍部分在儿童精神专科常见的疾病。

第二节 智力发育障碍及其护理

一、智力发育障碍

智力发育障碍(disorders of intellectual development)是指个体在发育阶段(一般指 18 岁之前)由于生物、心理、社会等多种因素导致的精神发育落后或受阻,通常表现以智力低下和社会适应能力缺陷为临床特征的精神障碍。

智力发育障碍是导致个体残疾最为严重的疾病之一,其本质上是一组综合征,特征是个体的智力和社会适应能力低于正常水平,并不是一个单一病因、单一过程的独立疾病,许多已知的疾病都会导致智力发育障碍。

智力发育障碍的患病率因国家和地区、调查方法和诊断标准不同而各异。WHO 报道,智力发育障碍的患病率为 1%～3%,患者共病其他精神障碍的比例较一般人群高 3～4 倍。

(一)病因及发病机制

从胎儿到 18 岁以前影响中枢神经系统发育的因素都可能导致智力发育障碍。儿童暴露到有害因素时的年龄、持续时间以及有害因素对脑损害的严重程度与儿童的智力密切相关。

1. 病因 在重度智力发育障碍的患者中,大约有 75% 能确定具体病因,而在轻度智力发育障碍的患者中,仅有 50% 能发现病因。有研究显示,在智商 70～80 的儿童中,有 3/4 很难发现确切病因。目前,智力发育障碍已明确的病因主要有以下几个方面。

1)染色体异常 包括常染色体和性染色体的单体型、三体型、多倍体等染色体数目异常，染色体的倒位、缺失、易位、重复、环形染色体和等臂染色体等染色体结构异常。导致智力发育障碍的疾病有：唐氏综合征（Down syndrome），G 组第 21 对染色体三体型；特纳综合征（Turner syndrome），女性缺少 1 条 X 染色体；克兰费尔特综合征（Klinefelter syndrome），男性 X 染色体数目增多；脆性 X 染色体综合征（fragile X syndrome），患者 X 染色体长臂末端 Xq27 和 Xq28 上有脆性位点。在导致中度以上智力发育障碍的疾病中，唐氏综合征和脆性 X 染色体综合征最为常见。

2）基因异常　DNA 分子结构异常使机体代谢所需酶的活性不足或缺乏，导致遗传代谢性疾病，有智力低下的临床表现。其中苯丙酮尿症、半乳糖血症、戈谢病（Gaucher disease）、家族性黑矇性痴呆、脂质沉积症、黏多糖病、脑白质营养不良等常见。雷特综合征 X 染色体 MECP2 基因的外显子 3 和外显子 4 突变，除表现神经系统症状以外，也伴随智力低下。少数智力发育障碍是在多个基因的累积效应基础上，加上环境因素的影响所致，如结节性硬化、神经纤维瘤、斯德奇-韦伯综合征、萎缩性肌强直症、先天性甲状腺功能低下、着色性干皮病等疾病。

3）先天性颅脑畸形　如家族性小脑畸形、先天性脑积水、神经管闭合不全等疾病都可能导致智力低下。

2. 围产期有害因素

（1）感染：母亲孕期各种病毒、细菌、螺旋体、寄生虫等感染，如巨细胞病毒、风疹病毒、流感病毒、肝炎病毒、HIV、弓形虫、梅毒螺旋体等。

（2）药物：有许多药物可导致智力低下，特别是作用于中枢神经系统、内分泌和代谢系统的药物、抗肿瘤药物以及水杨酸类药物等。

（3）毒物：环境、食物和水被有害物质污染，如铅、汞等。

（4）放射线和电磁波。

（5）妊娠期疾病和并发症，如糖尿病、严重贫血、肾病、甲状腺疾病、先兆流产、妊娠高血压、先兆子痫、多胎妊娠等。

（6）分娩期并发症，如前置胎盘、胎盘早期剥离、胎儿宫内窘迫、脐带绕颈、产程过长、产伤、早产等使胎儿脑损伤或缺氧。

（7）母亲自身因素，如妊娠年龄偏大、营养不良、吸烟、饮酒、遭受强烈或长期的心理应激产生持续的抑郁焦虑等。

（8）新生儿疾病，如未成熟儿、低出生体重儿、母婴血型不合所致核黄疸、新生儿肝炎、新生儿败血症、胎儿颅缝早闭等。

3. 出生后不良因素

1）脑损伤　脑炎、脑膜炎等中枢神经系统感染，颅内出血，颅脑外伤，脑缺氧（如溺水、窒息、癫痫、一氧化碳中毒、长时间呼吸困难等），甲状腺功能低下，重度营养不良等。

2）听觉或视觉障碍　儿童接受环境中的听觉和视觉刺激少，影响智力发育。

3）家庭和社会环境　贫困与社会隔离等因素使儿童缺乏接受文化教育或人际交往的机会，影响智力发育。

(二) 临床表现

智力发育障碍的主要临床表现就是智力低下和社会适应能力不良。患者的认知、情感、意志行为、言语和社会适应等各方面,在成熟度和功能水平上,都显著落后于同龄儿童,同时患者可伴有其他的精神障碍或躯体疾病。WHO 根据智商(intelligence quotient,IQ)水平,将智力发育障碍分为 4 个等级(表 9-1)。

表 9-1 智力发育障碍的分级和表现

严重程度	IQ	接受教育和康复训练能力	生活能力
轻度	50~69	初级教育或特殊教育	可独立生活
中度	35~49	特殊教育和训练	半独立生活,掌握简单生活技能
重度	20~34	简单训练	生活自理能力差,需要监护
极重度	≤19	无能力	无生活自理能力,需要监护

1. **轻度** 约占智力发育障碍总病例数的85%。患者的 IQ 在50~69 之间,成年以后心理年龄相当于9~12 岁儿童的水平。患者在幼儿期表现出智力发育较同龄儿童迟缓,语言发育迟缓、词汇不丰富、理解能力和分析能力差、抽象思维不发达等。上小学后表现为学习困难、成绩经常不及格或留级,可勉强完成小学学业。患者有一定的社会交往能力,成年后具有低水平的适应职业及社会能力,大多可以独立生活,基本能满足自身的生活需求,但是常常表现温驯、缺乏主见,对待事情显得举棋不定,无法适应周围事件、环境的复杂变化。

2. **中度** 约占智力发育障碍总病例数的10%。患者的 IQ 在35~49 之间,成年以后心理年龄相当于6~9 岁儿童的水平。患者在幼儿期表现出智力和运动发育较同龄儿童明显迟缓,语言发育差,表现为发音含糊不清,虽然能掌握日常生活用语,但词汇贫乏以致不能完整表达意思。在小学期间阅读、书写、计算、理解、把握时间和金钱等方面显著落后于同龄儿童,计算方面仅能达到个位数加、减法的水平,不能适应普通小学的学业。患者因口语能力差,社交活动依赖家庭和朋友帮助,缺乏发展友谊的能力,不能准确感受和理解社交线索,其判断能力和做出决定的能力差,需要照料者协助。经过耐心训练,患者可以从事简单的非技术性工作,但质量差、效率低,在指导和帮助下能部分生活自理。

3. **重度** 占智力发育障碍总病例数的3%~4%。患者的 IQ 在20~34 之间,成年以后心理年龄相当于3~6 岁儿童的水平。患者在出生后就出现明显的发育延迟,几乎不能理解书面语言,不能理解数字、数量、时间及金钱的概念,无法达到学校学习的能力。经过训练,患者可学会简单的词和短语,年长后也能够学习一些简单的语句,但不能进行有效语言交流,不会计数,不能学习劳动,生活需人照料,无社会行为能力,极少数可能出现自伤行为。

4. 极重度　占智力发育障碍总病例数的 1%～2%。患者的 IQ≤19,成年以后心理年龄相当于 3 岁儿童的水平。患者完全没有语言能力,对周围环境及亲人不能认识,对危险不能躲避,仅有原始的情绪反应,以哭闹、尖叫等方式表示有所需要或不满意,有时可出现爆发性攻击或破坏行为。患者生活无法自理,几乎完全依赖他人的照料才能满足生存所需,社会功能完全丧失。患者伴有躯体畸形及严重疾病,且生存能力极差,有许多会早年夭折。

(三) 诊断与鉴别诊断

1. 确定诊断及严重程度　需要全面采集病史、详细体格检查和精神检查。其中详细的生长发育史特别重要,据此可对患者生长发育情况做出全面的临床评估。同时,根据患者的年龄和智力损害程度选择合适的标准化智力测验、心理发育评估工具、社会适应能力评估工具。常用韦氏幼儿智力量表评估智商、儿童社会适应行为评定量表评估社会适应能力。

如果患者在 18 岁以前就有智力低下和社会适应能力不良的临床表现,智力测验结果 IQ<70,则可诊断为智力发育障碍,再根据 IQ 和社会适应能力进一步确定智力发育障碍的严重程度。如果 IQ 在 70～90 之间,属于边缘智力状态。

2. 病因诊断　对所有诊断为智力发育障碍的患者,应通过病史、体格检查、各种实验室检查如遗传学、内分泌和代谢系统检查以及颅脑影像学检查等,尽量寻找病因,做出病因学诊断,有利于治疗康复及预后评估。

3. 鉴别诊断

1) 暂时性发育迟缓　各种心理或躯体因素,如营养不良、慢性躯体疾病、学习条件不良或缺乏,视觉和听觉障碍等都可能影响儿童的心理发育,包括智力的正常发育,使儿童的智力发育延迟。当这些原因去除或纠正后,心理发育速度可在短期内加速,赶上同龄儿童的水平,因此这种发育迟缓只是暂时性的,以此可与智力发育障碍鉴别。

2) 特定性发育障碍　特定性言语和语言、学习技能或运动技能发育障碍,都可能影响儿童在日常学习和生活中智力水平的发挥,表现为学习困难、人际交往困难和社会适应能力下降。通过对儿童心理发育水平的全面评估可发现特定性发育障碍患者除了特定的发育障碍以外,心理其他方面的发育完全正常,在不涉及有发育障碍的特定技能时,可以完成学习任务。而智力发育障碍的患者,在任何情况下,其智力水平和学习成绩是始终保持一致的,以此可鉴别。

3) 精神分裂症　儿童罹患精神分裂症,精神症状可影响到正常学习生活、人际交往等社会功能。精神分裂症患者病前智力正常,其起病、症状持续及病程演变等符合精神分裂症的规律,发病时存在明确的精神病性症状,以此可与智力发育障碍鉴别。

(四) 治疗和预后

1. 治疗　其原则以教育和康复训练为主,辅以心理治疗,仅少数患者需要适当的药物针对伴随的精神症状进行对症治疗。

1）教育和康复训练　无论何种类型、何种程度的患者均可实施,年龄越小,开始训练效果越好,训练内容包括语言能力、交往能力、生活自理能力、道德品质的培养等多个方面。

2）心理治疗　行为治疗能够使患者建立和巩固正常的行为模式,减少攻击行为或自伤行为。心理教育和家庭治疗能帮助患者的父母了解疾病相关知识、减轻父母焦虑情绪,有助于实施对患者的教育和康复训练。

3）药物治疗

（1）病因治疗:通常只适用于病因明确的患者。遗传性代谢性疾病苯丙酮尿症,患者须采用严格限制苯丙氨酸的低苯丙氨酸饮食疗法;半乳糖血症的患者须停止乳制品的摄入,以淀粉类的食品来代替;地方性克汀病的患者用甲状腺素治疗。另外,对于某些单基因遗传代谢性疾病,基因治疗可有一定效果。

（2）对症治疗:根据患者的具体表现采用相应的治疗手段。对伴有明显精神病性症状和攻击行为的,可以使用抗精神病药对症处理,常用的抗精神病药物有利培酮、氟哌啶醇、奥氮平等;对伴有癫痫发作的患者,可以使用抗癫痫药丙戊酸钠、卡马西平等。另外,也可以适当使用促进脑功能发育和改善脑代谢药,如谷氨酸、γ-氨基酸、吡拉西坦等。

2. 预后　因为各种致病因素造成脑结构性或功能性的损害往往是不可逆的,所以智力损害一旦发生,一般都不可能减轻或恢复到正常智力水平。经过教育和康复训练,智力发育障碍患者的社会适应能力能够随年龄的增长而增强。

二、智力发育障碍护理

（一）护理评估

1. 健康史　评估患者既往健康状况,是否较正常儿童易患某种躯体疾病。

2. 生理方面　与同龄儿童比较,各项身体发育指标(如身高、体重)是否达标,有无躯体畸形,有无营养失调、饮食障碍、睡眠障碍等。

3. 心理方面

1）认知活动　感知觉方面有无感觉过敏和减退,错觉、幻觉及感知觉障碍等。思维方面有无思维联想、逻辑和内容等方面的障碍。

2）情感活动　有无焦虑、抑郁、恐惧、易激惹、淡漠或倒错等异常情绪。

3）意志和行为　有无孤僻、独处、木僵等意志减退的行为或有无冲动、自杀自伤、伤人等意志增强的行为。同时注意观察有无多动、刻板、强迫、不寻常的依恋行为。

4. 社会方面

1）生活自理能力　患者能否独立进食、穿衣、洗漱、大小便及独立外出等。

2）社会适应能力　评估学习、语言、社会交往能力。有无言语交流和表达障碍;有无学习困难,程度如何;有无人际交往障碍,是否合群,是否主动与人交往。自我控制和防护能力及损害程度。

5. **其他**　评估父母健康状况、家庭及社会支持系统、家属受教育程度、对该疾病的认识程度、家庭经济状况等。有无不正确的养育方式，有无现存或潜在的家庭矛盾和危机。

(二) 护理诊断

1. **有受伤的危险**　与认知功能障碍有关。
2. **生活自理缺陷**　与智力低下有关。
3. **营养失调**　与智力水平低下所致贪食、食欲减退及消化不良有关。
4. **语言沟通障碍**　与智力发育障碍有关。
5. **社交障碍**　与智力低下、丧失语言能力及缺乏社会适应能力等有关。
6. **父母角色冲突**　与患者智力水平低下，需要照顾增多有关。

(三) 护理目标

(1) 患者不发生受伤现象。
(2) 患者的生活自理能力逐步提高。
(3) 患者能维持正常营养状态。
(4) 患者的语言能力逐步改善。
(5) 患者的学习能力、社交能力逐步改善。
(6) 患者父母的角色冲突减轻或消除。

(四) 护理措施

1. **心理护理**

(1) 与家长密切配合，根据患者年龄和心理特点，了解患者的情绪特征和爱好，制订相应护理措施，让患者感觉到关爱和温暖，减少患者的不安全感。

(2) 与智力损害程度较轻的患者交流时，言语要简单明了，内容具体，方案要可操作性强，让患者能够充分理解。与患者建立良好的关系有助于提高治疗效果，促进好转。

2. **生活护理**

(1) 保证患者营养供给和充足睡眠。对于重度和极重度智力发育障碍的患者，注意合理喂养，对某些遗传代谢性疾病，可通过饮食治疗防止或减轻症状。例如，苯丙酮酸尿症患者采用低苯丙氨酸饮食，少吃或不吃含苯丙氨酸的淀粉类食物（如米、面），可以用藕粉、麦淀粉、土豆粉、粉皮等替代。忌食普通蛋白及高蛋白饮食，如奶类、蛋类、肉类、干豆类或豆制品类等应禁用或少用，可以补充特质蛋白粉，多吃蔬菜，水果，忌饮含甜味素、蛋白糖、阿斯巴糖的果汁饮料。密切观察患者进食、睡眠、排泄情况，并针对所出现的问题进行护理干预。

(2) 帮助患者制订有规律的生活作息制度，并鼓励其坚持执行，培养良好的习惯，克服学习、生活上的困难。

（3）协助或提供日常的生活护理。根据病情轻重程度,合理安排日常活动。如定时协助或帮助患者洗澡、更衣、理发、修剪指(趾)甲等。

3. 安全护理

（1）提供安全的环境,活动场所设施简单实用,排除有危险隐患的物品,如热水瓶、药品、剪刀等物品不要放在患者活动的区域。患者集体活动时要安排充足的护理人员协助,避免出现互相之间的打闹现象,防止危险及意外事故的发生。合并精神症状时严防冲动伤人行为。

（2）部分患者由于反应能力迟钝,躯体不适表现不明显,应注意密切观察,敏锐识别患者的精神症状和躯体不适,防止延误病情诊治。

4. 教育训练 对智力发育障碍的患者来说意义重大,可以有效地改善智力发育障碍患者的社会适应能力。教育训练常需要家长的协助配合,训练内容由浅入深,逐步提高,反复强化。教育训练主要可以从以下几个方面着手。

1）生活自理能力训练 训练内容包括吃饭、穿衣、洗漱、大小便、睡眠、安全等多个方面。例如,教会患者如何如厕或使用便器、整理床铺、收拾餐具、使用电器、躲避危险等,从而帮助患者逐渐适应环境,安排好自己的日常生活。

2）语言功能训练 语言发育和交流缺陷成为患者智力发展和社会适应能力发展的障碍。通过与家长的协作,反复教、模仿、配合图片、实物和动作,使患者掌握更多的词汇,帮助患者应用语言进行交往。

3）劳动和职业技能训练 应根据患者的智力水平和社会适应能力程度进行训练,训练内容应从简到难,注意实用性和适应性,重视安全教育和个体差异性。从自我生活能力的培养逐步进入社会劳动技能的培养。随着年龄的增长,按照患者的特点和能力,进行职业技能的培训。

4）品德教育 根据患者的生理、心理特点,训练患者合理表达自己的需求和控制情绪,提高患者明辨是非的能力。遵循普通学校品德教育的原则培养患者遵纪守法,勤劳善良,有礼貌、爱学习的个人品质。保护患者的自尊心,将患者的病态行为和不道德行为严格区分开来,对患者尽量少评判惩罚,多鼓励表扬。

5. 健康教育 重点是针对家长和教师,帮助家长和教师正确认识疾病特征和可能的预后。从患者的智力发展水平出发,对患者的发展前景给予适当的希望,制订适合患者自身情况的学习、训练计划,以积极的态度和平和的心态去教育和训练患者,指导患者多与外界接触、多学习、多说话,及时表扬和强化,提高患者的兴趣和信心,切忌操之过急和歧视打骂。由于儿童处在身心发育的快速时期,语言、行为、情感都在不断地发展,这个时期良好的教育对患者今后的生活及疾病的康复具有重大的推动作用。如果错过这一时期,将有可能产生难以弥补的损失。此外,加强宣传有关疾病的预防知识也很重要,如产前检查、围生期保健等。

（五）护理评价

（1）患者是否有受伤的情况发生。

（2）患者的生活自理能力是否改善。

（3）患者营养状态是否改善。

（4）患者的语言能力是否改善。

（5）患者的学习能力、社交能力是否改善。

（6）患者父母的角色冲突是否减轻或消除。

第三节　孤独症及其护理

📖 在线案例 9-1　男性,4 岁,因"出生后至今几乎不说话"就诊

一、孤独症

孤独症(autism)也称自闭症,是一种起病于婴幼儿时期,以社会交往障碍、交流障碍、局限的兴趣及刻板与重复行为方式为主要临床特征的疾病。在 ICD-11 精神与行为障碍分类中,属于孤独症谱系障碍(autism spectrum disorder,ASD),多数患者伴有不同程度的智力发育障碍。美国最新数据显示,孤独症谱系障碍患病率约为 1%,男性患病率显著高于女性,男女比例为 2.3~6.5:1。

（一）病因及发病机制

孤独症是遗传与环境的多种病因综合作用于中枢神经系统所致的精神障碍。

1. **遗传因素**　遗传因素在孤独症中是一个重要因素。同卵双生子的同病率明显高于异卵双生子,患者同胞中的患病率(2%~6%)要比普通人群高出约 50 倍。某些遗传疾病,如脆性 X 染色体综合征(2%~5%的儿童孤独症患者伴有脆性 X 染色体综合征)、苯丙酮尿症等疾病常伴有孤独症症状,这也提示遗传与孤独症的发生存在某种相关。

2. **器质性因素**　有研究表明,儿童孤独症与脑器质性损害有关,如果损害发生于围产期或生产前,出生后可能即刻发病,如果损害发生于幼儿期,则出生后可有一段正常的发育期。孤独症患者脑电图异常发生率为 10%~83%,大多为广泛性脑电异常,以慢波或棘波多见。神经影像学研究发现,孤独症患者脑 CT 提示脑室扩大,核磁共振提示小脑蚓部小叶发育不良、皮质异常。在免疫学方面,有研究表明母体在妊娠期间,胎儿的淋巴细胞与母体内抗体产生反应,增加了胚胎神经或胚外组织受损害的可能性,使母亲与胚胎或胎儿之间出现免疫不相容性,导致孤独症。在神经生化方面,有研究提示孤独症患者的脑脊液和血液中存在 5-羟色胺的自身抗体,约 30%患者血液中的 5-羟色胺浓度升高;部分孤独症患者脑脊液中多巴胺代谢产物高香草酸水平增高,与退缩和刻板动作有关;脑内阿片肽含量过多,与孤独、情感麻木有关;血浆内啡肽的水平与刻板运动的严重程度有关。

3. 心理-社会因素　20世纪70年代前的大量研究证实,孤独症并非由任何单独的社会学或心理学问题所引起,在任何社会阶层的家庭中都有可能出现孤独症。

(二) 临床表现

1. 社会交往障碍　是孤独症的核心症状,患者对人情温暖冷淡,对他人痛苦不同情。大多数患者在婴儿期就已经出现避免与他人目光接触,缺少面部表情,母亲喂奶时身体不会与其贴近,不会对亲人微笑,在父母离开时无明显的依恋,对父母的语言和行为无兴趣,在受伤害或不愉快时,也不会寻找母亲的安抚,不愿与同龄人接触,更无法建立友谊。症状较轻的患者在5岁后可能有所缓解,对父母及家庭其他成员的接触逐渐增加,慢慢对其产生依恋,但仍极少主动交往。

2. 语言和非语言交流障碍　是孤独症的常见症状且十分严重,表现为质的全面性损害。

1) 缄默不语或较少使用语言　有的孤独症患者在婴儿期就不会学语,有的患者在发病前曾经学会表达性语言,以后逐渐减少或消失,约50%的患者终生保持沉默,只愿意用手势或其他方式来表达意愿或要求。

2) 语言运用能力损害　孤独症患者不会主动与人交谈,也不会提出话题或维持话题,常常自言自语,不会在意他人谈话的话题或环境。部分患者不会使用代词,会将"我"说成"你"或者"他",有的患者会长时间地表现刻板、模仿言语。

3. 兴趣狭窄及刻板、僵硬的行为模式

1) 兴趣狭窄　孤独症儿童常有不寻常的兴趣和游戏方式,对某种活动或物品有着特殊固执的迷恋,对一般儿童喜欢的玩具或游戏不感兴趣,而对一些通常不作为玩具的物体(如瓶盖、轮子、锅盖等)有特殊的兴趣。一些孤独症儿童对其喜爱的物品终日拿在手中,甚至数十日不让更换。还有很多孤独症儿童对物体的非主要特征的兴趣极大,有其独特的接触方式。例如,对光滑的家具或地面反复触摸、反复要求乘坐某路公共汽车或火车等。

2) 刻板、僵硬的行为模式　孤独症儿童常对环境倾向于要求固定不变,会对日常生活规律的变化表示拒绝。例如,有的患者可以每天进食同样的饭菜达数年之久、有的患者多年出门走同一条固定的路线,如果发生变化则会吵闹不休或拒绝。有许多患者会有刻板、重复的行为和特殊的动作姿势,如转圈走、自身旋转、重复蹦跳等,其中把手放在胸前凝视较常见。有的患者会用手做出扑打、敲击等动作,还有前后摇摆身体或头部、咬手、撞头等动作。

4. 其他伴随症状

1) 智力障碍　大多数的孤独症患者存在智力缺损,其中约25%的患者为轻度智力缺损(IQ值50~69),50%的患者为中度甚至重度智能缺损,而仅有25%的患者智力在正常范围。相对于智力正常的患者而言,存在智力缺损的患者社会交往能力受损的症状更加明显,刻板的言行和自伤行为也更加严重。另外,有少数孤独症患者的某些能力(如绘画、算术、日期计算、音乐、背诵等),可有超常的表现,在现实生活中,其往往被称为"白痴天才"。智力水平正常或接近正常者被称为高功能型孤独症,有明显智力损害者被称为低功能型孤独症。

2) 感觉异常　孤独症儿童对听觉、视觉、疼痛等外界刺激反应迟钝或麻木,常表现为"视而不见"和"听而不闻",如果面前有人站立,患者似乎"看不见"或只将注意力放在对方身体的某一部位,如果有人与患者讲话,患者可能像"耳聋者"毫无反应。另有部分患者对外界的某些刺激会过分敏感,这种过分敏感和反应迟钝可能会出现在同一患者身上。

3) 精神症状　孤独症患者还可出现情感淡漠、与情境不相称的过分情感或不协调情感,有的表现为无理哭闹或无故自笑。多数孤独症儿童有注意缺陷多动症状,约20%合并抽动症状。其他可能合并的症状还有强迫行为、自伤行为、攻击和破坏行为、违拗、作态、拔毛行为、偏食、拒食、焦虑、恐惧、睡眠异常等。

4) 癫痫　孤独症患者中癫痫发生率为12%~20%,以大发作居多,低功能型孤独症发生率较高。

(三) 诊断与鉴别诊断

1. 诊断　孤独症患者一般在出生后30~36个月内发病,多数在婴儿期即已出现早期症状,12~30个月时症状明朗化。另有约30%的患者在婴儿期(0~12个月)表现基本正常,之后才出现典型的症状,社交和言语功能退化。因此,早期发现、早期诊断儿童孤独症非常重要,这也是早期干预治疗的关键所在。当婴幼儿出现以下表现时,提示有孤独症的早期线索和征象,及时发现和察觉这些早期可疑症状,对早期诊断和早期干预孤独症具有重要意义:①4个月时不会看着别人的脸微笑;②6个月时没有明显的快乐情绪;③12个月时听力没有问题但喊其名字不理睬;④16个月时不会说任何一个单词;⑤18个月时不会用示指指点东西;⑥18个月时目光不会跟随别人的指示看东西;⑦18个月时不会玩假扮游戏。而对于出生后1~2年正常发育或基本正常发育的儿童,当其出现语言减少和倒退、对周围环境反应逐渐减少、行为刻板怪异时,应考虑到孤独症的可能。

孤独症的三大类临床表现,即社会交往障碍、言语发育障碍、兴趣狭窄及刻板僵硬的行为模式,也称坎纳综合征,对于诊断孤独症具有特征意义。

临床评定量表有助于诊断、了解症状严重程度、评估治疗效果。常用评定量表有:孤独症行为评定量表(Autism Behavior Checklist,ABC)、儿童孤独症评定量表(Childhood Autism Rating Scale,CARS)、克氏孤独症行为量表(Clancy Autism Behavior Scale,CABS)、孤独症诊断观察量表(Autism Diagnostic Observation Schedule,ADOS)、孤独症诊断访谈量表修订版(Autism Diagnostic Interview-Revised,ADI‑R)。

2. 鉴别诊断

1) 智力发育障碍　多数孤独症患者伴有智力低下,在临床上有可能发现智力低下而忽略孤独症的症状,容易造成误诊。鉴别要点:孤独症突出的语言发育障碍和社会交往障碍,与智力发展水平不相称;智力发育障碍的语言与社会交往能力与智力水平不相称;孤独症智力各方面发展不平衡,智力测验各分量表的得分高低不一,而智力发育障碍则是智力的全面发育低下,智力测验各分量表的得分均低下。

2) 精神分裂症 孤独症患者可伴有一些精神病性症状,两者易混淆。鉴别要点:孤独症主要 3 岁前起病,有的出生后即心理发育滞后,主要临床表现是社会交往困难、语言发育迟滞,药物治疗效果不明显;而精神分裂症起病年龄往往在学龄期以后,病前语言和智力发育正常,主要表现为幻觉、思维破裂及妄想等症状,抗精神病药治疗有效。

拓展阅读 9-1 阿斯伯格综合征

(四) 治疗和预后

1. 治疗

1) 行为治疗与训练 这是治疗孤独症的主要方法,目的是训练培养语言能力和生活自理能力、减少异常行为。行为治疗主要针对患者的社会交往、语言沟通、日常行为以及认知功能等方面的异常,配合结构式课堂训练,可收到较好的效果。行为治疗与训练要注意应用学习理论的原理,密切结合生活中的实际例子,循序渐进,形式要多样化。例如,许多孤独症儿童不听从指令,可以通过行为训练不断强化,帮助患者慢慢学会接受指令。

2) 家庭教育 家庭治疗对孤独症的康复有重要意义,向患者父母解释孤独症的知识,告诉他们孤独症的发生与家庭环境和教养方式无关联,以消除父母的忧虑和内疚。以家庭为教育训练的基本单元,将行为治疗与训练的方法传授给患者父母,让他们严格遵守教育训练计划并持之以恒。

3) 药物治疗

目前,治疗孤独症尚无特效药物,药物治疗仅针对患者出现的某些精神症状,选用药物要尽量做到合理,并注意药物的适应证、禁忌证和副作用。

(1) 抗精神病药:氟哌啶醇和利培酮等药物可以控制激动、活动过度、攻击、冲动或刻板行为,改善与周围人的关系。舒必利可以改善退缩、孤僻、言语缺乏,减轻烦躁,使患者活跃。氟哌啶醇常用剂量为 $1.25 \sim 4.0 \, \text{mg/d}$,利培酮常用剂量为 $0.5 \sim 4 \, \text{mg/d}$,舒必利常用剂量为 $50 \sim 400 \, \text{mg/d}$。

(2) 碳酸锂:可用于攻击行为和自伤行为,常用剂量 $0.125 \sim 0.5 \, \text{g/d}$,在其他药物使用后无效方可考虑使用。

(3) 哌甲酯:可用于改善坐立不安、注意力不集中和冲动行为。短期使用可改善学习和测验效果,剂量为 $0.3 \, \text{mg/(kg} \cdot \text{d)}$;长期治疗可用于行为异常,剂量为 $0.7 \sim 1 \, \text{mg/(kg} \cdot \text{d)}$。使用该药时,应密切观察,如果患者原有症状加重,必要时停药,注意可能的药物依赖。

(4) 纳曲酮:为吗啡拮抗剂,可用于改善冲动、刻板与退缩行为。常用剂量为 $30 \sim 50 \, \text{mg/d}$。

(5) 抗抑郁药:氯米帕明可用于改善强迫行为和抑郁情绪,常用剂量为 12.5 ～

75 mg/d。氟西汀、帕罗西汀、氟伏沙明等,均是 SSRIs,可用于改善强迫症状和抑郁情绪。

2. 预后　一般而言,儿童孤独症的病程迁延终生,有往好的方面转化的可能,有时可因外界因素(如患躯体疾病)而导致病情加重。到成年后,有 2%～15% 的患者认知功能与社会适应能力可大致接近正常人,但在社交方面仍表现较孤独、不愿主动与人交往,刻板动作也可能持续存在。2/3 的患者成年后在社会适应能力、工作能力和独立性方面较差,在日常生活和工作中仍需要支持和协助。

患者 5 岁时的语言发育水平对预后影响很大,若仍缺乏有意义语言、不能会话,则预后很差。患者的智力水平也是与预后相关的重要因素,智力正常者预后良好,若伴有智力低下则预后较差。

二、孤独症护理

(一)护理评估

1. 健康史　评估患者既往健康状况,是否较正常儿童易患某种躯体疾病。

2. 生理方面　与同龄儿童比较,各项躯体发育指标如身高、体重是否达标;有无躯体畸形;有无营养失调;饮食及睡眠障碍等;运动功能是否受限,其运动协调性如何。

3. 心理方面

1)认知活动　有无感知觉异常,是否对痛觉反应迟钝;患者是否有言语发育迟缓的各种表现,在语言的运用和形式方面有无障碍,智力水平如何。有无幻觉、妄想等精神病性症状。

2)情感活动　有无焦虑、恐惧、易激惹或淡漠等异常情绪。

3)意志和行为　观察患者有无特别感兴趣的物品及玩耍方式,患者是否有某一方面的特殊爱好,如喜欢随着音乐跳动或固定的动作,或对数字、地名有不寻常的记忆力;有无冲动、自伤、毁物等意志增强的行为。同时注意观察患者有无多动、刻板、强迫、重复行为。

4. 社会方面

1)社会交往及学习方面　患者是否依恋父母,对亲情、爱抚有无相应的情感反应;当父母离开或返回时有无相应的情绪情感反应;是否能分辨亲疏;是否与同伴交流、玩耍;接受新知识的兴趣及能力如何。

2)语言交流与非语言交流方面

(1)语言交流:患者在婴儿期有无咿呀学语;发育过程中何时讲话,语量多少,是否在 2～3 岁以前会讲话,但以后逐渐减少;有无主动语言,词汇量如何,讲话时的语音、语调、语速等方面有无异常,能否正确使用代词;有无重复、刻板和模仿言语。

(2)非语言交流:患者是否常以尖叫、苦恼或其他姿势行为表达其不适或需要;有无体态语言等。

(3)生活自理能力:患者能否自行进食、穿衣、如厕、使用公共设施等。

5. 其他方面评估　评估家庭及社会支持系统、父母健康状况及受教育程度、对该病的认识程度、家庭经济状况等。有无不正确的养育方式,有无现存或潜在的家庭矛盾和危机。

(二) 护理诊断

1. 有对自己、他人施行伤害的危险　与感知觉障碍、情绪不稳定有关。

2. 生活自理缺陷　与智力低下、认知功能障碍有关。

3. 语言沟通障碍　与言语发育障碍有关。

4. 社会交往障碍　与社交功能缺陷有关。

5. 营养失调　即低于机体需要量,与机体需要量及自理能力缺陷、行为刻板有关。

6. 父母角色冲突　与疾病知识缺乏、家庭照顾困难有关。

(三) 护理目标

(1) 患者不发生受伤、伤人现象。

(2) 患者的生活自理能力逐步提高。

(3) 患者的语言能力逐步改善。

(4) 患者的学习能力、社交能力逐步改善。

(5) 患者饮食均衡,营养状态正常。

(6) 家长掌握与患者沟通的技巧,家长角色冲突减轻或消除。

(四) 护理措施

由于孤独症患者各方面的技能发展不均衡。因此,应针对患者特点制订个体化的护理措施。

1. 心理、生活和安全护理　略,参见智力发育障碍患者的护理。

2. 社会功能护理教育和训练　可以有效地改善症状,提高患者对社会的适应能力,需要家长的参与。训练内容由浅入深,逐步提高,反复强化。主要从以下几个方面着手。

1) 生活自理能力训练　根据患者智力以及现有的生活技能状况,制订具体明确的训练计划。将每一种需要训练的生活技能分解成若干个小单元动作,由简单到复杂。然后将每个训练计划分解成具体的训练步骤,如将穿衣一项可分为披衣、穿袖、系纽扣、翻衣领、整理等几个步骤进行。每天训练目标要根据患者接受和掌握的程度而定。每次训练后对患者的接受情况进行记录。此外,在训练过程中,要进行强化训练,对患者的点滴进步都要及时地给予言语、行动、表情及物质上的奖励,鼓励患者持续不断地完成每一项训练内容,直到患者能熟练掌握,切不可半途而废。

2) 语言能力训练　语言沟通障碍是孤独症患者的特征症状之一,影响患者的社会适应及交往能力,因此要尽力去训练。由于患者所处的家庭和社会环境不同,患者个体差异较大,训练遵循个体化、结构化、系统化的原则。在言语训练中,根据患者语言水平,制订计划,从简单的音节到完整的句子,从认物、命名到表述,使患者掌握更多的词汇。同时帮助患者应用语言进行交往,在生活中学习,带领患者亲近大自然,将行动与语言联系起来,强化对语言的理解。

3）社会交往能力训练　首先是注意力训练,利用患者感兴趣的物品吸引其目光,帮助患者注视训练者的眼睛和脸,一边追随患者目光,一边呼唤患者的名字,直到患者开始注视,延长时间,反复训练。其次是姿势性语言的学习和对表情动作的理解:帮助患者学习姿势性语言,如点头,摇头等,给患者做出示范,要求其模仿,然后反复训练,直到能理解为止;可用实际动作或镜子训练患者对身体动作及表情的理解,并对患者的正确回答及时给予强化,逐渐减少提示,直到能正确辨别和理解为止。最后要训练患者用语言表达自己的意愿,可利用情景或患者提出要求时进行,也可以利用传话游戏、角色扮演等改善患者的交往能力,逐步扩大患者的交往范围,掌握各种角色的行为方式。

4）行为矫正训练　可以用正性强化、负性强化法、系统脱敏、作业疗法等方法。训练时一定要有耐心,不能急于求成,步骤由简单到复杂,方法应具体、直观。同时,对患者的进步要及时给予表扬。针对不同行为,采用不同的矫正方法。具体措施有。

（1）行为的矫正:发脾气或尖叫时要找出原因,或带患者离开原环境,或采取不予理睬的态度,待患者自己平息后,立即给予关心和爱抚,对其自主停止发脾气或尖叫加以表扬和称赞。

（2）刻板、强迫或不良习惯的矫正:忌一味迁就,应在患者的日常生活有意识地做一些小的变动,使其在潜移默化中习惯常规生活的变化。要培养患者正常、合理的兴趣,积极从事一些建设性的活动,如画画、写字、做家务等,均有助于改善其刻板和强迫行为。

（3）孤独行为矫正:父母应熟悉患者的喜好和需要,尽量融入其生活,让患者能逐步接受别人的帮助,逐步接受外界,同时配合言语能力和社会交往能力的训练,帮助患者走出孤独。

（4）自伤、自残行为矫正:应立即给予制止,如马上抓住患者的手,或给患者戴上手套或帽子,也可要求患者学习"把手放在桌上"等动作,以减少自伤行为。同时做好危险物品的管理。此外,给患者创造活动条件,让其生活丰富充实,减少自伤行为的发生。

3. 药物治疗　护理服药时要耐心劝导患者,按时服药,服药后要检查口腔,确保药物服下,保证剂量的准确性,以免发生严重的不良后果。服药后应注意观察患者的药物反应,若出现严重不良反应,要立即汇报给医生,进行相应的处理,同时对患者进行安抚、劝慰,避免患者过分紧张。

4. 健康教育

（1）帮助家长正确认识疾病的特征和可能的预后,以积极平和的态度去教育和训练患者,切忌操之过急和歧视打骂。

（2）帮助家长面对现实,调整好心态,减少自责和内疚感,父母之间要保持一致性,不要相互指责和埋怨。积极与医护人员配合,在家中继续训练患者。

（3）告诉家长由于儿童尚处在身心发育的快速时期,语言、行为、情感都还在不断地发展，在这个时期良好的教育和训练对患者今后的生活及疾病的康复都有非常大的帮助。

（五）护理评价

（1）患者是否出现对他人或自身的伤害。

（2）患者的个人生活自理能力是否改善。

（3）患者的语言能力是否改善。

（4）患者的学习能力、社交能力是否改善。

（5）患者的营养状况是否改善。

（6）家长是否掌握与患者沟通的技巧，家长角色冲突是否减轻或消除。

第四节　注意缺陷多动障碍及其护理

▢ 在线案例 9-2　男性，9 岁，因"注意力不集中，学习成绩下降"就诊

一、注意缺陷多动障碍

注意缺陷多动障碍（attention deficit and hyperactive disorder，ADHD）又称儿童多动症，主要临床表现是明显的注意力不集中和注意持续时间短暂，活动过度或冲动，导致学习效率低下和人际交往困难。根据美国儿童少年精神病学会（American Academy of Child and Adolescent Psychiatry，AACAP）最近的流行病学研究，提示该病小学男生患病率为 10%，女生患病率为 5%，成人患病率为 2.5%。

（一）病因及发病机制

1. 遗传因素　ADHD 有家族聚集现象，患者双亲的患病率为 20%，一级亲属患病率为 10.9%，二级亲属患病率为 4.5%。同卵双生子同病率为 51%～64%，异卵双生子同病率为 33%，寄养子研究发现，患者血缘亲属中患病率高于寄养亲属的患病率。遗传度（heritability）平均为 0.8。

2. 神经解剖因素　磁共振成像发现患者额叶发育异常，胼胝体和尾状核体积减小。功能磁共振研究发现患者尾状核、额区、前扣带回代谢减少。正电子发射断层成像研究发现患者中枢对注意和运动控制有关的运动前区及前额叶皮质灌流量减少，提示代谢率降低。

3. 神经生理因素　患者脑电图异常率高，慢波活动增加，提示中枢神经系统成熟延迟和大脑皮层的觉醒不足。

4. 神经生化因素　患者中枢神经系统多巴胺和去甲肾上腺素神经递质功能低下，5-羟色胺功能亢进。

5. 其他相关危险因素　患者的母亲在围产期并发症发生率高。与发病或症状持

续有关的危险因素还有:家庭破裂,父母教养方式不当,父母性格不良,母亲患抑郁障碍或分离障碍,父亲有反社会行为或物质依赖,家庭经济困难,住房拥挤,童年与父母分离,学校的教育方法不当等因素。

(二) 临床表现

1. 注意缺陷　主动注意保持时间达不到年龄和智商相应的水平,具体表现为患者注意力不集中,上课时不能专心听讲,易受环境的干扰而分心,注意对象频繁地从一种活动转移到另一种活动,好像是因为注意到新的事物而对原来的事物失去兴趣。患者做作业时也不能全神贯注,边做边玩,不断改变作业内容,不断以喝水、吃东西等理由中断作业,粗心大意,随意涂改,因动作拖拉使作业时间明显延长。有少数患者表现为凝视一处发呆,表面上看注意集中,其实是在走神分心。轻度注意缺陷的患者可以对自己感兴趣的活动集中注意,如看电视、听故事等;严重注意缺陷的患者对任何活动都不能集中注意。

2. 活动过多　在需要相对安静的环境中,患者活动量和活动内容比预期的明显增多,在需要自我约束或秩序井然的场合显得尤为突出。患者往往表现为过分不安宁和/或小动作增多,跑来跑去忙个不停,在教室内不能静坐,在座位上扭来扭去、左顾右盼、东张西望、摇转桌椅,甚至离开座位走动。患者话多、喧闹,爱招惹他人,故意闹出声音以吸引别人的注意。

3. 冲动性　在信息不充分的情况下引发的快速、不精确的行为反应。表现为幼稚、任性、克制力差、容易激惹冲动,易受外界刺激而兴奋,挫折感强。患者行为唐突、冒失,往往事先缺乏缜密思考,行为不顾后果,出现危险举动或破坏行为,而事后又不会吸取教训。不同年龄的患者表现会有差异,幼儿期的患者在想要别人的玩具时一把抢过来,使得其他孩子不喜欢与患者在一起玩;学龄期的患者在课堂上回答老师问题时经常会抢答、插话,在游戏中喜欢占上风,否则就离开,与别人在一起不高兴时容易受伤害而与别人打架,与同伴发生冲突;青少年期的患者经常因为冲动性言语与行为而缺少朋友。

4. 学习困难　导致学习成绩低下的原因:①注意力不集中、好动贪玩、对老师讲授的知识一知半解;②部分患者智力偏低,理解力和领悟力下降,言语或文字表达能力下降;③部分患者存在认知功能缺陷、视觉-空间位置障碍,左右分辨不清,常出现写颠倒字,如把"部"写成"陪",把"b"看成"d"等。

5. 神经系统异常

1) 神经系统软体征　约有半数患者会出现以下表现:快速轮替动作笨拙、不协调;精细运动不灵活;生理反射活跃或不对称;不恒定的病理反射;共济活动不协调(如不能走直线、闭目难立、指鼻或对指试验阳性);眼球震颤或斜视。但这些神经系统软体征并无定位意义,对注意缺陷与多动障碍的诊断仅有辅助参考的意义,随着患者年龄的增长,神经系统发育成熟,软体征会渐渐消失。

2) 脑电图异常　部分患者存在脑电图异常,主要表现为慢波多、调幅不佳、不规则,轻微弥漫性节律异常。脑电图异常仅对辅助诊断有参考价值,与疾病遗传程度、病因、治疗反应及预后无明显关联。

6. 其他精神异常　少数患者伴有语言发育迟缓、语言表达能力差、智力低下等问题。注意缺陷多动障碍和其他精神障碍的共病率:品行障碍高达 40%,焦虑障碍为 31%,抽动障碍为 11%,心境障碍为 4%。

(三)诊断与鉴别诊断

1. 诊断　注意缺陷与多动障碍表现为注意缺陷和/或多动-冲动的持续性的模式(至少 6 个月),在生长发育期(通常是中期)起病。注意缺陷和多动-冲动的程度超出了年龄和智力功能的正常变异范围,显著影响个体的学业、职业、社交功能。注意缺陷定义为:难以维持注意在缺乏高水平刺激或频繁奖励的任务上,容易分心,组织性、条理性存在问题。多动定义为:过多的运动性活动,难以保持安静不动,在需要自控的结构化情境下尤其明显。冲动是一种对刺激立即做出反应的倾向,不考虑风险和后果。注意缺陷和多动-冲动的特征和具体表现因个体而异,并可能随着生长发育过程而改变。诊断此障碍,要求行为模式必须在多个环境中可被观察到。

通过详细询问病史、仔细体格检查和精神检查,结合脑电图、神经电生理、心理测验等辅助检查手段,诊断 ADHD 并不困难。例如,患者在 7 岁以前(部分在 3 岁左右)开始出现明显的注意缺陷和活动过多,并且在学校、家庭和其他场合都有这些临床表现,持续存在 6 个月以上,对社会功能(如学业成绩、人际关系)产生不良影响,可考虑诊断 ADHD。临床评定量表有助于诊断,也可帮助评估病情严重程度和治疗效果,常用的有康氏儿童行为量表,包括父母问卷、教师问卷和多动指数问卷三种形式。

另外,ADHD 与品行障碍、抽动障碍、情绪障碍等其他精神行为障碍的共病率较高,在诊断时需要注意。

关于成年人的诊断,部分患者在儿童和少年期症状不典型或者较轻微,容易被漏诊,由于病程慢性迁延,到了成年期出现明显的注意力缺陷、活动过度或坐立不安、情绪冲动或不稳定,患者的学习、工作、婚姻、家庭以及多方面的社会生活均受到不同程度的损害,诊断成年人 ADHD 是成立的。有研究结果显示,在成年人该病患者中,除了注意力不集中、活动过度或坐立不安、情绪冲动等核心症状外,还合并有其他行为和/或情绪问题,一类是品行障碍或对立违抗性障碍、反社会人格障碍、物质滥用等;另一类是情绪障碍,如广泛性焦虑障碍和心境恶劣等。

　拓展阅读 9-2　成年人注意缺陷多动障碍

2. 鉴别诊断

1)正常活泼儿童　正常活泼儿童尤其是学龄前期儿童在生长发育过程中,相对爱动、对新鲜事物或陌生环境有好奇心,活动量较大,容易被误解为多动。正常儿童的注意力集中且具有持久性,活动与冲动的控制是和其年龄、智力、环境相称的,无明显学习障碍、同伴社交困难等问题,这些与注意缺陷多动障碍不同,以此可鉴别。

2）品行障碍注意缺陷多动障碍儿童　可伴发品行障碍,而品行障碍儿童也会出现注意缺陷多动障碍的症状,两者可共病。品行障碍患者有明显违反规范和道德的行为,如打架、说谎、偷盗、逃学、纵火、欺诈、破坏和攻击行为等,注意缺陷不明显,用中枢神经兴奋剂治疗无效,以此可鉴别。

3）情绪障碍注意缺陷多动障碍儿童　容易合并焦虑或抑郁情绪,而焦虑障碍或抑郁障碍患者也可表现坐立不安、易分心、活动过多,两者的区别在于 ADHD 患者的注意缺陷症状和情绪无关,其情绪症状是继发的,而情绪障碍患者的注意缺陷症状是和情绪症状有关的,继发于情绪症状,以此可鉴别。

4）智力发育障碍　轻度和中度智力发育障碍儿童,也常表现为上课注意力不集中、学习成绩不佳,而 ADHD 儿童的智力一般是正常的,以此可鉴别。

5）精神分裂症　儿童精神分裂症早期可以有注意力涣散、健忘、坐立不安、烦躁等表现,一般起病年龄较晚,存在幻觉、妄想、情感淡漠、行动怪异等表现,往往呈慢性病程,中枢神经兴奋剂治疗可能加重病情,而 ADHD 患者不会出现明显的精神病性症状,以此可鉴别。

(四) 治疗和预后

1. 治疗　ADHD 是一个复杂而涉及多方面功能的疾病,因此需要综合治疗。总的来说,治疗包括两大类,即药物治疗和心理社会干预。

1）药物治疗

(1) 中枢兴奋剂:哌甲酯能改善 ADHD 的核心症状;包括注意缺陷、多动和冲动,有效率为 75%～80%。短效制剂(利他林)作用时间短,服药后 30 min 起效,约 2 h 达到药物的最大作用,药效持续 4～5 h,一天需要服用 2～3 次,常用最适量为 0.3～0.7 mg/kg。长效控释剂(专注达)药效持续 12 h 左右,每天早晨在上学前服用一次即可,常用剂量为 18～36 mg/d。食欲不振是哌甲酯最常见的不良反应(30%～40%)。中枢兴奋剂在使用过程中如果需要停药,应逐渐减少剂量,不能突然停药,否则容易出现症状反跳,包括活动增加、情绪兴奋、易激惹、失眠等。使用中枢兴奋剂必须严格遵医嘱,注意药物依赖和成瘾的可能。另外,既往有癫痫发作史以及合并抽动障碍的患者,不宜使用中枢兴奋剂。

(2) SNRIs:托莫西汀是一种选择性 SNRIs,是被批准用于治疗 ADHD 的第一个非中枢兴奋剂类的药物,口服给药后快速吸收,受食物影响小,可以空腹或和食物一起服用,副作用小,效果好,当需要停药时可以直接停而无须逐步减量。托莫西汀的优点是可以改善晚上的症状,对合并抽动障碍或情绪障碍者优于中枢兴奋剂。

(3) 其他用药:抗抑郁药氟西汀、伏氟沙明,抗高血压药可乐定等,对 ADHD 均有一定的效果,尤其是在哌甲酯和托莫西汀治疗效果不理想时更加适用。

2）心理社会干预

(1) 心理教育:是心理社会干预的一个重要环节,贯穿整个治疗过程。主要针对整个家庭提供有关 ADHD 的知识,以及支持。目的是建立良好信任的治疗关系。

（2）学校干预：通过与老师的接触，了解病情与治疗效果，也帮助老师理解患者的症状与药物治疗，在学校环境中积极参与治疗，给患者提供特殊的学习环境。如让患者单独坐在前排，增加小班教学或个别辅导等；老师每天记录患者行为，根据表现发给计分卡，回家由家长兑现奖励。同时帮助家长与老师建立合作关系，减少冲突。

（3）父母行为管理技能训练：可以采用集体训练与个体训练方式进行。通过教会父母如何运用行为治疗技巧如强化，使父母在家庭中增加管理患者行为的能力，改善亲子关系，减少父母与患者的挫折感，帮助患者建立适应性行为。

（4）认知行为训练：运用行为治疗技术，针对靶症状，分级实施，如逐级奖惩，以减少不适应行为，建立良好的适应性行为。根据疗效不断修订治疗目标，往往可以取得较好的临床效果。一般选择核心症状或严重行为问题作为治疗目标进行行为干预。通过解决问题技能训练、自我指导、社交技能训练等可以帮助患者应对愤怒与受挫情绪，更好地管理自己的行为。

（5）个体心理治疗：目的是改善注意缺陷多动障碍患者继发的困难，如自尊低、人际冲突、被疏远感、失望等。具体可采用游戏疗法、认知行为治疗等。

（6）家庭治疗：如果病情与家庭环境密切相关，可以进行系统的家庭治疗，对于长久改善成长环境有益。

2. 预后　多数患者的症状可持续到成年期，预后良好的相关因素包括智商较高、家庭有良好的支持系统、人际关系好、被同伴接纳、有老师的关心和鼓励。如果患者的智商低于平均值或边缘智力、家庭缺乏良好的支持系统、人际关系差、被同伴排斥、缺乏老师的关心和鼓励、共病其他精神障碍、有家族遗传史，则预后不良。

二、注意缺陷多动障碍患者的护理

（一）护理评估

1. 健康史　评估患者既往健康状况、药物过敏史、家族遗传病史等。

2. 生理方面　各项躯体发育指标如身高、体重是否达标，有无躯体畸形，有无营养失调，饮食障碍、睡眠障碍，有无受伤的危险等。

3. 心理方面

1）情感活动　有无焦虑、抑郁、恐惧、易激惹、淡漠或倒错等异常情绪。

2）认知活动

（1）注意力：上课时注意力是否涣散；做作业时是否边做边玩，不断变换作业内容或时间明显延长；注意力是否易受外界干扰；轻度患者对自己感兴趣的活动注意力尚集中，严重注意缺陷时对任何活动都不能集中注意力。

（2）有无记忆力和智力障碍。

3）意志和行为　与同龄儿童相比活动是否明显增多，在不同场所是否一致。控制力如何，行为是否冲动、不计后果、喜欢冒险等。有无偷窃、撒谎逃学等行为。

4．社会功能

1）生活自理能力　有无吃饭、穿衣、洗漱、大小便不能自理等。

2）社会适应能力　评估学习、社会交往能力，有无学习困难，成绩如何；伙伴关系是否良好，是否合群；自我控制和防护能力及损害程度。

5．其他　评估家庭及社会支持系统、家属受教育程度、对该病的认识程度、家庭经济状况等；有无不正确的养育方式，有无现存或潜在的家庭矛盾和危机；有无家庭无法实施治疗方案的可能性存在等。

(二) 护理诊断

1．营养失调：低于机体需要量　与活动过度有关。

2．有自伤的危险　与患者情绪不稳、易冲动等有关。

3．有暴力行为的危险　与情绪不稳有关。

4．社会交往障碍　与注意缺陷、品行障碍等有关。

5．生活自理能力缺陷　与患者注意障碍、活动过多等有关。

(三) 护理目标

（1）患者饮食摄入均衡，营养状态正常。

（2）患者不发生躯体损伤。

（3）患者未发生对他人及自身的伤害。

（4）患者的社交能力逐步改善。

（5）患者的生活自理能力逐步提高。

(四) 护理措施

1．安全和生活护理　提供安静舒适的环境以利于稳定患者的情绪。活动场所的物品应当简化，防止患者动作粗大、笨拙导致损伤。密切观察患者情绪的变化，出现意外的征兆及时给予制止。避免患者从事竞争性较强或冒险的游戏，并向其讲解活动中存在的危险性。防止患者由于社交障碍和冲动行为，而遭到他人的威胁或伤害。保证患者生长发育所需的营养，保证每日的进水量，培养患者按时进食的习惯。注意患者的个人卫生，观察大小便情况。对于生活自理能力较差的患者，做好日常生活护理。合理安排作息时间，培养良好的生活习惯。

2．教育训练

1）生活自理能力的训练　护理人员除了协助和督促患者做好晨晚间护理外，还应在生活自理能力方面给予指导和训练，如使患者严格遵守作息时间，保持个人卫生，培养饭前、便后洗手以及晨晚间洗漱的良好习惯等。

2）注意力的训练　通过游戏比赛等形式进行注意力方面的训练，使患者集中注意力的时间逐渐延长，注意障碍逐渐改善。例如，训练患者按照提供的图案装配某件玩具，按部就班，每做好一个动作，让其大声讲出来，以提高自己的注意力，学会自我控制。父母也可以依据孩子的情况制订训练计划，并随着症状的改善做相应的调整。例如，孩子不到 6 岁,其注意力最多能维持 5 min 时,父母不妨给他拟定一个"十分钟计划",告诉孩子:无论玩玩具、画画还是看书,都必须坚持 10 min。如果孩子能坚持 10 min,及时给予表扬与鼓励,然后父母就给他拟定一个计划。设定的计划比孩子能保持的"最高水平"长几分钟,使孩子稍稍努力就能达到。目标不要设得太高,会让孩子看不到希望,对训练不利。为了避免孩子不停地看钟表,可借助定时器。

3. 药物治疗的护理　对需要用药物治疗的患者,指导遵医嘱按时服药,密切观察服药情况,提高患者治疗的依从性。

4. 健康教育

1) 健康教育　可以将有相同问题的患者集中到一起,充分发挥相互影响积极一面的方式,促进患者彼此学习,相互促进,同时也有利于培养患者的人际沟通能力及应对技巧。另外,也可以训练患者的集体意识,帮助其今后适应学校、家庭的集体生活。

2) 家庭健康教育　父母对患者的态度与儿童多动障碍的治疗效果有着密切的联系。因此,指导父母与孩子和谐相处,选择恰当的期望水平,对矫正患者的行为有着积极的作用。同时,要求父母学会进行前后一致的、正性的行为矫正方法。对患者进行规律化的训练,充分给予爱与关怀,患者发生其他问题要及时就医,寻求正确的帮助。

(五) 护理评价

(1) 患者饮食摄入是否均衡,营养状态是否正常。

(2) 患者是否发生躯体损伤。

(3) 患者是否发生对他人及自身的伤害。

(4) 患者的社交能力是否改善。

(5) 患者的个人生活自理能力是否提高。

第五节　品行障碍及其护理

　　在线案例 9 - 3　男性,12 岁,因"威胁、殴打同学及母亲 3 年,加重 1 个月"就诊

一、品行障碍

品行障碍(conduct dissocial disorder)是指在儿童或少年期反复、持续出现的持久的反社会性、攻击性或对抗性行为。这些行为是个体社会化不良的结果,违背与年龄相适应的社会行为规范和社会道德准则,影响其自身的学习和社交功能,同时也损害他人或公共利益。品行障碍是儿童和少年期常见的行为障碍,国外报道患病率为 1.5% ~ 3.4%,国内报道患病率为 1.45% ~ 7.35%。该病通常起病于儿童晚期或青少年早期,男女患病率之比为(3~12)∶1。

（一）病因及发病机制

1. 生物因素

1）遗传因素 遗传学研究提示，品行障碍存在某些遗传易感因素，亲生父母有反社会性行为的儿童将更多地出现反社会性行为，同卵双生子的同病率明显高于异卵双生子。

2）神经生化 雄激素水平高的男性儿童出现攻击和破坏行为的倾向性增加；中枢5-羟色胺水平降低的个体对冲动控制力下降，易于出现违抗和攻击行为。

3）其他生物因素 品行障碍儿童中有围产期损害、颅脑外伤、慢性躯体疾病（尤其是影响到中枢神经系统的慢性躯体疾病）、脑电图异常等的比例均明显高于正常儿童。

2. 心理-社会因素 精神分析学派认为品行障碍患者"超我"不足或缺乏。不良的社会因素，生活在贫穷、犯罪高发的社会环境中，受到暴力、色情文化的影响，对品行障碍的形成起着重要的作用。家庭的不良因素与品行障碍的形成也密切相关，包括：家庭严重不和睦；缺乏爱及温暖的亲子关系；父母对儿童缺少监督或监督无效；父母对儿童管教过严或不当；家庭成员道德水平低，缺乏良好的行为榜样，如父母自身有反社会行为倾向，物质滥用、赌博成瘾、性犯罪等。

（二）临床表现

1. 攻击性行为 是指躯体攻击或言语攻击，在学龄期可表现为言语伤害他人，少年期则打架斗殴，常伴有虐待动物的行为。

2. 破坏性行为 表现为破坏他人、家中或公共财物，部分患者是故意的行为，部分患者是为了发泄自己不满的情绪，少数患者以破坏他人的物品为乐。

3. 对立违抗性行为 故意地违抗或不服从他人，学龄期常表现为与老师或父母顶嘴、对着干、不服从管教，违抗性行为被认为是一种被动的攻击性行为。

4. 反社会性行为

1）偷窃 较常见，表现为未经同意拿走他人的钱物，开始时是在家里拿走父母的钱，以后渐渐发展成为在外将他人的东西占为己有，再发展到有意地偷别人的东西。

2）说谎 也较常见，从有意或无意地说假话，渐渐变为有意说谎，甚至发展为"说谎成性"。

3）逃学或出走 无故旷课或四处游荡，不回家，甚至跑到外地。

4）性乱 青春期的男性较常见，表现为猥亵、强奸女性，性施虐，甚至于发生集体淫乱的性行为。

5. 其他合并问题 患者合并有注意缺陷、焦虑、抑郁、情绪不稳或易激惹，也可伴有发育障碍，如语言表达能力和接受能力差、阅读困难、运动不协调及智力偏低等。

（三）诊断与鉴别诊断

1. 诊断

1）诊断分型及要点

（1）反社会性品行障碍：起始于儿童少年期，以反社会性行为、攻击性行为及对立违抗性行为为主要表现。日常生活和社会功能明显受损。诊断需要排除躁狂发作、抑郁发作、注意缺陷多动障碍等其他精神行为障碍。

拓展阅读9-3 反社会性品行障碍的分型

（2）对立违抗性障碍：起始于儿童期，多见于10岁以下儿童，以对立违抗性行为为主要表现，明显不服从、违抗或挑衅行为，但没有更严重的违法或冒犯他人权利的反社会性或攻击性行为。这些症状已形成适应不良，并与发育水平明显不一致。诊断同样需要排除其他精神行为障碍。

2）人格测验　品行障碍的患者有自我中心、好指责或支配他人、故意招人注意、为自己的错误辩护、自私自利、缺乏同情心等人格特征。

3）诊断注意事项　品行障碍发展到极端时，严重违反相应年龄的社会规范，较儿童普通的顽皮或少年的逆反行为更严重。需要注意的是，单纯和孤立的反社会行为或犯罪行为本身不能作为诊断依据，品行障碍所强调的是个体某种持久的行为模式，且确定品行障碍的存在应考虑到儿童的发育水平。反社会性品行障碍以后可能发展为反社会性人格障碍，也可与其他精神障碍共病。

拓展阅读9-4 对立违抗障碍和品行障碍的区别和联系

2. 鉴别诊断

1）心境障碍　心境障碍患者也会出现情绪易激惹和攻击或对抗行为，需要和品行障碍鉴别，心境障碍病程是发作性的，患者的攻击或对抗行为和情感高涨或低落密切相关，经过相应的药物治疗后，攻击或对抗行为也随着情感症状的缓解而消失，品行障碍病程是长期的，患者的攻击或对抗行为表现为持久的行为模式，以此可鉴别。

2）注意缺陷多动障碍　略，参见ADHD的鉴别诊断。

（四）治疗和预后

1. 治疗　品行障碍涉及医学、社会学、法律、教育等多个领域，治疗和干预的重点在于预防，需要多部门携手共管、早期发现、调整环境、正面教育。

1）药物治疗　仅仅对品行障碍本身而言，尚无特殊的有效治疗药物。但对伴随的各种情绪和行为症状，可以适当使用药物对症治疗。对于冲动攻击行为可使用抗精神病药氟哌啶醇、利培酮、奥氮平等；对于情绪不稳可以使用心境稳定剂碳酸锂、丙戊酸钠等；对于合并有抑郁、焦虑情绪，SSRIs可以应用；如果有明显的注意缺陷可使用哌甲酯。

2）家庭治疗　家庭治疗的作用是：①协调和改善家庭成员间的关系，尤其是亲子关系，增加家庭成员间的交流和相互支持，帮助家庭成员找到新的方法来解决人际问题；②帮助父母学会如何与子女进行交流，如何运用正确的教育方式对患者进行教育；③指导家长如何进行行为矫正，使家长能够用适当的方法矫正患者的不良行为；④减少家庭内的生活事件及父母自己的不良行为。

3) 认知行为治疗　品行障碍患者存在认知缺陷,不能很好地运用自己的认知能力去遏制不适当行为的出现,认知疗法的目的在于帮助患者发现自己的问题、分析原因,并找出解决问题的办法。行为治疗的目的是改变或消除患者的不良行为,主要采用正性强化法、消退法建立正常的行为模式,促进社会行为的发展。较常用、效果较好的行为治疗为阳性强化法,将患者的不良行为作为靶症状,在治疗过程中以良好行为替代,每当不良行为被良好行为取代时,则给予物质、精神或社会性奖赏,以求得良好行为的保持。

2. 预后　品行障碍的形成具有生物学基础,各种心理-社会因素作用明显,病程发展时间长,治疗效果较差。品行障碍患者成年后出现犯罪行为的危险度较正常人高 2 倍,可诊断为反社会性人格障碍,严重损害患者本人社会功能的同时,对家庭、社会也会造成负面影响甚至是危害。因此,预防本病具有重要的意义。

二、品行障碍患者的护理

(一) 护理评估

1. 健康史　评估患者既往健康状况、有无较正常儿童易于罹患的某些疾病、家族遗传病史等。

2. 生理功能　各项躯体发育指标如身高、体重有无异常,有无躯体畸形和功能障碍,有无营养失调、饮食障碍、睡眠障碍;有无受伤及有无感染等生理功能下降。

3. 心理功能

1) 情感活动　有无焦虑、抑郁、恐惧、易激惹、淡漠等异常情绪。有无自卑心理。

2) 认知活动　有无注意力,记忆和智能方面的障碍等。

3) 意志行为　观察患者在与同伴相处的活动中行为是否冲动,是否遵守秩序,有无爱管闲事、语言夸大等。有无偷窃、撒谎、逃学等行为。

4. 社会功能

1) 生活自理能力　有无吃饭、穿衣、洗漱、大小便不能自理等。

2) 社会环境的适应能力　评估学习、社会交往能力,有无学习困难,成绩如何;伙伴关系是否良好,是否合群;自我控制和防护能力及损害程度;与父母相处的方式等。

5. 其他　评估家属受教育程度、对该病的认识程度、家庭经济状况等。有无家庭养育方式不当,有无现存或潜在的家庭矛盾和危机;有无家庭无法实施治疗方案的可能性存在等。

(二) 护理诊断

1. 有感染的危险　与攻击性行为及使用毒品有关。

2. 有对他人施行暴力行为的危险　与患者反社会行为及攻击性行为等有关。

3. 社会交往障碍　与对立、违抗性行为等有关。

4. 照顾者角色紧张　与家庭教育方法不当、家庭破裂有关。

(三) 护理目标

(1) 患者未发生皮肤破溃感染。

(2) 患者能控制攻击行为,未出现对他人的伤害。

(3) 患者愿意配合治疗,主动服药。

(4) 患者的社会交往能力逐步提高。

(5) 家庭养育态度和方式恰当,家属认识和处理疾病的能力逐渐加强。

(四) 护理措施

1. 安全和生活护理　　此处略,参见 ADHD 患者的护理。

2. 心理护理　　以关爱、耐心、同情、包容的态度与患者建立良好的关系,取得患者的信任和合作。通过事例、榜样,特别是现身说法来影响和教育患者,帮助其建立正确的人生观和价值观,努力转变其不正确的观念。

3. 创造良好的训练环境　　利用各种机会让患者与其他同伴相处,引导患者正确与他人交往,使其体会各种交往方式的不同感受,促使其改善不良的交往方式;鼓励患者参加有一定约束力的集体活动,让其共同参与并制订活动规则,并要求其严格执行,通过正性强化,训练其自我控制能力。

4. 症状护理　　观察患者异常行为发生频率,如说谎、逃学、打架、破坏行为、攻击他人、偷窃、欺诈等品行问题,及时与医生沟通,有针对性进行处理。培养患者广泛的兴趣和爱好,使之心情愉快,减少紧张焦虑;配合医生进行认知行为治疗,鼓励患者参加集体活动,对于其健康行为进行正性强化,以建立正常的行为模式;同时告知患者如何正确地解决问题,出现困难时,采取恰当的应对方式。

1) 对攻击行为的患者

(1) 示范法:将有攻击行为的患者放在团结友爱、文明礼貌的学生集体之中,减少其攻击行为。

(2) 消退法:患者的攻击行为是为了显示自我,目的是引起他人的注意。对此,可暂时忽视其攻击行为以使其感受不到他人的注意。同时,应及时表扬患者有积极意义的行为,使之得到强化。

(3) 引导患者用非武力的方式解决问题,同时学会忍让。

2) 说谎矫正

(1) 减少说谎的机会,因为许多谎话是患者并非是为了逃避惩罚,与其对立违抗性行为有关。因此,要了解患者说谎的原因,注意教育方法,既要有严格的纪律,也要给患者一定程度的自由,创造讲真话的环境。

(2) 当患者说谎时,要立即提出批评;在患者做到不再欺骗时,及时表扬。

3) 不良行为习惯矫正

(1) 代替性反应法,即选择一个适当的行为来替代自己某种坏行为习惯,直到坏行为习惯消除。

（2）让患者自己参与制订计划和目标，并做好记录，达到目标要自我表扬和鼓励。

5. 药物治疗护理　让家长和患儿理解药物治疗的好处和可能的不良反应，消除顾虑，配合医生治疗；告知家长应与医护人员保持联系，定期接受咨询。

6. 健康教育　给患者和家长讲解疾病的性质，使其对病态的行为有正确的认识。通过教育使家长认识到家庭环境对患者发病的重要影响，同时掌握正确的教育方式，引导患者学会正确的社会规范和行为准则，确立正确的是非观念和道德观念，学会正确处理个人与他人、个人与家庭、个人与社会的关系。

（五）护理评价

（1）患者是否发生皮肤破溃感染。

（2）患者能否控制攻击行为，是否出现对他人的伤害。

（3）患者是否愿意配合治疗，主动服药。

（4）患者的社会交往能力是否有所提高。

（5）家庭养育态度和方式是否恰当，家属认识和处理疾病的能力有无加强。

第六节　儿童情绪障碍及其护理

> 💿 在线案例 9 - 4　女性，6 岁，因"担心害怕母亲离开而拒绝上学 3 个月"就诊

一、儿童情绪障碍

儿童情绪障碍在广义上可以理解为发生在儿童的所有和情绪有关的问题，而在狭义上，是指特发于童年的情绪障碍。这组疾病一般是与儿童的发育和境遇有一定关系，但与成年人的神经症性障碍无连续性，包括儿童分离焦虑障碍、儿童恐怖性焦虑障碍、儿童社交焦虑障碍、同胞竞争障碍等。按照 ICD - 11 的观点，在儿童精神医学领域传统上是将特发于童年的情绪障碍与成年人的神经症性障碍区分开来的。

（一）病因及发病机制

1. 生物遗传因素　家族中如有抑郁、焦虑、强迫等精神障碍或酒精等物质成瘾者，以及父母自身为焦虑素质的儿童，比一般人群更容易罹患童年情绪障碍。例如，儿童自身患躯体疾病，也会使其更容易发生情绪问题。

2. 心理-社会因素

1）心理特点　敏感、胆怯、过分依赖。

2）不当的家庭教育　家长对儿童过分保护或过分严厉、苛求、粗暴等。

3）心理应激　初次上幼儿园、转学、受批评、父母离异、学习负担重等，均可促使发病。

（二）临床表现

1. 分离焦虑障碍（separation anxiety disorder）　是指儿童与其所依恋的对象发生分离时产生的过度焦虑情绪，依恋对象多是患者的母亲，也可以是祖父母、外祖父母、父亲，以及其他抚养者或照料者。

分离焦虑障碍多发生在 6 岁以前，当与所依恋的人离别时产生过度焦虑。主要表现不愿和母亲（或其他主要照料者）分离，也可表现为不愿离开其家庭场所或心爱的玩具等。分离焦虑障碍常出现病态的恐惧，怕离开后父母会出意外、死亡，因而紧盯父母，不肯上学，不肯睡觉，不肯独处，不停地忧虑；也怕离开父母后自己被伤害、被绑架等。

有的患者反复出现与离别有关的噩梦，有的患者反复出现躯体症状，如恶心、呕吐、头疼、胃疼、浑身不适等。多数分离焦虑障碍患者都不愿去学校，所以学业成绩及社交能力的发展均受影响，会妨碍继续升学和就业。

2. 儿童恐怖性焦虑障碍　指儿童显著而持久地对日常生活中的事物和情境产生的过分、毫无理由的恐惧情绪，并出现回避或退缩行为，其程度严重影响了儿童的日常生活和社会功能。恐惧通常不在于事物本身，而是个体认为接触该事物会引起的灾难性结果。暴露在恐惧性的刺激物下几乎会很快激发个体的焦虑反应，甚至于引发惊恐发作。

不同年龄阶段的儿童表现可有差异，年幼儿童语言发育水平低，常以表情、动作或生理症状对恐惧作出反应，年长儿可以用语言表达或表现出对恐惧情境的回避。临床表现主要有以下几个方面。

1）恐惧情绪　个体对于某一特定的物体或情境产生一种极端和持续的恐惧感，这种恐惧感是过度的或不现实的，它往往由特定的物体或情境所触发。儿童对某些物体或情境明知不存在真实的危险，或者虽有一定危险性，但其所表现的恐惧大大超过了客观存在的危险程度。需要注意的是，由于受发育性因素的影响，儿童往往不会像成人那样能意识到自己的害怕是过分的、不合情理的。

2）回避行为　个体回避自己所恐惧的物体或情境，或者带着强烈的焦虑或痛苦忍受着这些情境或物体。患者往往有回避行为，逃离令其恐惧的现场或回避做可能引起恐惧的事，以期达到免除恐惧所致痛苦的目的。

3）急性焦虑反应　个体几乎每次面临恐惧的物体或情境时，都能立即发生焦虑反应（类似于惊恐发作），表现为尖叫、哭闹、发脾气、缠人或呆立不动，伴自主神经系统功能紊乱（如呼吸急促、面色苍白或潮红、出汗、心慌、胸闷、血压上升、恶心、四肢震颤或软弱无力），严重者可瘫软在地、晕厥、痉挛。长期处于焦虑状态，患者会出现食欲减退、睡眠障碍等。

4）功能损害　对所恐惧情景的回避、预期性焦虑，会显著地干扰个体的日常生活、学业、社交活动或伙伴关系，患者因为患有恐惧症而感到非常痛苦。

3. 儿童社交焦虑障碍　儿童对新环境或陌生人产生恐惧、焦虑情绪和回避行为，其核心特征是害怕负面评价，患者会夸大负面评价的可能性和预期不利的结果。而患者与家人或熟悉的人在一起时,社交关系良好。临床表现主要有以下几个方面。

1) 对社交场合和与人接触的恐惧 表现为极端和持久稳固的害羞及行为抑制。患者害怕被细查、评价或是成为别人注意的焦点,其背后真正恐惧的是受到负面评价。别人时常担心被别人发现错误,担心这种错误发生在社交场合中。患者害怕出现在公共场合时当众出丑,害怕的对象可以是一个、几个或广泛的社交场合,最常见的是害怕当众讲话、表演,害怕参加社交聚会,害怕与有威望的人交往,害怕周围有许多人。

2) 回避行为 患者拒绝或不愿去自己害怕的社交场合,不参加集体活动,不上体育课,上课不发言,希望逃离害怕的环境。如果患者勉强去了自己所害怕的社交场合,年幼儿童由于认知水平有限,很难清晰地表达自己的思想感受,常常表现出过分纠缠父母、尾随父母、寸步不离,或者哭喊、发脾气、生气、冷漠;年长儿童则表现出与人交往时窘迫、不敢与人对视、沉默寡言。有些患者因害怕与人打交道而拒绝上学。

3) 焦虑反应 患者在社交场合会出现明显不安,伴有出汗、面红、心悸、震颤、头痛、腹泻、尿频等自主神经功能症状。有时候患者会有呼吸急促、手脚冰凉、恐惧得手发抖以致无法写字等表现。

4) 功能损害 患者由于害怕当众讲话,以致上课不发言,不参加要抛头露面的活动,无法交朋友,甚至无法上学,严重损害正常的社会功能。

(三) 诊断与鉴别诊断

1. 诊断 患者有上述临床表现之一,病程持续 1 个月以上,达到严重干扰患者的正常生活、学习和社交活动的程度,在排除广泛性发育障碍、精神分裂症、情感性精神障碍、广泛性焦虑障碍以及其他原因所致焦虑和恐惧情绪以后可做出情绪障碍的诊断。

2. 鉴别诊断

1) 智力发育障碍 智力发育障碍患者可伴有焦虑情绪,但其特征性的临床表现是智力低下和社会功能损害,特发于童年的情绪障碍患者一般智力正常,以此可鉴别。

2) 注意缺陷多动障碍 略,参见 ADHD 的鉴别诊断。

3) 精神分裂症 精神分裂症患者可有情绪焦虑,但同时有特征性的思维形式障碍、幻觉或妄想等症状,而特发于童年的情绪障碍患者并无精神病性症状,以此可鉴别。

(四) 治疗和预后

1. 治疗 儿童情绪障碍的治疗原则以心理治疗为主,根据患者的具体情况可配合短期使用小剂量抗焦虑药或抗抑郁药。

1) 心理治疗 可根据发病因素和症状特征,采取相应的心理治疗。主要的心理治疗方法有以下几种:

(1) 支持性心理治疗:倾听患者诉说自己的内心体验,对患者的痛苦表示共情,指导患者适应环境,增强患者克服情绪障碍的信心,鼓励患者多参加集体活动,改善情绪,增进交往,使患者能够更好地适应环境。

(2) 家庭治疗:目的是改变家庭不良的教养方式,父母尽量给予患者更多的情感交流和支持。

（3）行为治疗：暴露疗法或系统脱敏治疗等，更适合于儿童恐怖性焦虑障碍和儿童社交焦虑障碍患者。

（4）游戏治疗：更适用于年幼的患者。

2）药物治疗　对于情绪症状严重的患者，可酌情短时间使用如 SSRIs、三环类抗抑郁药、苯二氮䓬类药物等。

2. 预后　部分患者的病程与发育和境遇有一定关系，并不会延续到成年期，预后良好。也有患者成年后症状持续存在并影响社会功能，最终诊断为某种心境障碍或神经症性障碍。

二、儿童情绪障碍护理

（一）护理评估

1. 健康史　评估患者既往健康状况、有无较正常儿童易于罹患某些疾病、家族遗传病史等。

2. 生理方面　评估患者生理功能是否正常，有无营养失调、饮食障碍、睡眠障碍；有无躯体疾病等。

3. 心理方面　评估患者的主要情绪特征，是抑郁、恐惧、还是焦虑，程度如何；患者的情绪特征是否在正常范围，是否符合患者的年龄发展水平。

4. 社会方面　评估患者家庭是否和睦，父母的教养方式是否合理，周围环境是否安全；患者与同伴的交往、学习能力及学业表现如何。

（二）护理诊断

1. 焦虑　与所依恋的人和物、环境分离有关。

2. 恐惧　与对客观事物的恐惧有关。

3. 有对自己、他人施行暴力行为的危险　与异常情绪有关。

4. 应对无效　与不能进行有效沟通有关。

5. 社会交往障碍　与对社交产生的焦虑情绪有关。

6. 知识缺乏　与父母缺乏疾病知识有关。

（三）护理目标

（1）患者的异常情绪减轻或消失。

（2）患者不发生受伤或对他人的伤害。

（3）患者能够掌握积极的应对方式。

（4）患者的社会交往能力逐步提高。

（5）患者及父母掌握相关的疾病知识，认识和处理疾病的能力逐渐加强。

（四）护理措施

1. 创造良好的训练环境　尽量消除环境中的不利因素，防止过多的环境变迁与刺激,将环境中有可能发生的变化提前告诉患者。与学校联系,了解患者是否存在学习困难、怕考试等问题,取得校方的理解,创造一个良好的学习环境,尽可能解除患者的精神压力,促进患者建立自尊心和自信心。

2. 心理护理　以关爱、同情、耐心及温和的态度接触患者,取得患者的信任,与其交朋友,使患者愿意倾诉自己的痛苦与烦恼。耐心倾听,对患者的痛苦表示同情和理解,指导患者如何去适应环境,增强克服情绪障碍的信心。

3. 治疗过程的护理　严格执行各项医嘱,督促服药,协助医生开展各项心理行为治疗。

4. 健康教育

(1) 掌握教育孩子的正确方法。向患者家长宣传有关儿童精神卫生知识,不要以离别要挟孩子,避免责怪和打骂。对孩子的微小进步要给予充分肯定,锻炼孩子的独立社交能力,切忌过分地溺爱或恐吓。

(2) 培养健全的人格,鼓励孩子多参加集体活动,增加与人接触的机会。不要在他人面前训斥孩子,以免增加逆反心理。切忌将患者独自关闭在家中与社会隔绝。

(3) 教会家属用药知识,随时观察药物不良反应。

(4) 确保患者营养均衡。

(五) 护理评价

(1) 患者的异常情绪是否减轻或消失。

(2) 患者有无受伤或对他人的伤害。

(3) 患者是否掌握新的应对方式,效果如何。

(4) 患者的社会交往能力有无改善。

(5) 患者及其父母是否掌握相关的疾病知识,认识和处理疾病的能力是否改善。

(张昊、龚晴、叶晓丹)

数字课程学习

○教学 PPT　○导入案例解析　○复习与自测　○更多内容

第十章 精神科护理基本技能

章前引言

　　作为精神科护士不但要具备良好的职业道德和专业素质,更要有良好的护理专业技能,才能更好地护理患者。精神障碍患者在精神症状的影响下,内心体验与外部表现不协调,常伴有许多怪异言行。因此,学习并掌握沟通技巧,与患者进行有效的沟通,加强对精神障碍患者的观察与记录,妥善处理患者的各种急危事件是精神科护士必须具备的技能。

学习目标

　　1. 知道精神障碍患者生活护理的基本内容;治疗性护患关系的意义及要求;精神障碍患者的观察内容和方法;护理记录的方式和内容;各种危急状态的防范措施及处置。

　　2. 区别治疗性护患关系与社交性人际关系的异同。

　　3. 理解治疗性护患关系的形成过程及各阶段护士的任务。

　　4. 描述精神障碍患者的生活护理与疾病康复的关系。

　　5. 识别和判断治疗性护患关系中的沟通过程,并应用这些知识和技能对患者实施临床护理。

思维导图

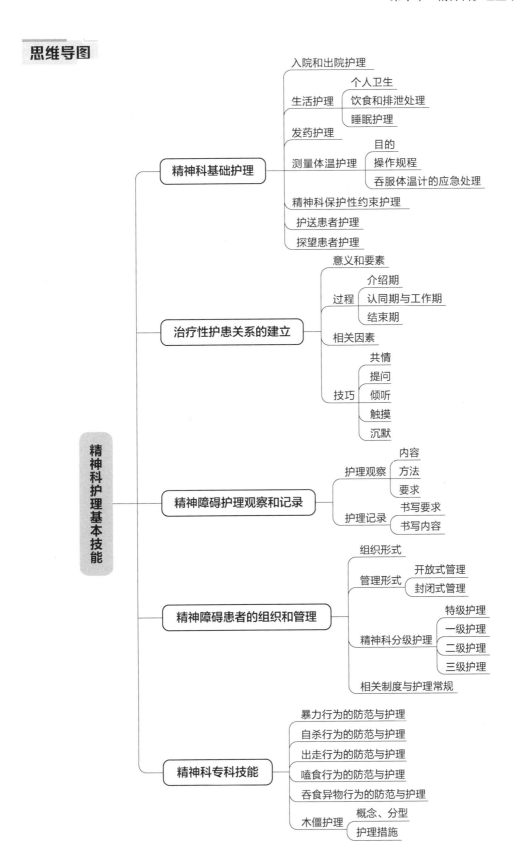

案例导入

患者,男,31岁,大学文化,已婚。1年前无明显原因出现多疑、敏感,认为邻居在背后议论他,说他的坏话。感到马路上的人也在说他,诋毁他的名誉。近1个月病情加重,认为邻居收买了公安局的人,派人跟踪监视他,想害死他,并用高科技仪器控制他的脑子,让他头痛,使他生不如死。为此,患者多次拿刀找邻居,被家人及时制止。近3天,患者拒食,听到有声音告诉他:"饭里有毒,不能吃。"医生与其交谈时,患者表情变化不明显,语声偏低,反应慢,很少抬头看医生,否认自己有病。

躯体检查与神经系统检查:未发现阳性体征。

精神检查:仪态整齐,意识清楚,表现情绪激动,称"公安局的人都被收买了,都在监视我,想害死我,我感觉生不如死"。认为自己没有病,不应该住院。家属否认二系三代有精神异常史。

医学诊断:偏执型精神分裂症。

问题:

1. 该患者入院后床位护士应从哪些方面对患者进行评估?
2. 患者目前存在的主要护理诊断是什么?
3. 针对患者的情况,应该提供哪些护理措施?

第一节　精神科基础护理

精神障碍患者在精神症状的支配下,表现为思维、情感、意志行为等方面的异常,甚至发生暴力、冲动伤人、自伤、自杀等行为。当患者发生暴力、冲动伤人、自伤、自杀等行为时,需要到医院住院治疗,由于疾病的原因,患者往往出现生活自理能力下降,对治疗和护理的依从性降低,需要寻求医务人员的帮助。作为精神科护士只有掌握精神科基础护理和精神科护理技能,才能更好地实施科学护理。其具体内容:①精神科基础护理:生活护理、发药护理、测量体温护理、入院与出院护理。②精神科护理技能:治疗性护患关系与护患沟通、精神障碍患者的护理观察与记录、精神科患者的组织和管理、精神科约束的护理。

一、入院和出院患者的护理

(一) 入院患者的护理

多数精神障碍患者对疾病缺乏自知力。此类患者入院属被动的或被哄劝和诱导的,常会出现情绪波动,甚至发生吵闹冲动、消极等行为。因此,做好入院患者护理显得尤为重要,做到首诊负责制。当班护士应热情接待患者,进行自我介绍,主动与患者交谈,稳定患者情绪,以消除患者对陌生住院环境的恐惧心理。评估患者的一般情况、病情特点、日常生活状况、心理社会需求及学习能力、护理风险等;并根据不同的病情,采取相应的接触方式,做到态度温和、热情友好、耐心细致、积极主动。入院时应妥善安置患者,进行护理体检和临床安全检查,按照护理常规操作;及时书写护理记录。对合作的患者应做好入院宣教,向其介绍病区各项制度、主管医生和责任护士等。同时热情接待患者家属,详细了解患者的病情,向家属告知病区的相关制度要求,疾病相关知识,必要的安全温馨提醒,以取得家属配合。此阶段的护理重点如下。

1. 建立良好的护患关系　刚入院的患者不熟悉环境和医护人员,容易出现陌生感和焦虑恐惧的情绪反应。因此,做好此项工作非常重要。护士应主动、耐心地介绍病室环境和医护人员,及时与患者、家属沟通,尽力满足患者的合理要求,取得患者和家属的信任。

2. 症状护理　新入院的患者,具有较为丰富的精神症状,症状护理是防止患者发生意外事件的重要护理措施之一。

3. 安全护理　多数患者在疾病的影响下自我防护能力较差,自杀、自伤、伤人、毁物等意外情况时有发生。安全护理工作是精神科护理工作的重中之重。当患者存在被害妄想、对他人抱有敌对情绪、抑郁情绪时,应加强安全护理工作,避免患者意外的发生。

4. 生活护理　患者受精神症状的影响,生活自理能力下降,住院期间护士提供必要的帮助,使其生活料理不受影响。

(二) 出院患者的护理

出院患者的护理,此阶段的护理重点主要包括以下几点。

1. 回顾治疗性关系获益及减轻分离性反应　患者住院期间与医护人员建立良好的治疗性护患关系,在与他人交往中能够运用学到的适应性行为,患者即将出院意味着这种关系的结束,而出现分离性反应。此时护士应理解患者因分离所引起的情绪变化,坦诚且主动地与患者讨论,帮助患者把这种反应转移到适当对象,开始新的生活。

2. 办理出院手续　完善患者的各种出院手续。通知患者更换服饰,收回公物,将患者的一切私人物品交予家属,特殊物品或贵重物品需要家属确认无误后签字等。

3. 出院指导　做好患者和家属健康教育,包括药物的使用与保管、生活起居的规律、情绪的管理、家庭与社会支持的重要性、疾病随访等。

患者正式出院时,应向患者和家属做好出院宣教并说明相关注意事项,发放出院健康教育单,告知复诊日期;讲明药物保管与使用方法,告知患者遵医嘱服药的重要性;向家属发放满意度调查表并办理出院手续;做好床单位的终末处理与登记;通知营养室停止膳食;书写出院记录。

二、生活护理

有些精神障碍患者受精神症状支配,出现情感淡漠、生活疏懒或严重兴奋躁动、冲动或行为紊乱等状况,导致患者的生活自理能力缺失,机体抵抗力下降,此时,容易并发各种躯体疾病。因此,日常生活护理是精神科护理的一项重要内容。

(一) 个人卫生

1. 高度重视卫生宣教　护士须经常向患者讲述个人卫生和防病知识,并进行相应的卫生常识指导,通过开展个人卫生评比活动,培养患者养成良好的卫生习惯。

2. 保持良好口腔卫生　督促患者早晚刷牙、进食后漱口,必要时给予协助,对谵妄、昏迷、木僵、行为紊乱、被约束等生活不能自理的患者,应做好口腔护理。

3. 皮肤、毛发卫生　新患者入院时做好卫生处置,检查有无外伤、皮肤病、压力性损伤、头虱、体虱等,并做好相应的处理。

4. 督促患者饭前便后洗手　每日按时洗脸、洗脚,定期洗澡、洗发、理发、剃须、修剪指(趾)甲。生活自理困难者,由护士协助或代理。

5. 做好女性患者经期卫生护理　督促其自理或代为料理经期卫生,每晚清洗会阴,预防尿路感染,并做好记录。

6. 专人检查患者衣着情况　定期更衣,必要时可随时更换,使患者保持衣着整洁、舒适。根据季节变化及时指导患者增减衣服、整理服饰,符合时宜。关心和帮助患者进行适当修饰,以提高其生活质量。

(二) 饮食和排泄护理

精神障碍患者在精神症状支配下,易出现拒食、抢食、暴饮暴食、吞食异物等异常进食情况,有的患者因幻觉妄想怀疑食物有毒而不敢进食。因此,做好患者的饮食护理非常重要。

(1) 集体进餐,有助于消除患者对饭菜情况的疑虑,以便护理人员全面地观察患者的进食情况。安排相对固定的座位,做到不遗漏。

(2) 护理人员对患者情况做到心中有数,有噎食风险的患者应当设立专座,专人管理。进餐过程中应加强巡视、认真观察,及时发现患者拒食、噎食等现象,防止患者用餐具伤人或自伤。

(3) 对进流质、高蛋白、低盐、低脂、软食等特殊饮食的患者,采用特殊饮食专用餐桌,以便加强观察。

(4) 对抢食、暴饮暴食的患者应让其单独进餐,必要时限制进食量,严防意外发生。

(5) 对于严重躯体疾患、卧床不起、约束的患者,在进食时,应适当抬高头部,并将头偏向一侧,避免大口和快速喂食,以防窒息的发生。

(6) 对不愿进食、拒食的患者,了解原因,想方设法劝导其进食。必要时遵医嘱给予鼻饲或肠外营养等,以保证患者营养和水分的摄入,维持水、电解质平衡,并做好进食情况记录,进行重点交班。

（7）对食异物的患者要重点观察,外出活动时应有专人看护,严防吞食杂物、脏物等。

（8）在患者会客时,护士做好家属的宣教工作,对所带物品、食品做好安全检查,确保食品卫生、安全,并告知适量进食。

（9）每天观察患者的排泄情况,鼓励患者多饮水,多吃蔬菜、水果等高纤维食物,加强身体活动,预防便秘,如有异常及时处理。对 3 天无大便者,及时报告床位医生,遵医嘱给予相应处理。发现患者尿潴留时,在排除躯体疾患后,给予诱导排尿,如可以让患者听流水声,温水冲洗会阴,按摩膀胱、下腹部放置热水袋等,无效时按医嘱进行导尿。

（三）睡眠护理

睡眠质量的好坏常常预示着患者病情的好转、波动或恶化。良好的睡眠可促进病情恢复,严重的睡眠障碍会引起患者苦恼、烦躁、焦虑,容易发生意外。因此,睡眠护理对精神障碍患者非常重要。

1. 创造良好睡眠环境　护理人员可根据患者睡眠障碍的原因与临床表现实施有针对性的护理,为患者创造良好的睡眠环境。环境安静、室内整洁、光线柔和、空气流通、温湿度适宜。使患者情绪平稳,利于入睡。

2. 保持床单位整洁　床单要清洁、干燥、平整无皱褶,被褥的软硬、冷暖,应符合季节和环境设施要求,以患者感觉舒适为宜。

3. 妥善安置躁动患者　将兴奋吵闹患者单独安置于一级病室,并做好耐心劝导,必要时报告医生,遵医嘱给予相应处理,以免影响他人。

4. 养成良好的睡眠习惯　嘱患者遵守作息制度,督促患者白天除午休外,尽量参加病区组织的各种活动,以利夜间正常睡眠。协助生活自理能力差的患者做好睡前生活护理。

5. 及时妥善处理失眠患者　对睡眠障碍患者应分析原因,并采取对症处理,如新入院患者对陌生的住院环境产生焦虑、恐惧,或者缺乏自知力,抗拒治疗而导致失眠,护理人员应耐心介绍周围环境和病友,必要时陪伴其身边,使其具有安全感。早醒的患者,晚餐后鼓励患者参与适宜的活动;入睡困难患者,睡前忌用易引起兴奋的饮料或浓茶,避免参加激烈、兴奋的娱乐活动或长时间的谈心,入睡前要解小便;有主观失眠的患者,可以采取不伤害的方式,如在患者入睡后用水笔在其手臂等部位做个记号,待患者起床后善意告知,以证实患者确实睡得挺好,帮助患者解除对睡眠不足的焦虑情绪。

6. 勤巡视、细观察　认真观察患者睡眠的姿势、呼吸声等。对于极度兴奋躁动、恐惧、焦虑、消极意念的患者要按医嘱及时给予药物治疗辅助睡眠,观察患者药物治疗后的入睡时间、睡眠情况,并做好睡眠记录,防止发生意外。

7. 严禁患者蒙头睡觉　蒙头睡觉不能及时观察患者的面色、呼吸,患者发生病情变化时无法及时观察。护理人员在巡视中如果发现患者蒙头睡觉,必须轻轻地将被子掀开,防止患者伪装入睡。

📖 拓展阅读 10-1　良好睡眠习惯的建议

三、发药护理

发药护理是精神科临床护理工作的重要内容之一,精神障碍患者由于缺乏自知力,或者受药物不良反应的影响,往往拒绝服药或藏药。患者是否按医嘱服药,对控制其精神症状非常重要。因此,护理人员应认真做好发药护理工作。

(1) 病区药柜的内服药、外用药、注射药应严格分开放置,标识清晰、易辨。

(2) 麻、毒、剧、高警示药应专柜放置并上锁,专人保管,有相应的管理制度和登记制度。

(3) 严格按照精神科发药常规进行操作,落实"三查八对一注意"("三查":操作前、操作中、操作后;"八对":床号、姓名、住院号、药名、剂量、浓度、方法、时间;"一注意":用药前的过敏史、配伍禁忌和用药后的反应)。

(4) 用药前应检查药品质量、有效期,做到"三不用":不用标签不清或无标签药物;不用变色、混浊、沉淀药物;不用有可疑药物(剂量、药名不清晰)。

(5) 药物经人工或者摆药机摆放后,必须经过双人(即摆药者、发药者)各自核对无误后,方可发给患者。

(6) 发口服药前组织患者有序坐于座位,2 名护士携带服药单、温开水,推车至座位前,避免患者来回走动,发生漏服药或藏药、吐药等现象。发药时再次核对患者腕带和药袋上的信息(如住院号、姓名、药名、剂量、时间、用法等)并让患者陈述自己的名字。合作者先发,不合作者后发;如患者有疑虑时,应立即核对,确认正确时方可给药;检查患者确实将药物服下后,再分发下一位患者的药物。

(7) 指导患者正确服用口服药物的顺序与注意事项(如餐前药、餐中药、餐后药等),确保患者将药物服下后方可离开。

四、测量体温的护理

测量体温是一项简单的基础护理操作,但在精神科并不是那么容易的事情,患者在精神症状的支配下,往往不配合护士测量。例如,护士使用耳温计(ear thermometer)为其测量体温时,认为护士用高科技手段控制其大脑而拒绝。所以做好测量体温护理也是精神科基础性的护理工作之一。

(一) 目的

观察生命体征,提供诊疗依据。

(二) 操作规程

(1) 患者处于安静、清醒状态下,保持坐姿。测量体温前 30 min 内不宜进食、进水;检查体温计性能完好(电子体温计的电量充足、显示窗清晰,水银体温计水银柱在 35 ℃以下)。

(2) 如使用水银体温计,测量前按患者实数清点数目。使用耳温计时应遵循"一人一耳帽"的原则使用。

（3）测体温时,工作人员应集中注意力,每位被测量的患者必须在工作人员的视线之内,以防患者咬碎体温计吞服,发放和收取体温计时做到不遗漏患者。

（4）用浸有消毒液的纱布擦净使用过的体温计并看读数。

（5）测量完毕立即清点体温计数目,发现数量不吻合,及时追查并报告护士长。

（6）新患者、严重消极患者、有吞食异物史的患者、Ⅰ级患者使用耳温计、肛表或腋表测量。①口腔测量法:口腔温度计的水银端斜放于舌下,闭口测量 3 min 取出。②直肠测量法:将肛表用 20% 肥皂液或油剂润滑后,将水银端插入肛门 3～5 cm,测量 3 min 取出。测量结果应减去 0.5 ℃。③腋下测量法:测量体温前应用干毛巾擦干腋下汗水,将体温计水银端置于腋窝深处紧贴皮肤,屈臂过胸,夹紧体温计,测量 10 min 后取出。测量结果应加上 0.5 ℃。

（三）咬破、吞服水银体温计的应急处理

报告医生,立即按照医嘱处理:①即刻给患者服下 250～500 ml 牛奶或 2 只鸡蛋蛋清,也可口服液体石蜡 60 ml,以阻止或减少水银吸收;②进食大量韭菜等粗纤维食物,使水银被包裹,加快肠蠕动,促进水银排出,密切观察大便情况。

五、精神科保护性约束护理

（一）保护性约束目的

约束是一种保护患者安全的物理或机械装置,用于固定身体某一部位,限制其身体及肢体的自由移动,约束用具有约束带、约束手套、约束衣裤等。

应用约束的目的是防止精神障碍患者因兴奋、冲动行为或严重消极等导致对自身或他人的伤害;为了保证不合作患者的治疗、护理操作能顺利进行,在劝说无效时,没有其他可替代措施的情况下,应用约束暂时性地控制患者过激的行为是非常有必要和有效的。但如果使用不当,易造成对患者的伤害和意外情况的发生。因此,严格遵循约束的操作规程及正确掌握约束的使用方法是非常重要的。

（二）适用对象

依据《中华人民共和国精神卫生法》（以下简称《精神卫生法》）第四十条:精神障碍患者在医疗机构内发生或者将要发生伤害自身、危害他人安全、扰乱医疗秩序的行为,医疗机构及其医务人员在没有其他可替代措施的情况下,可以实施约束、隔离等保护性医疗措施。实施保护性医疗措施应当遵循诊断标准和治疗规范,并在实施后告知患者的监护人。因此,凡伴有强烈的消极自杀意念及行为者;极度的兴奋躁动及严重的行为紊乱者;有强烈的出走意图并有行动者;需进行各种治疗而不合作者;有严重的躯体疾患伴意识不清者;木僵患者;突发冲动,自伤、伤人、毁物者,在没有其他可替代措施的情况下,可以实施保护性约束。

（三）保护性约束操作规程与护理

▶ 云视频 10-1 约束保护

1. 保护性约束指征　符合上述保护对象，医生开具医嘱方可执行；特殊或紧急情况下（如患者出现自伤、伤人行为，甚至危及自身或他人生命时）可按医生口头医嘱实施紧急约束等保护性医疗措施，医生必须在患者被约束后 3 h 内补开医嘱，并在护理记录和病程记录中体现。一般由两名以上工作人员配合操作为宜，先约束双上肢，视病情而定是否约束双下肢及肩部。

2. 保护性约束护理

（1）患者安置在Ⅰ级病室，专人看护，约束和非约束患者严格分开，如不得不与非约束患者在同一病房，必须时刻处于工作人员的视野范围内。

（2）患者约束前脱去外衣，尽可能劝说患者解大小便。

（3）约束部位须放置棉垫（肩部约束必须使用），约束带固定结的松紧以能伸进 1~2 横指为宜；固定于床沿的结要隐蔽，以患者看不见摸不到为宜；约束体位正确、舒适并处于功能位。

（4）约束肩部时必须打固定结，勿使其松动，以免臂丛神经损伤。

（5）每 30 min 巡视、评估 1 次，每 2 h 松解肢体 1 次，注意约束局部的松紧情况及肢体的血液循环状况，防患者自行解除约束带当作自缢工具。

（6）护士做好基础护理及心理护理，防止发生压力性损伤；定时喂水、喂食，对拒绝进食、进水者遵医嘱给予鼻饲或静脉补液，保证机体需要量。

（7）患者安静或入睡后原则上应解除保护性约束，如果病情不允许，则应减少约束部位，以利于患者更换体位。

（8）约束工具应班交接清楚，对被约束的患者应进行床边交接班，仔细观察约束带的松紧度、患者皮肤完整性、血液循环及基础护理等情况；清点约束工具数目正确，交接清楚后交班者方能离岗。

（9）做好保护性约束记录，包括原因、时间、约束带数量、约束部位、体位、皮肤情况、血液循环情况、情绪、行为等变化，并操作者签名。

（10）约束用具应专人专用，一次性约束用具使用后应按医疗废物处理，重复使用的约束用具使用后清洗、消毒、干燥备用。

六、护送患者的护理

精神障碍患者在疾病支配下失去自我防护能力，不能正确辨认各种危险因素，也不能正确诉说躯体的不适感。因此，医院需要配备一定数量的护送人员（有条件的医院可配备专职的护送队），才能确保对患者外出时突发兴奋冲动、出走等紧急情况作出快速反应，确保患者安全。当患者外出时，做好相关的护送护理显得特别重要。

（1）患者如需外出进行检查、治疗时，必须由工作人员护送并清点患者人数，病房应根据患者数量及病情配备数量合适的护送人员,护送途中确保患者在工作人员的视线内活动。工作人员做到前后呼应,尤其在分叉路口、转弯处要站好位点,全程密切注意患者的动态。

（2）患者在外出过程中,需离开检查、治疗区域时(如上厕所),途中需要有工作人员的陪同和照顾,防范意外发生。

（3）患者因病情变化情况紧急需要外出治疗时,工作人员应全程陪同,备好抢救设备和药品,监测患者病情,及时做好对症处理。

（4）患者集体外出参加户外活动/工娱治疗时,安排足够的工作人员护送,定位看护,确保患者活动不离工作人员的视线,确保工娱治疗过程顺利进行。

（5）患者返回病房要及时进行安全检查,防止危险品带入,并由专人清点人数。

七、探望患者的护理

精神障碍患者由于疾病治疗的特殊性,住院时间长,住院病房以封闭式管理为主。患者住院过程中,亲朋好友前来医院探望实属常情,来院探访的家属混杂,做好探望患者的护理也是精神科病房安全管理的重要内容之一。

（1）《精神卫生法》第四十六条:医疗机构及其医务人员应当尊重住院精神障碍患者的通信和会见探访者等权利。

（2）家属探望时应遵守医院的规章制度,做好登记,每次探望以2人为宜,学龄前儿童不得进入病房探望。

（3）医院制订固定的探望时间,家属在规定时间前往医院探望患者,其他时间不予接待。

（4）在规定的探望时间内,病房安排专人负责接待家属,做好宣教、危险物品的管理,对家属带入的物品严格安全检查,确认没有危险物品方可交给患者保管。

（5）家属避免带入油腻、变质、生冷硬食物,患者进食时做好看护,防止发生噎食,出现意外情况及时呼救。

（6）家属探望过程避免言语不当,或与患者争执,导致患者病情波动。在探望过程中护士落实好巡视工作,如患者出现病情变化应及时劝导,必要时中止会客。

第二节　治疗性护患关系的建立

一、建立治疗性护患关系的意义和要素

（一）意义

治疗性护患关系是一种以护士和患者及其家属人际关系建立的过程为基础,以提高患者最佳利益和结果为目的的关系。有效的护理有赖于护士对患者的了解,是所有

护理实践的中心。建立互相信任、开放、良好的护患关系,是有效护理的根本保证。

(二) 要素

1. 了解、掌握患者及家属的基本情况　护士与患者接触时,首先应了解患者及其家属的基本情况,进而选择恰当的接触方式,确定适当的交谈内容,主动提供患者所需要的帮助。

1) 一般情况　如患者的姓名、年龄、性别、民族、宗教信仰、文化程度、职业、兴趣爱好、个性特征、生活习惯、成长经历、婚姻家庭情况、经济状况等。

2) 疾病情况　如患者的精神症状、病史、诊断、阳性检查结果、主要治疗、护理要点、特殊注意事项、患者家属对疾病的认识及关注等。

2. 建立护患关系的基本要求

1) 正确认识精神障碍　精神障碍是由多种原因共同导致的一种大脑功能紊乱性疾病。精神障碍患者的异常行为或荒诞言语是疾病的症状表现,并无好坏之分,不能以常人的标准来评定。

2) 尊重患者人格　首先做到一视同仁。在进行治疗或谈话之前应先征得患者同意,尊重患者的意见或提出的方案。应向患者介绍或说明其治疗及护理情况,尊重其知情权,以取得患者合作。对于患者的隐私、病史要予以保密。

3) 体会患者心境,与患者共情　共情指的是一种能深入他人主观世界,了解其感受的能力。护士要设身处地为患者着想,根据患者的言谈举止判断患者的思想、感受及需要,尽量满足患者的合理需求,理解并且体会患者的内心痛苦。

4) 一致性与持续性的态度　一致性是指护士对患者的基本态度维持相同,使患者得到安全感,减轻焦虑。持续性是指在患者住院期间应由相对固定的护士与患者经常沟通交流,这样有助于形成稳固的沟通方式。对待患者的荒谬想法或症状应当既不否定也不肯定,保持中立,不加以批判。

5) 护士提高自身素质　由于护士在护患关系中占主导地位,因此护士应该加强自身修养,树立良好的形象,做到服装整洁、仪表大方、举止从容、精神饱满。同时护士应做到预见性护理,具备敏锐的洞察力,及时发现并解决问题,掌握疾病的症状及发展规律,做好防范及应对措施。

拓展阅读 10-2　护患沟通五次谈话

二、建立治疗性护患关系的过程

佩普劳将护士与患者建立治疗性关系的过程分为介绍期、认同期、工作期和结束期4个阶段。

(一) 介绍期

介绍期是护士与患者接触的最初阶段,是彼此介绍、了解、熟悉的阶段。双方初次见面由于陌生而产生紧张、焦虑情绪,护士应发挥主人翁精神,主动、热情、友善地接触患者,介绍环境和医护人员,缓解紧张的气氛,为建立良好的护患关系打下基础。护士在不断评估患者,患者也在不断评估护士,患者会根据护士的语言行为来决定是否愿意与该护士配合。

(二) 认同期与工作期

认同期与工作期的主要目标是确认和解决患者的问题,主要的治疗工作应在此期。当患者与护士相互之间产生了信任感,也有了共识,护士与患者共同制订治疗目标。例如,保证充足的睡眠及饮食,应该按时完成治疗等。护士运用专业知识,帮助患者认识和确定患者的问题,引导患者分享自己的想法、行为和感受,鼓励患者学习新的行为方式。此时护士与患者能够比较深入地讨论患者的焦虑以及解决问题的具体方法,达成协议后护患双方都应共同遵守,这样可以帮助患者达到治疗的目的。帮助患者制订针对性的护理计划和实施护理措施,对患者的进步给予肯定,恢复患者的自信心,达到巩固治疗的目的。此期护士的尊重、宽容、接纳能推动治疗性关系的发展。

(三) 结束期

治疗性关系最后阶段是结束阶段。护患之间经过密切合作的工作期后,患者的症状改善,问题解决,显示出自我照顾的能力,社会功能改善,达到了预期目标。此期护士应调整护理计划,与患者共同讨论其健康状态,制订出院计划,患者对出院可能会产生不同程度的不适,护士应主动与患者沟通,帮助患者认识分离事实,做好出院的健康指导,帮助患者尽快回归社会。

三、影响治疗性护患关系的相关因素

(一) 护士自身问题

护士如果自身心理调适能力不佳,往往会将生活中的不良情绪带到工作中,在交谈过程中会不经意将这些负面情绪传递给患者,使患者产生不信任感,从而影响沟通。

(二) 事前缺少计划

交谈前护士如果没有对此次谈话认真计划,不了解患者的基本情况,对表达的信息不能正确识别,就会导致交谈缺乏针对性,以致交谈中出现问题没有合适的应对措施,这些会让患者认为自己不受重视而不愿接受谈话。

(三) 双方存在的差异大

护士与患者双方在价值观、知识层面、处事态度、语言技巧、经历及经验方面存在着较大差异,也会影响沟通的顺利进行。

(四) 沟通技巧运用不恰当

常见的如不切合实际的承诺、与事实不符的形容和赞美、使用指责性语言而使患者感到不被尊重、与患者争辩或对患者进行说教等,应尽量避免少用。

(五) 其他

交谈环境杂乱,泄露患者隐私,患者家属对护理计划不了解、不配合,护士之间对待患者的态度不一致,交谈时护士注意力不集中等都是影响治疗性沟通的不利因素。

四、建立治疗性关系的技巧

精神障碍患者由于疾病的原因,更加需要别人的真诚友好相待,将其视为正常的个体给予关心、进行沟通。护士必须学习并掌握将对话流畅贯穿于治疗的全过程,常见的沟通技巧有以下几种。

1. 共情　也称同理心,是一个心理学概念,指从对方的角度来认识其思想,体验其情感,并产生共鸣。用通俗的话讲,就是"感同身受""将心比心"。

2. 提问　在治疗性交谈中具有十分重要的作用,它可以快速地围绕主题进行信息收集与核实。提问可分为以下几类。

1) 封闭式提问　这是一种将患者的应答限制在特定的范围之内的提问,如"你昨晚睡得好吗?""你还咳嗽吗?"

封闭式提问的优点:患者能直接坦率地做出回答,护士能够在短时间内获得大量信息,时间短,效率高。缺点:患者得不到充分解释自己想法和情感的机会,缺乏主观能动性,护士也难以得到提问范围以外的其他信息。

2) 开放式提问　提问的问题范围较广,不限制患者的回答,如:"您对护理工作有什么意见?""您有什么需要我帮助的吗?"。护士在提问时应尽量减少问"为什么",避免给患者一种被质询的感觉。

开放式提问的优点:没有暗示性,有利于患者发挥主观能动性,发泄和表达被抑制的感情。缺点是需要的时间较长。

3. 倾听　通过倾听,护士才能了解患者存在的问题,从而有针对地提供帮助。倾听的技巧包括以下几点。

1) 少说话　专心致志地听,给患者更多自由时间表达自己。

2) 建立协调关系　了解对方,试着站在他人的角度看问题。

3) 表现出感兴趣的态度　这是让对方相信你在注意倾听时的最好方式。

4) 眼神接触　适当的眼神交流能让对方产生你正在聆听的感觉。

5) 反馈　将注意力集中于对方谈话的要点,不断反馈信息,以确定对方谈话的实质。

6) 不要急于评判　不要轻易打断对方的谈话,学会控制自己,抑制自己要争论的冲动,在适当的时机提问以解决自己的问题。

7) 不要猜测　因为猜测常会先入为主,影响到沟通过程的情绪、态度,是沟通的最大障碍。

8) 引导谈话继续　护士应将简短的语句加入沟通的过程,如"然后呢?",使患者觉得护士对此次交谈很感兴趣,增加了患者与护士沟通的兴趣。

4. 触摸 是一种带有较强感情色彩的非语言形式。触摸有多种形式,只有与环境场合相一致,才能达到积极的效果,否则会引起消极后果。所以触摸一定要考虑对方的性别、年龄、社会与文化背景、风俗习惯等,避免带来不良后果。

5. 沉默 恰到好处地运用沉默,可以促进沟通。例如,在面对一位偏激的患者时,为了化解紧张气氛,以沉默待之,效果更好。

📖 拓展阅读 10-3 倾听技巧"3F"

第三节 精神障碍患者的护理观察和记录

在护士与患者接触的过程中,患者的言语、表情、行为和生命体征,能体现患者病情的动态变化,这对制订护理计划,提高护理质量具有重要意义。精神症状的表现通常在短时间内很难完全暴露出来,需要通过全方位的观察才能做出明确判断。

一、精神障碍患者的护理观察

(一)观察内容

1. 一般情况 仪表、个人卫生情况、衣着和步态;全身有无外伤;个人生活自理能力;饮食、睡眠及排泄;接触是主动还是被动;对医护人员及周围环境的态度;参加工娱等活动的积极性等。

2. 精神症状 患者有无自知力;有无意识障碍;有无幻觉、妄想、病态行为等精神症状,情感稳定性和协调性如何;症状有无周期性变化等。

3. 躯体情况 患者的一般健康状况,如体温、脉搏、呼吸、血压等是否正常;有无躯体疾病或症状等。

4. 治疗情况 患者对治疗的态度如何;治疗效果及药物不良反应如何;患者有无藏药、拒绝治疗的行为等。

5. 心理需求 患者目前的心理状况和心理需求;目前急需解决的问题以及心理护理的效果评价。

6. 社会功能 包括学习、工作、人际交往能力以及生活自理能力等。

7. 环境安全的观察 包括床单位、门窗、地面等基本设施,医疗设备等有无安全隐患,周围环境中有无危险物品。

📖 拓展阅读 10-4 空间距离

(二)观察方法

1. 直接观察法 是护理工作中最重要的、也是最常用的观察方法。可与患者直接接触,面对面进行交谈,从谈话中可以了解到患者的思维是否正常,答题是否切题,注意力是否集中,情感是否淡漠。同时还可以通过患者的动作、表情和行为来了解患者的症状。一般情况下,这种方法适用于意识相对清晰、交谈合作的患者。

2. 间接观察法 是从侧面观察患者独处或与人交往时的精神活动表现。护士可通过患者的亲朋好友、同事及病友了解患者的情况,或通过患者的作品、娱乐活动、日记、绘画及手工作品。了解患者的思维内容和病情变化。这种方法适用于不肯暴露内心活动或思维内容、不合作、情绪激动的患者。

(三) 观察要求

1. 观察要具有目的性、客观性 护士对病情的观察要有目的性,需要知道哪方面的信息应观察的要求作为重点观察内容。观察到的内容应该客观记录,不要随意加入自己的猜测。

2. 观察要有整体性 护士应对患者住院期间各个方面的表现都要了解观察,以便对患者有一个全面、整体的掌握,并制订相对于患者合适的护理计划;同时对病房所有患者要进行全面的观察,掌握每个患者的主要特点。对于重点患者或特殊患者做到心中有数,但其他患者也不能疏忽。特别是平时不说不动的患者,要更加注意,因为此类患者主诉少,护士对患者关注少,容易出现意外。

3. 观察要有针对性 针对不同患者确定观察重点。

(1) 对新入院患者及确诊者要从一般情况、精神症状、心理状况、住院依从性、躯体情况等进行全面观察。

(2) 治疗期的患者重点观察其对治疗的态度、治疗的效果和不良反应。

(3) 疾病发展期的患者重点观察其精神症状和心理状态。

(4) 缓解期患者重点观察病情稳定程度及对疾病认知程度。

(5) 恢复期患者重点观察其精神症状消失情况、自知力恢复程度及对出院的态度,有心理问题的患者重点观察其心理反应及需求。

4. 观察要隐蔽性和预见性 观察患者行为也要有技巧,要在患者不易觉察的情况下进行,如在治疗或护理过程中或与患者轻松的交谈中进行观察,此时患者所表达或表现的情况较为真实,注意交谈过程中不要记录,这样会使患者感到紧张与焦虑。同时观察要有预见性,如消极患者症状突然好转,恢复期患者情绪突然低落,交谈中出现消极言语或书写中出现消极内容的词句等,这些常常是情绪变化的重要线索,要加强交接,严防自杀。

二、护理记录

护理记录是护理文书的统称,护理人员通过对患者病情的观察护理,将患者的动态病情变化、心理活动及所采取的治疗护理措施等,以文字的形式客观地记录在病历中。它不仅为医生提供有效的诊疗依据,也是医疗纠纷判定的主要依据之一。护理记录是医疗文件的重要组成部分。

(一) 护理记录书写要求

护理记录应当客观、真实、准确、及时、完整、规范。尽量将患者原话记录下来,少用医学术语。书写应当文字工整,字迹清晰,表达准确,语句通顺,标点正确,记录完整后签全名及时间。非电子版护理文件书写过程中出现错误时,应当用双横线划在错误处修改。不得采用刮、粘、涂等方法掩盖或去除原来的字迹,每页修改不得超过两处。如果记录为电子版,要打印出来签名,不可在打印出的护理记录单中涂改。

(二) 护理记录书写内容

1. 一般护理记录　是指护士根据医嘱对病情尚稳定的Ⅱ级护理患者和无危重医嘱的Ⅰ级护理患者住院期间护理过程的记录。内容包括患者姓名、科别、病区、住院号、床号、页码、诊断、记录日期和时间、病情(精神症状、躯体症状、心理动态等)、护理措施和效果、护士签名等。精神症状包括言语、思维、情感、意志行为,有无消极、冲动暴力、擅自离院等。躯体症状包括饮食、排泄、睡眠、发热、腹泻、哮喘、皮肤、肢体活动情况、意识状态等。特殊情况包括保护性约束、静脉输液、鼻饲、特殊检查、药物不良反应等。

2. 危重患者护理记录　是指护士根据医嘱和病情对急危重症患者住院期间护理过程的记录。内容包括患者姓名、科别、病区、住院号、床号、页码、诊断、记录日期和时间、出入液量、生命体征(如体温、脉搏、呼吸、血压等)、其他躯体情况、药物治疗、病情观察内容、抢救及执行治疗医嘱实施护理措施的过程、护士签名等。危重患者抢救无效者写明死亡时间。记录时间应准确,具体到分钟。抢救患者的护理记录可以在抢救结束后的 6 h 内完成。

第四节　精神障碍患者的组织和管理

精神障碍患者的组织管理是精神科临床护理工作中的重要环节,是顺利开展医疗护理工作的关键。做好患者的组织管理,对改善医患、护患关系、开展医疗护理工作、保证病区秩序、促进患者康复具有重要意义。患者的组织管理是一项科学性、艺术性较强的工作,必须给予足够的重视。精神科护士除了具备熟练的业务能力、高度的献身精神和极强的责任感之外,还要有一定的组织管理能力。这样不仅能够调动患者的主观能动性,达到让患者友好相处、病区管理井然有序的目的,还能够创造良好的住院环境,使各项医疗护理工作有序开展,促进患者在生活自理、社交能力等方面的康复,为患者早日回归社会打下良好的基础。

一、组织形式

患者的组织是在病区护士长的领导下,由病区内具有一定组织能力的专职护士,组织、指导或参与患者的康复活动。患者的组织体系为休养员委员会、休养小组等。休养员委员会的主任、委员、组长的人选原则上从康复期的患者中挑选具有一定影响力且热心为病友服务、具备一定组织管理能力的人员担任。休养员委员会主任应在专职护士的指导下负责全面工作,委员负责学习、生活、宣传、工娱疗等;组长配合委员,带头并督促小组成员积极参加病区的各项活动、关心组内病友；专职护士负责监督检查，定期与委员会成员开会、研究病房活动的安排，定期召开组长会议、全体休养员会议，听取患者的意见和建议，商议康复活动等相关事宜。通过患者的各项活动、评优与比赛，调动患者的积极性。任职的患者出现病情复发或康复出院可及时推荐补充，保持休养员委员会工作的持续进行。

二、管理形式

在精神科，做好患者的管理不亚于药物治疗的作用。根据患者不同年龄阶段、病情程度等情况，制订相应的管理措施，实行开放或封闭管理原则，使患者得到良好的治疗护理。

开放式管理包括半开放式管理和全开放式管理。

（一）半开放式管理

精神障碍封闭病房的住院患者在病情允许的情况下，由医生开具医嘱，在每日常规治疗完成后可以在家属陪同下外出活动，周末可安排患者由家属陪伴回家。医护人员应与患者家属及单位取得联系，得到他们的支持和配合。通过一系列交往活动，使患者尽可能不脱离社会，并保持愉快的心情，增强患者生活的自信心，早日回归社会。

（二）全开放式管理

病房环境完全开放，多数患者自愿接受治疗，希望有更多的知情权，患者的生活用品、个人物品和钱财管理以自我管理为主，患者白天可以自由出入病区，在医院规定范围内活动，离开医院必须履行请假手续。这种管理方法促进患者与外界的接触和情感交流，减少了情感和社会功能的衰退，有利于精神康复和有助于家庭社会功能的提高。

（三）封闭式管理

封闭式管理是指精神障碍患者在精神科病房住院期间不能独自离开病区。这种管理模式便于组织管理、观察和照顾精神障碍患者，能够有效防范意外事件的发生。

1. 封闭式管理的目的和对象　封闭式管理便于对精神障碍患者的观察、照护和组织管理，适合于新入院、精神障碍急性期、严重的冲动、伤人毁物、自伤、自杀及生活不能自理、病情波动缺乏自知力的患者。

2. 封闭式管理的实施

1）倡导人文关怀，重视心理护理　封闭式病房患者集中管理，活动范围受限，患者存在一定的抵触情绪。护士为患者营造温馨、舒适的住院环境，主动与患者沟通，关注患者的心理需求，加强健康教育，帮助患者正确认识疾病，为患者解决实际问题，满足其合理需求。

2）制订相关制度　根据病房患者特点制订病房管理制度，包括病房安全制度、陪护探视制度、物资管理制度、医疗器械管理制度、禁烟制度、分级护理管理制度等。做好宣传，指导患者遵守、维持病房正常秩序，培养患者良好的生活习惯，有利于患者的康复。

3）加强工作责任心、严密观察病情　大部分患者病情较为严重,存在自伤、自杀、冲动伤人等问题,缺乏自知力,护士要严格执行各项规章制度、操作规程,切实落实"以患者为中心"的服务理念,加强工作责任心,防止差错发生。

4）安排丰富的康复活动　根据患者的病情和爱好,有计划地安排工娱、康复活动,如阅读报刊、书籍,欣赏健康知识宣传片,音乐治疗,打乒乓球,练五行健康操、保健操等,提高患者的生活乐趣、丰富住院生活,提升住院治疗的依从性。

三、精神科的分级护理

由于疾病是一个动态过程,为了使患者得到及时有效的治疗和护理,按照病情严重程度进行分级护理,分为特级护理、一级护理、二级护理、三级护理 4 个护理级别,并根据不同的护理级别制订相应的护理要求及管理内容。

(一) 特级护理

1. 适用对象

(1) 病情危重,随时可能发生病情变化需要进行抢救者。

(2) 住院前后有自伤、自杀、冲动、伤人、毁物及外逃行为的患者,且随时有可能发生者。

(3) 出现严重药物不良反应者。

(4) 有意识障碍或有严重躯体并发症。

2. 护理要求

(1) 严密观察病情变化,监测生命体征。

(2) 根据医嘱,正确实施抢救治疗、给药措施;根据医嘱,准确监测并记录患者 24 h 出入量等。

(3) 根据患者病情正确实施基础护理和专科护理,如保护性约束护理、口腔护理、压力性损伤护理及管路护理等,并实施安全管理措施等。

(4) 保持患者的舒适和功能体位;实施口头、书面与床边交接班。

3. 管理与活动范围

(1) 以封闭式管理为主。

(2) 患者的一切用物由工作人员负责管理。

(3) 患者在病室内活动为主,外出须由工作人员全程陪同。

(二) 一级护理

1. 适用对象

(1) 精神症状不稳定,严重"三防"患者、木僵、拒食者;严重药物反应者。

(2) 伴有躯体疾病需密切观察者;有跌倒危险以及约束的患者。

(3) 生活完全不能自理且病情不稳定者。

（4）特殊治疗者，如行改良电休克治疗者。

2. 护理要求

（1）每小时巡视1次，观察患者病情变化。

（2）根据患者病情测量和记录生命体征。

（3）根据医嘱正确实施治疗、给药措施。

（4）根据患者病情正确实施基础护理和专科护理，如保护性约束护理、口腔护理、压力性损伤护理及管路护理，并实施安全管理措施等。

（5）实施口头、书面与床边交接班。

（6）提供护理相关的健康指导。

3. 管理与活动范围

（1）以封闭式管理为主。

（2）患者的一切用物由工作人员负责管理。

（3）患者在病室内活动为主，外出须由工作人员全程陪伴。

（三）二级护理

1. 适用对象

（1）病情趋于稳定仍需加强观察者。

（2）病情稳定或处于康复期，生活部分自理者。

2. 护理要求

（1）每2小时巡视1次，观察患者病情变化。

（2）根据患者病情测量生命体征并记录。

（3）根据医嘱正确实施治疗、给药措施。

（4）根据患者病情，正确实施护理措施和安全管理措施。

（5）组织患者开展各项康复活动。

（6）提供相关的健康指导。

3. 管理与活动范围

（1）以半开放式管理为主。

（2）患者的个人生活用品自行管理，患者可以在病区内自由活动。

（3）患者在工作人员的陪同下参加户外活动。

（4）患者经医生同意后在家属的陪伴下，可以在规定时间离开病区外出活动。

（四）三级护理

1. 适用对象

（1）生活完全自理、病情稳定者。

（2）康复等待出院者。

2. 护理要求

（1）每3小时巡视1次，观察患者病情变化。

（2）根据患者病情测量生命体征并记录。

（3）根据医嘱正确实施治疗、给药措施。

（4）根据患者病情，正确实施护理措施和安全管理措施。

（5）组织患者开展康复活动。

（6）提供相关的健康指导及出院指导。

3. 管理与活动范围

（1）实施开放式管理。

（2）一切物品均自行管理，允许穿自己的衣服、佩戴手表、使用音频设备、携带零用钱等。

（3）在规定时间内，可单独离开病区外出活动、购物、打电话等。

（4）办理相关手续后，每周可自行回家探亲访友，参加社交活动。

四、精神科病房的相关制度与护理常规

（一）精神科病房的安全管理制度

精神科病房安全管理是管理科学的一个重要分支，它是为实现安全目标而进行的有关决策、计划、组织和控制等方面的活动。主要运用现代安全管理原理、方法和手段，分析和研究各种不安全因素，从技术上、组织上和管理上采取有力的措施，解决和消除各种不安全因素，防止意外事件的发生。因此，精神科病房安全管理直接影响患者能否得到及时有效的治疗、护理，同时关系到为患者提供一个良好的治疗护理环境，有效防范意外事件，对保证患者安全、促进社会功能恢复等具有十分重要的意义。病房安全管理的内容涉及面广，其主要包含环境管理、危险品管理、人员管理以及建立相关的规章制度。

（1）严格执行交接班制度，认真清点人数，对有自杀、自伤、出走倾向及危重患者应重点交接，认真护理。

（2）精神科病房要求布局设施合理、简单，避免死角，避免有棱角、尖硬的建筑物体出现，避免有悬空的管道铺设，窗玻璃尽量使用防弹玻璃，电源插座要设置在患者触摸不到的地方。

（3）在精神患者生活、医疗活动的范围内，禁止放置方凳、单人椅、扫帚、拖把、玻璃器皿等日常用品，以防止患者冲动时用这些物品作为"武器"，造成不良后果。患者使用的茶杯、餐具、面盆等日用品，宜采用轻便、不易破碎的塑料或不锈钢制品。

（4）病区门锁、窗栏、家具等有损坏应及时维修，并注意及时清理修理后遗留的废弃物与工具。

（5）病区的大门、办公室、治疗室、抢救室、备餐室、库房、浴室等各室门均应随手关闭。工作人员进入单人病室及以上各室时应防止与患者同锁在一室内，在离开之前，应巡视证实确无患者在内时方可关锁门。当医技科室或后勤部门人员进入病区工作时，病区工作人员有权进行安全指导，在他们进、出时，应督促检查出入病房的门是否关闭

上锁。

（6）各类危险物品严格管理，执行交接班制度。患者需使用时应在工作人员看护下进行，有伤人、自伤、自杀企图的患者必须由工作人员代为使用。

（7）凡携带器械物品进入病室进行护理或治疗时，操作前后均应清点（如体温计、注射器等）。废弃的空安瓿、棉签等物品也应及时清理，不得遗留在患者身上或病室的房间内。

（8）安眠药、麻醉药、腐蚀性的清洁消毒剂等药品均应分开放置，并加锁管理。发药时应该执行发药流程，加强检查，证实确已服下后方可让患者离开，以防蓄积药物。

（9）凡入院、外出检查、请假离院和临时外出返院的患者，均应进行危险物品的检查。患者入院时，须向家属介绍物品保管规则、探视制度及安全制度等，要求家属遵守医院有关制度。

（10）探视时间内，病区应安排固定班次的人员，负责接待探视人员。检查探视人员送来的物品，防止将危险品交给患者或遗留在病房内。探视人员离开时，严防患者趁机混入出走。

（11）患者户外活动的范围，应在没有死角、不影响工作人员的视线、便于巡视的安全场所。在户外开放之前应先清理开放场地，保证没有碎玻璃、铁丝、铁钉、木棍等危险物品，方可带患者进入此场地。

（12）带患者离开病区时，工作人员应有高度责任心，外出前应了解病情，外出时应不离其左右，密切观察患者的动态，必要时予以适当的约束。集体外出时，应清点患者，同时根据患者情况配备工作人员护送，分散于患者的前、中、后，以防止患者在中途出走。

（13）备餐室内的开水炉及微波炉应有专人负责管理，使用完毕后随手关锁备餐室的门，防止患者进入。患者的饮用水、洗漱用水及洗澡水温度适宜，防止烫伤。

（14）患者应在规定区域吸烟，严禁在床上或病室内吸烟，烟头丢在指定地点。

（15）值班状态要加强巡视，巡视时必须要走到患者床前，观察患者的脸色和呼吸，夜间勿让患者蒙头睡觉，患者去厕所时间过长要及时查看。

（16）工作人员应妥善保管钥匙，不得遗留在锁孔内或病室内，严防患者取走，更不应交给患者及陪护开门。有遗失应及时报告护士长、组织查找，至找到为止，必要时更换病区门锁。

（二）精神科护理常规

（1）保持病室整洁、舒适，空气流通，创造良好的治疗和休息环境。

（2）新入院患者做好安全检查、卫生处置、入院指导和入院评估，制订护理计划，妥善安置床位。

（3）每日测量体温1次，定期监测血压与体重，遇异常情况及时报告医生并做好生命体征监测。

（4）根据病情和生活自理能力按医嘱实施分级护理。

（5）观察患者的饮食和排泄情况，对生活不能自理者协助喂水、喂饭；对拒食、拒药患者耐心劝导，并报告医生。

（6）严格交接班，做好病房安全管理，熟记患者样貌，落实巡视制度，对意识障碍、精神运动性兴奋或抑郁状态等重点患者严格看护，以防意外发生。

（7）除极度兴奋躁动或必须卧床接受治疗的患者外，其余患者均应鼓励其参加工娱治疗。

（8）进行各项治疗护理操作前做好告知、解释工作，认真观察治疗效果和不良反应，发现异常时应及时报告医生，做好交接班和记录。

（9）做好晨晚间护理，每晚督促患者洗脚，女性患者清洗会阴，生活不能自理者协助理发、修剪指（趾）甲、洗澡、更衣、饭前便后洗手，保持患者卫生整洁、无异味。

（10）做好心理护理，根据患者的心理状况做好安慰、疏导与解释工作，消除患者的思想顾虑。外出检查应开具医嘱并办理相关手续。

第五节　精神科专科技能

精神障碍患者常常由于精神症状的影响或严重的精神刺激等原因出现各种危急事件，如患者的自伤自杀行为、暴力行为、出走行为等。这不仅影响患者自身的安全和健康，也会威胁他人的安全和社会秩序。因此，精神科护理人员必须掌握专科技能来预防和处理各种危急事件。

一、暴力行为的防范与护理

暴力行为是指个体直接伤害自己或他人的躯体或某一物体的严重破坏性攻击行为，对患者及周围环境都具有较高的危险性。暴力行为具有爆发性、破坏性的特点，会对攻击对象造成不同程度的伤害，甚至威胁生命。精神障碍患者的暴力行为与其思维障碍、知觉和情感受损有关，并与恐惧心理、愤怒和敌意等情绪相关联。暴力行为常见于精神分裂症、心境障碍躁狂发作、人格障碍、癫痫性精神障碍、精神活性物质依赖的患者。

（一）防范

1. 合理安置患者　患者应安置在安静、宽敞、舒适、明亮的环境中，避免不良噪声刺激；患者的活动必须在护士的视线下进行。

2. 满足需求并了解患者的兴趣爱好　满足其合理要求，鼓励患者参加喜爱的娱乐活动，宣泄过剩的精力，降低兴奋程度。

3. 督促患者遵守病房的作息时间　认真观察患者的睡眠情况，若睡眠过少时应报告医生辅以药物处理。

4. 尊重患者　责任护士在与患者沟通交流时，应以亲切、热情、尊重、接纳的态度接待患者,语言亲切,语气温和,耐心倾听患者,了解患者的心理需求,掌握患者的心理动态。

5. 减少诱因 了解患者既往发生暴力行为的原因及诱因,暴力行为的表现形式、程度、发生规律等。不与患者争辩其被害妄想、幻听内容的真实性,尽量将患者冲突的对象与其分开;在与患者接触和交谈时,避免使用命令性的语言,避免做具有威胁性、攻击性的动作。

6. 加强人员培训 加强护理工作人员培训,提高其工作技能。精神科护士处于特殊的工作环境中,这就需要有保护自己的能力及对患者冲动行为作出及时干预的能力,避免遭受刺激,并使患者的暴力行为受到适当的控制。因此,应加强护士对暴力行为评估能力、建立良好护患关系能力、保护性约束等专科技能的培训。

(二) 处置

1. 启动暴力行为应急预案 对患者进行耐心劝说,分散其注意力,注意疏散其他患者,同时呼叫其他工作人员。组织者应向患者表达其明确的意图,参与者统一指挥,每人负责控制身体的某一部位,注意行动时要迅速、果断,同时也要注意避免伤害到患者。

2. 约束或隔离 将患者隔离于一个安全、安静的环境之中,专人看护,必要时遵医嘱对患者行保护性约束,做好解释工作,尽量取得患者的理解与合作。做好保护性约束患者的观察与记录工作,满足其合理要求,防止被其他患者伤害,适时解除约束。同时,工作人员应严格遵守《精神卫生法》,合理、合法地对患者使用约束带,禁止保护性约束成为惩罚患者的工具。

3. 心理疏导 当患者出现过度的兴奋及激惹情绪和行为时,责任护士要及时采取劝说、协商、适度的承诺、注意力转移等方法,稳定或缓和患者的不良情绪,避免患者的暴力冲动升级为暴力行为。在患者情绪平稳的时候,适时告诉患者情绪冲动或暴力行为的危害,告知处理不良情绪的方法,如当出现兴奋难以控制的情绪时及时告诉护士,护士及时帮助患者舒缓紧张情绪或转移注意力,或在得到患者的同意下暂时采取保护性约束或隔离措施。

二、自杀行为的防范与护理

自杀是指有意识的企图伤害自己的身体,以达到结束自己生命的行为,是精神科较为常见的危急事件之一,也是造成精神障碍患者死亡的最常见原因。自杀行为分狭义和广义两种;狭义的自杀行为是指有意识、自愿地直接结束自己生命的行为;广义的自杀行为是指包括故意自伤行为和吸毒、酗酒等自我毁灭的"慢性自杀"行为。

(一) 防范

(1) 对待患者要热情、真诚,耐心倾听患者诉说心中的苦闷,理解患者的内心痛苦,力所能及地帮助患者解决困难,与患者建立良好的护患关系,使患者对护士产生信赖感。

（2）了解患者的病史、过去的自杀企图和家庭史，评估患者的自杀意念及程度，了解有无自杀计划，在现行基础上评估和监控患者潜在的自杀可能性。对评估为存在自杀危险的患者，在护士站有标识。

（3）对自杀意念严重的患者，安置重症室，由专人 24 h 看护，严防意外发生。

（4）做好病房物品和环境设施的安全管理，转移患者身边及周围的危险物品，如刀、剪、绳带类、玻璃类等物品；及时维修损坏的门窗；在给药时，要看护下肚，严防藏药、积累药品吞服自杀。

（5）对严重抑郁和焦虑的患者要密切观察，严格交接班。责任护士对患者的情况要做到心中有数，重点巡视、观察，尤其在夜间、早晨、午睡等病房值班人员较少，以及在开饭、交接班等工作较忙的时候，切勿忽视对患者的观察，在厕所、走廊尽头、暗角僻静处等都应仔细查看，关注患者的行踪，严防患者发生自伤、自杀行为。

（6）与有自杀风险的患者坦率和诚实地讨论自杀，了解让患者痛苦和产生自杀意念的根源，帮助患者正确地处理一些重大问题，以缓解其压力。

（7）帮助患者掌握应对自杀意念的策略（如进行身体锻炼，与朋友、同事、家人联系和交流情感，少关注自我）。

（8）与患者一起回顾其生活中的积极的东西，寻找目前生活中积极的、充满希望的因素，唤起患者的自信。

（9）开展个别或团体的心理健康教育，对患者进行心理健康指导。结合患者的病情，向患者讲解有关疾病知识和康复方法，指导患者正确处理家庭及社会人际关系，鼓励建立积极的人生观，树立战胜疾病的信心。

（二）处置

（1）一旦有患者发生自杀，立即执行自杀应急预案，抢救生命，杜绝其他患者或无关人员围观，防止出现不良影响。

（2）对自伤、自杀后的患者应做好自伤、自杀后的心理疏导，了解患者心理变化，制订进一步的防范措施。

三、出走行为的防范与护理

精神障碍患者由于精神症状的影响、缺乏自知力、不安心住院或者工作人员的疏忽，出现出走行为。出走行为是指患者在住院期间未经医生批准，擅自离开医院的行为。由于患者自我防护能力较差，出走可能给患者或他人造成严重后果。所以，护理人员必须掌握患者出走行为的防范与护理。

（一）防范

（1）护理人员要主动与患者建立治疗性信任关系，主动接触患者，了解其出走的原因和想法；指导患者正确地解决生活中的矛盾和问题，引导正性行为，增强患者战胜疾病的信心。

(2) 针对患者的病情和精神症状,向患者讲解有关疾病的知识,使患者能正确了解自己的疾病,明确住院的必要性,安心住院,配合治疗。

(3) 对评估为出走危险的患者,在护士站有标识,将患者列为重点观察对象,责任护士熟记患者的床号、姓名、样貌和病情,随时观察和掌握患者的动向,及时发现患者的异常行为先兆。班班清点患者,严格执行交接班制度。

(4) 经常与患者交流,了解患者的心理状态,尽量满足其合理要求,合理安排患者的住院生活,鼓励患者参加工娱疗活动,丰富住院生活,使其心情愉悦,安心住院。

(5) 做好病区的安全管理,患者外出检查和治疗时,要有专人护送。

(6) 加强与家属沟通,合理安排探视,减少患者的孤独感。

(二) 处置

(1) 发现患者出走时,应立即通知其他人员并与患者家属联系,评估、判断患者出走的原因、方式、去向,立即组织人员寻找,必要时报警。

(2) 工作人员要管理好病房内其他患者,患者返回后给予相应处理,做好患者的安抚工作,做好动态观察,防止患者再次出现出走行为。

(3) 分析病房及医院有无安全隐患,如病房门不牢,患者未在护士的视线范围内活动。

四、噎食行为的防范与护理

噎食又称急性食管堵塞,是指食物堵塞咽喉部或卡在食管的第一狭窄部,甚至误入气管,引起呼吸窒息。精神障碍患者发生噎食窒息者较多,其主要原因与服用抗精神病药物后,发生锥体外系不良反应有关,或电休克治疗后意识尚未完全清醒,在意识模糊状态下仓促进食引起;脑器质性疾病患者吞咽反射迟钝,在抢食、急骤进食的情况下,也会发生噎食;出现吞咽肌肉运动的不协调所致等。主要表现为患者在进食中突然表情恐怖、发生严重的呛咳、呼吸困难、出现面色苍白或青紫等危象。

(一) 防范

(1) 加强饮食护理,集体进餐,禁止将食物带到病室内。在餐厅设立防噎食专区,工作人员密切巡视,提醒患者缓慢进食。根据医嘱饮食类型,采用分桌用餐,每桌有明显标识,标注饮食分类。

(2) 严密观察患者的病情和药物的不良反应,注意观察患者有无吞咽反射迟钝、吞咽困难。及时汇报医生,采取各项措施,给予软食,必要时给予半流质或流质饮食,专人守护进食或喂食。

(3) 对抢食或暴饮暴食的患者,应单独进食,适当控制其食量,做好健康指导工作,帮助患者改掉不良进食习惯。

(4) 做好噎食风险评估,针对噎食风险较高的患者,尤其是老年精神科患者,进行功能训练及饮食分级管理。

（二）处置

1. 判断噎食情况

（1）噎食的早期识别是抢救成功的关键，患者一旦发生噎食，护士首先判断患者的噎食程度。①轻度：患者有良好的气体交换，能够用力咳嗽，咳嗽时可能有哮鸣音。②重度：患者双手紧握喉咙，无法咳嗽，说不出话，呼吸困难，嘴唇、面色和指甲发紫，甚至失去意识。

（2）如患者为轻度噎食，鼓励其咳嗽，观察患者噎食是否解除。

（3）如患者为重度噎食或意识丧失、心跳呼吸停止，应就地急救，立即有效清除口咽部食物，疏通呼吸道，同时呼叫其他工作人员，通知医生和麻醉师。

2. 急救方法

（1）患者有心跳呼吸时，采取海姆利希手法（Heimlich maneuver）抢救：①若患者能站立，施救者站在患者身后，双手环抱患者腰部，一腿在前，插入患者两腿之间呈弓步，另一腿在后伸直。如患者无法站立，施救者协助患者采取坐位，并跪在患者身后。②指导患者身体前倾、低头、张嘴，有利于气道异物排出。③如果患者不肥胖，施救者一手握拳，拳眼置于患者肚脐与剑突之间（脐上两横指处），用另一只手固定拳头，用力向内向上快速冲击。如果患者肥胖，施救者双臂从患者的双侧腋下环抱患者胸部，一手握拳，拳眼置于两乳头中间，另一手固定拳头，用力向内快速冲击。④重复5次冲击后，检查患者噎食是否解除，如果仍旧存在，继续冲击，直至患者噎食解除。

（2）若患者心跳呼吸停止，应立即对患者实施心肺复苏。

3. 其他处置

（1）配合医生、麻醉医生落实各类抢救措施。

（2）患者噎食解除指征：患者口腔异物排出，呼吸通畅，嘴唇、面色转红润，意识逐步恢复。

（3）安抚患者，稳定其情绪，落实健康教育。

（4）及时书写护理记录，做好交接班。

拓展阅读10-5　海姆利希手法

五、吞食异物行为的防范与护理

吞食异物是指患者吞下了食物以外的其他物品。物品有垃圾、纸张、铅笔、肥皂、牙膏等。吞食异物可能是由于思维障碍所致，也可能是一种冲动行为或想以此作为自杀的方法。在精神障碍患者中较为常见。

（一）防范

1. 建立安全检查制度　患者入院、外出回病房、家属探视时，要常规进行安全检查，通过检查禁止危险品流入病房；晨、午间护理时进行床单元的安全检查，避免危险品出现在病房;每周定期进行全面安全检查一次,杜绝疏漏,保证安全。

2. 做好病房危险物品的清点和管理　患者进餐时要做好观察,安排高危患者在安全桌就座进餐,专人看护,餐后及时收回和清点餐具;在患者修剪指(趾)甲时,要专人看护,及时清点,如数收回;牙刷要集中保管,看护下使用,用后及时收回;病房设施如床架上的螺丝等要定期检查有无松动。

3. 做好患者的安全管理　将高危患者安置在便于观察的病室里,病室内陈设要简单,室内家具要保持完好,如有松动的螺钉或其他能取下的小件物品要及时修好或予以更换;患者外出时要有专人陪伴和看护。

(二) 处置

(1) 当患者出现无明显原因的肠梗阻、急腹症或内出血症状时,应考虑有无吞食异物的可能。

(2) 稳定患者情绪,尽快了解患者所吞食异物的种类,积极处理。

(3) 当确定吞食异物时,应根据异物的性质和大小采取相应的措施。例如,较小或光滑的物品(如弹珠),根据病情给予粗纤维饮食,促进排泄,并观察异物的排出情况;有锐利的刀口或尖锋,给予进食含纤维较多的食物(如韭菜、芹菜等),并给缓泻剂,以利异物排出,必要时手术;若患者咬碎了体温计表并吞食水银,在不影响病情的情况下,应让患者立即吞食蛋清和牛奶;吞服药物或其他有毒药物时,立即进行输液、洗胃,必要时进行血液灌流,加速毒物的排泄。观察病情变化,防止各种并发症发生。

(4) 排便后观察大便有无异物排出,直到全部排出为止。

(5) 做好各种记录。

六、木僵患者的护理

木僵状态是指在意识清晰时出现的精神运动性抑制综合征,表现为患者的动作、行为和语言活动的完全抑制和减少。轻者言语和动作明显减少或缓慢、迟钝,又称亚木僵状态。严重时全身肌肉紧张,随意运动完全抑制。但需注意的是,木僵不同于昏迷,患者一般无意识障碍,各种反射存在。木僵解除后患者可回忆起木僵期间发生的事情。

常见的木僵分为紧张性木僵、抑郁性木僵、器质性木僵、心因性木僵。

(一) 护理措施

1. 安全护理　将患者安置于安静舒适、光线柔和,便于观察照顾的房间内,室内陈设应简洁,不应放置有危险性的物品,防止患者突然兴奋或起床时发生意外事故。严密观察病情,保护患者安全,防止患者冲动伤人或被其他患者伤害。

2. 基础护理

1) 保护皮肤完整性,预防压力性损伤　木僵患者长期卧床不动,易导致肢体局部长时间受压,血液循环受阻而出现压力性损伤。因此,要定时翻身、擦背,保持皮肤清洁、干燥,保持床铺干燥、整洁,防止压力性损伤。

2）大小便护理　保持大小便通畅，注意排便情况。

3）保持口腔卫生　及时清除口腔分泌物，用生理盐水或清水每天 3 次清洗口腔，保持清洁。

4）保证患者营养　病情较轻者可耐心喂食，病情严重者需鼻饲流质饮食以保证足够的蛋白质、能量和维生素，维持水、电解质平衡。

3. 观察病情变化　护理人员要严密观察病情变化，有时在夜深人静时，精神运动抑制状态暂时缓解，患者可自动下床活动，然后返回，仍卧床不动。此时，切不可惊扰患者，要静观患者的活动状态，保证安全，以防患者伤人或被其他患者伤害，详细记录和交班。

4. 心理护理　木僵解除后患者可回忆起木僵期间发生的事情，所以护理过程中应该实行保护性医疗制度。正确对待患者的病态行为，态度和蔼，使其充分感受到尊重和理解；患者治疗护理操作前，给予必要的解释。避免在患者面前谈论病情及其他不利于患者的事情，及时做好心理疏导。

5. 重视功能锻炼　对于亚木僵状态的患者，应充分调动患者的主观能动性，指导患者主动运动。为避免因长期卧床，机体缺乏锻炼而致肌肉萎缩等，应定时按摩肢体关节。

6. 健康教育　反复诱导患者与现实接触，按时服药。定期复查，教育患者克服性格弱点，正确对待疾病，充满信心面对未来。鼓励家属配合治疗与护理，督促他们多关心患者，有助于减轻顾虑，增强治愈疾病的信心。

（李芳、周依群）

数字课程学习

◎　○教学 PPT　○导入案例解析　○复习与自测　○更多内容

第十一章　精神障碍治疗与护理

章前引言

精神疾病的发病机制未能完全阐明,但随着对精神障碍研究的深入和大众对精神障碍的认识,越来越多的研究认为精神障碍的发生、发展与生物、心理、社会因素有着密不可分的联系。因此,精神障碍的治疗除了药物治疗、物理治疗外,心理治疗、康复治疗等也是精神疾病治疗中不可缺少的部分。

·学习目标·

1. 知道精神药物的概念与分类,各类代表药的适应证与禁忌证、给药方法;心理治疗的定义及技术;常用心理治疗的方法及基本原则;住院精神障碍患者康复原则和康复内容。

2. 理解改良电休克治疗的定义、适应证与禁忌证;抗精神病药物治疗患者的护理;改良电休克治疗过程的护理。

3. 能判断抗精神病药物的主要不良反应、改良电休克治疗的不良反应和并发症。

思维导图

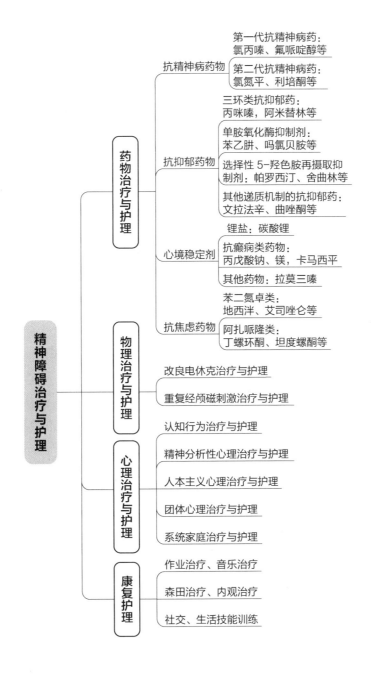

案例导入

患者,女,32 岁,未婚,研究生学历,公司职员。6 个月前因失恋出现失眠,上班时注意力不集中,工作效率下降,还时常出错,对父亲说上下班路上有人跟踪,最后出现怕见同事不去上班。她整天在家也不做家务,有时一个人自言自语,表情紧张,有时情绪激动,说听见同事在议论她,同事都在玩弄她,白天在家窗门紧闭拉上窗帘,不准父母大声说话,说门外有人偷听。不准父母看电视,说电视里讲的事都跟她有关。不准父母打电话,说有人监听电话,说同事要害她,每天用电磁波干扰她的大脑把她变傻。最近几天连饭不肯吃,说母亲烧的饭有毒,父母和外人合伙要害她,情绪激动,在家扔东西,家人无法管理而来就诊住院。入院治疗给予利培酮、氯硝西泮,入院第 8 天患者出现了双手轻微抖动,焦虑不安,不停地来回走动等现象。

问题:

1. 目前患者除了精神症状外,还有其他什么症状?

2. 主要的护理诊断是什么? 该提供哪些护理措施?

第一节 精神科药物治疗与护理

用于精神疾病临床治疗的第一个药物始于 1952 年,它是由法国化学家 Paul Charpentier 合成的吩噻嗪类药物——氯丙嗪,当时作为麻醉增效剂被发现有较强的镇静作用,接着被试用于兴奋躁动的精神分裂症患者,在试用过程中不仅减轻了患者的兴奋躁动症状,而且在继续使用后精神分裂症患者的幻觉、妄想症状也获得缓解。在以后的 30 多年间,氯丙嗪、氟哌啶醇等一直用于临床,被称为典型抗精神病药物,也被称为第一代抗精神病药物、传统抗精神病药物。从 20 世纪 80 年代后期至今研发出的不同机制,或提高疗效,或减少不良反应的抗精神病药物,被称为非典型抗精神病药物,也被称为第二代抗精神病药物或新型抗精神病药物。

📖 拓展阅读 11-1 精神药物

精神药物的化学结构较复杂,主要以临床治疗适应证为主,一般可分为抗精神病药物、抗抑郁药物、心境稳定剂、抗焦虑药物、精神兴奋药物和改善认知药物等。

一、抗精神病药物

抗精神病药物是一类主要通过调节神经递质传递功能,从而起到治疗精神分裂症和其他有精神病性症状的精神障碍,可分为第一代抗精神病药物(典型、传统)和第二型抗精神病药物(非典型,新型)。

表 11-1　第一代抗精神病药物与第二代抗精神病药物的主要不良反应及剂量范围

分类及药名	锥体外系反应	体重增加	催乳素升高	自主神经反应	剂量范围（mg/d）
第一代抗精神病药物					
氯丙嗪	中	中	中	中	300~600
奋乃静	中	低	中	低	16~64
舒必利	低	中	高	低	600~1 200
氟哌啶醇	高	低	中	无	5~20
第二代抗精神病药物					
利培酮	中	中	高	低	2~8
氯氮平	无	高	无	高	150~600
奥氮平	低	高	低	低	5~20
齐拉西酮	低	无	低	无	80~160
喹硫平	无	中	无	中	300~750
阿立哌唑	低	无	无	无	10~30
氨磺必利	中	高	高	低	400~1 200

（一）传统抗精神病药物

传统抗精神病药物的主要作用是阻断大脑中枢神经系统多巴胺 D_2 受体。通过对大脑边缘系统过高的多巴胺传递产生抑制作用而治疗精神病性症状，尤其是幻觉、妄想等。但是，它同时也抑制黑质-纹状体通路多巴胺传递而导致出现锥体外系不良反应，也抑制下丘脑漏斗结节部位多巴胺传递导致催乳素水平增高，而出现乳汁分泌，也可能抑制额叶皮质多巴胺功能而产生或加重如精神分裂症患者的活力低下和社会功能退缩等阴性症状。依照第一代抗精神病药物的作用特点，传统抗精神病药物又可进一步分为低效价抗精神病药物和高效价抗精神病药物。

1. 低效价抗精神病药物　对多巴胺 D_2 受体的选择性较低，治疗剂量大、镇静作用强，抗胆碱能作用强，心血管系统影响大，肝脏毒性大，锥体外不良反应相对轻。这类药物主要有氯丙嗪、硫利达嗪、氯普噻吨、舒必利等。

2. 高效价抗精神病药物　对多巴胺 D_2 受体的亲和力高，治疗剂量小，对幻觉、妄想等精神病性症状的治疗作用突出而镇静作用较弱，对心血管系统影响较小、肝脏毒性低而锥体外系不良反应强。它主要包括氟哌啶醇、奋乃静、氟哌噻吨、三氟拉嗪、氯普噻吨、氟奋乃静等。

（二）新型抗精神病药物

新型抗精神病药物的药理作用大都不同于传统抗精神病药物，其主要优势来源于其独特的药理作用，如药物对 5-羟色胺 2A 和 D_2 受体阻断之比的高比率特性，其次还对不同脑区神经核的相对特异性，在临床作用方面表现出对阳性症状、阴性症状、情感症状和认知症状均有不同程度的改善，而锥体外系的不良反应明显减少等。

1. 5-羟色胺和多巴胺受体拮抗剂类抗精神病药物　代表药为利培酮,其作用机制为中枢 5-羟色胺 2 与多巴胺 D_2 受体阻断剂,与传统的抗精神病药物相比锥体外系不良反应较轻,也不加重阴性症状,并能改善认知症状和情感症状,对精神分裂症的多维症状有效,但仍有一定比例的患者出现锥体外系不良反应和催乳素升高情况。此类药物还包括鲁拉西酮、齐拉西酮、佐替平等。

2. 多受体阻断作用药物　这组药物对中枢神经系统多种神经递质受体有阻断作用,其主要对 5-羟色胺 2 与多巴胺 D_2 受体阻断,具有较强的治疗精神分裂症多维症状的疗效,但对多种与疗效无关的受体如 H_1、M、α_1 被阻断导致多种不良反应的出现,如过度的镇静,体重增加,糖、脂代谢紊乱等。多受体阻断作用药物有氯氮平、奥氮平、喹硫平等。

3. 多巴胺部分激动剂或多巴胺稳定剂类抗精神病药物　此类药物通过其独特的作用机制对额叶皮质多巴胺活动减低的通路产生对多巴胺功能激活作用,对中脑边缘系统多巴胺功能过高的通路产生对多巴胺活动抑制作用,从而达到治疗精神分裂症阳性和阴性症状的疗效,且不易产生锥体外系不良反应和升高催乳素。这类药主要有阿立哌唑。

4. 选择多巴胺 D_2/D_3 受体拮抗剂　这类药物能够选择性地与边缘系统 D_2/D_3 受体结合,不与 5-羟色胺受体和其他受体结合,代表药物为氨磺必利。高剂量的氨磺必利主要阻断边缘系统多巴胺能神经元,缓解阳性症状;低剂量氨磺必利主要阻断突触前 D_2/D_3 多巴胺能受体,缓解阴性症状。锥体外系不良反应发生率较低,但较易升高催乳素水平。

(三) 长效抗精神病药物

长效抗精神病药物主要用于慢性精神分裂症的维持治疗和服药依从性差的患者。口服长效制剂有五氟利多,常用的肌内注射长效制剂有氟奋乃静癸酸酯、哌泊噻嗪棕酸酯、癸氟哌啶醇和利培酮微球、棕榈酸帕利哌酮等。

(四) 抗精神病药物治疗原则

1. 适应证　主要用于治疗精神分裂症、预防精神分裂症的复发、控制精神运动性兴奋,以及用于其他具有精神病性症状的器质性及非器质性精神障碍。

2. 禁忌证　严重的全身感染,严重的肝、肾、心疾病,青光眼,重症肌无力,甲状腺功能亢进或减退,对抗精神病药物过敏者等。白细胞过低、孕妇和哺乳期妇女等慎用。

3. 单一用药和联合用药　治疗精神分裂症时尽可能单一用药,疗效不满意可换用化学结构或作用机制不同的其他抗精神病药,换药时应缓慢。疗效不满意需要两药联用时,尽量选择作用机制不同的两种药物,且分别降低药物剂量。

4. 疗程　精神分裂症的治疗分为急性期治疗,至少需 6~8 周;巩固期治疗,原有效药物、原剂量应用 3~6 个月;维持期治疗,一般不少于 2~5 年。

(五) 不良反应及其处理

由于抗精神病药物的药理作用较广,出现不良反应也较多,不良反应除了与药物的药理作用相关外，还与患者的自身代谢、性别、年龄等有关。常见的不良反应有以下几种。

1. 锥体外系不良反应（extra-pyramidal symptoms，EPS）　是传统抗精神病药物治疗中较常见的神经系统不良反应，常见的临床表现有急性肌张力障碍、类帕金森综合征、静坐不能和迟发性运动障碍。

1）急性肌张力障碍（acute dystonia）　急性肌张力障碍常出现于开始用药的 1 周内或药物加量时，特别是肌内注射氟哌啶醇时常见。临床主要表现为肌肉群的持续强制性收缩，继而出现扭转痉挛，可见眼球上翻、斜颈、颈后倾、角弓反张、脊柱侧弯等。处理：使用抗胆碱能药物对症处理，如东莨菪碱 0.3 mg 肌肉注射，可即时缓解，然后加服抗胆碱能药如盐酸苯海索等。

2）静坐不能　锥体外系反应中较多的患者会表现不能静坐、反复走动或原地踏步，严重者伴有焦虑、烦躁、易激惹、酷似急性焦虑发作，可引起继发性抑郁、心境恶劣等。静坐不能常见于治疗的前 3 个月，第一代抗精神病药物发生率高达 25%，第二代抗精神病药物如利培酮和帕利哌酮等在高剂量时也有发生，但氯氮平和喹硫平的发生率较低。处理：减少抗精神病药物的剂量可减轻症状，使用 β 受体阻滞剂（如普萘洛尔）和苯二氮䓬类（如地西泮）治疗有效。

3）类帕金森征　类帕金森征出现于治疗的前几周，持续时间长短不一，长的可一直持续数月，主要临床表现有静止性震颤、肌强直、运动不能和自主神经功能紊乱等。早期出现运动过缓、手足震颤和肌张力增高，严重者有协调运动的丧失、粗大震颤、僵硬、口齿不清、前冲性小步态、面具脸、吞咽困难等。处理：可通过降低药物剂量，服用抗胆碱能药物盐酸苯海索，使症状减轻或消失。

4）迟发性运动障碍（tardive dyskinesia，TD）　多在持续使用抗精神病药物数月或数年后出现，一般在治疗的前 5 年多见。迟发性运动障碍可表现多种形式的躯体不自主运动，典型表现为口-舌-颊三联动，严重的患者可出现躯体向一侧强直弯曲或一侧肩后旋倾斜等。处理：该不良反应目前尚无有效的治疗药物，处理关键在早期识别、早期处理，有的患者可逆转，但有的患者即使停药仍存在。对 TD 的治疗原则是首先换用出现 TD 可能性小的药物，如氯氮平。也有报道有些患者换用氯氮平后 TD 症状有明显改善。抗胆碱能药物会促进和加重 TD，应避免使用。

2. 代谢综合征　抗精神病药物造成患者出现体重增加及代谢异常等代谢综合征的症状，是目前治疗精神疾病中较重视的问题。代谢综合征也是第二代抗精神病药物中常见的不良反应，它是影响患者服药依从性的重要因素，也增加了患心血管疾病和糖尿病的风险。第一代抗精神病药物比第二代抗精神病药物更易引起代谢综合征，发生率约 9% 以上。第二代抗精神病药物中氯氮平和奥氮平为首位，阿立哌唑、齐拉西酮、鲁拉西酮的影响较小。处理：预防为主，合理选用对代谢综合征有影响的抗精神病药物，如患者偏肥胖或已出现代谢方面的问题应尽量选用对代谢影响小的药物，同时要定期监测体重、血糖、血脂，建议注意饮食结构、生活方式或注意运动，当体重增加大于基础体重的 10% 时,建议考虑治疗方案必要时更换药物,如果患者出现严重或快速的体重增加、血脂血糖异常等,建议内分泌专科处理。

3. 过度镇静　镇静作用常在抗精神病治疗早期,表现为困乏、多睡和头晕等。在第一代抗精神病药物中以氯氮平、奥氮平最常见,齐拉西酮和阿立哌唑较少见;第二代抗精神病药物如氯丙嗪易出现过度镇静现象。过度镇静多在治疗初期发生,宜缓慢加量。处理:出现上述情况可将每日大部分的剂量分在睡前服用,严重者可降低药物的剂量,尽量避免有危险的操作活动。

4. 恶性综合征　是抗精神病药物中严重的不良反应,其发生率不明确。临床表现为肌张力障碍(如肌肉强直、肌紧张等)、发热(可达 41～42℃)、意识障碍、自主神经系统症状(如大汗淋漓、心动过速、血压不稳、尿潴留等)等四大典型症状,实验室检查发现磷酸激酶活性升高、白细胞升高、肌红蛋白尿、尿蛋白阳性等情况。发生恶性综合征的危险因素有抗精神病药物剂量骤增骤减、多种抗精神病药物的合用、合并躯体疾病等,严重者死于肾衰竭、呼吸功能衰竭,一旦发生其死亡率约 20%～30%。处理:如果确诊为恶性综合征,应立即停药,同时进行支持治疗,采用物理降温、补液,维持水、电解质平衡,促进和加快抗精神病药物排泄,维持生命体征,预防感染等对症处理。

5. 抗胆碱能不良反应　抗胆碱能不良反应的临床表现可分外周和中枢抗胆碱能作用,前者主要表现为视物模糊、口干、尿潴留及便秘;后者可出现意识障碍、谵妄、出汗、震颤和认知功能受损等,老年人、合并躯体疾病、伴有脑器质性病者多见。处理:外周作用的不良反应,主要是对症处理;若是中枢作用的不良反应,则应立即减药或停药。

6. 心血管系统的不良反应　多见的为直立性低血压和心动过速,也可发生心动过缓、心电图改变(ST - T 改变及 Q - T 间期延长等)和传导阻滞,低效价第一代抗精神病药物和氯氮平引起较为多见。直立性低血压与抗精神病药物作用于 α 肾上腺素受体有关,多发生在治疗初期,注射给药更容易发生。处理:轻者让患者平卧休息、监测血压;严重者可用去甲肾上腺素、间羟胺(阿拉明)等对症处理,禁用肾上腺素,因肾上腺素兼有 β 受体激动作用,可使外周血管扩张,加重低血压。氯氮平和齐拉西酮、硫利达嗪引起 Q - T 间期延长的发生率较高,极少数 Q - T 间期延长超过 500 ms 时会诱发尖端扭转型室性心动过速,乃至发展成室颤,是猝死的主要原因之一。处理:严密观察病情,倾听患者主诉,治疗中进行电解质和心电图监护,必要时更换药物。对于抗精神病药引起的室性心动过速,以氯氮平常见,处理:如血压正常,可以使用 β 受体阻滞剂对症治疗。

7. 其他不良反应　氯氮平可致白细胞减少、流涎;氯丙嗪可引起肝功能损害;抗精神病药物也可诱发癫痫,第一代抗精神病药物中氯丙嗪风险最高,第二代抗精神病药物氯氮平较多见,这些抗精神病药物能降低抽搐阈值而诱发癫痫,服用抗癫痫药物可以控制和预防癫痫;少数患者也可出现皮疹等现象。处理:严密观察病情,调整药物剂量,必要时更换药物。

二、抗抑郁药物

抗抑郁药物是一类主要用于治疗各种抑郁障碍的药物,同时对焦虑、恐惧、强迫、疑病等有一定疗效,通常不会提高正常人的情绪。由于各种抑郁障碍的发病机制尚不明确,经研究提示中枢神经系统中某神经递质传递功能的异常为其主要病理变化,所以目前临床使用的各种抗抑郁药的作用机制均通过不同途径改变神经递质的浓度达到治疗目的。根据药物机制,常见的抗抑郁药物可按以下分类。

(一) 单胺氧化酶抑制剂

单胺氧化酶抑制剂是首批被批准的抗抑郁药。异烟肼是首个抗抑郁治疗药物,由于对肝毒性严重已退出市场。以后相继上市了环丙胺、苯乙肼和吗氯贝胺,目前此类很少用于临床。临床使用时不宜与其他类型的抗抑郁药和抗精神病药物合用,换用其他抗抑郁药物时环丙胺、苯乙肼需停药 2 周以上,吗氯贝胺停药 2～5 天即可。单胺氧化酶抑制剂最常见的不良反应是头晕、直立性低血压和外周水肿,以及口干、头疼、失眠。部分患者可出现高血压危象、5 -羟色胺综合征。

(二) 三环和四环类抗抑郁药

三环和四环类抗抑郁药物是一类传统抗抑郁药物,它是根据三环和四环化学结构而命名的。三环类抗抑郁药物包括丙咪嗪、阿米替林、多塞平、氯米帕明,四环类有马普替林等。丙咪嗪是最早被发现有抗抑郁作用的化合物。三环类抗抑郁药物不良反应较多耐受性差,其对心脏和肝脏等毒性较大,药物过量死亡最常源于心脏毒性,中枢神经系统的不良反应可引起谵妄和癫痫发作。

(三) 去甲肾上腺能和 NaSSAs

去甲肾上腺素能和 NaSSAs 的代表药为米氮平,米安色林有类似机制。临床使用于抑郁症、焦虑症和失眠。不良反应由于具有强烈的抗组胺作用,所以会导致体重增加、过度镇静等不良反应,但引起胃肠不适较少。

(四) 5 -羟色胺 2A 受体拮抗及 5 -羟色胺再摄取抑制剂

5 -羟色胺 2A 受体拮抗及 5 -羟色胺再摄取抑制剂(serotonin antagonist/reuptake inhibitors,SARIs)的代表药是曲唑酮,其特点是镇静和抗焦虑作用较明显,没有 SSRIs 类药物常见的不良反应,特别是对性功能没有影响,常见的不良反应是困倦,偶有皮疹、粒细胞减少。

(五) SSRIs

SSRIs 是 20 世纪 80 年代陆续开发并用于临床的一类新型抗抑郁药物。常用的 SSRIs 为氟西汀、帕罗西汀、氟伏沙明、舍曲林、西酞普兰和艾司西酞普兰,是一线的抗抑郁药物。SSRIs 主要用于各型抑郁症、强迫症、心境恶劣、性欲倒错、社交恐惧症等;作为神经性贪食、减肥及戒烟的辅助治疗;亦用于可卡因成瘾和戒断综合征。不良反应较轻。早期常见恶心、失眠、出汗、视物模糊等;禁用于已知高敏者、癫痫患者,肝、肾功能不良者慎用。

(六) 选择性 5 -羟色胺-去甲肾上腺素再摄取抑制剂

5 -羟色胺-去甲肾上腺素再摄取抑郁剂 SNRIs 又称双通道阻滞剂,它囊括了同时阻断 5 -羟色胺和去甲肾上腺素再摄取蛋白从而发挥治疗作用,广泛用于抑郁症的治疗,为一线抗抑郁药物,也可用于强迫症或惊恐发作。此类药物有文拉法辛、度洛西丁和米那普伦等。不良反应主要有头晕、出汗、恶心、失眠等。文拉法辛与单胺氧化酶抑制剂合用,有可能发生 5 -羟色胺综合征,所以禁用。

(七) 褪黑素 MT_1、MT_2 受体激动剂及 5 -羟色胺 2C 受体拮抗剂

代表药物为阿戈美拉汀,作用于视交叉上核的人体生物节律"主控钟",通过对褪黑素 MT_1、MT_2 及 5 -羟色胺 2C 受体的互补和协同作用,改善抑郁症状,同时还有利于改善焦虑和睡眠紊乱。常见的不良反应有头晕、感觉异常、视物模糊及血清转氨酶升高。

三、心境稳定剂

心境稳定剂也称抗躁狂药,主要用于双相情感障碍的治疗,包括对躁狂发作、抑郁发作的治疗和预防躁狂、抑郁发作。

(一) 锂盐

锂盐最经典的是碳酸锂,它是目前临床较明确的情感稳定剂,但其作用机制还不很清楚,因此必须在精神科医生指导下应用。有效治疗范围为 $1\,000\sim1\,800\,mg/d$,由于锂盐的治疗量与中毒量非常接近和个体有差异,因此需定期检测血盐浓度。常见的不良反应有口干、烦渴、多饮、多尿、恶心、呕吐、腹泻等。肾功能不全、严重心脏疾病患者禁用;应注意在服此药物时不能用低盐饮食。碳酸锂的不良反应与血锂浓度有关:血锂浓度 $>1.4\,mmol/L$ 可以中毒,$1.5\sim2.0\,mmol/L$ 为轻度,$2.0\sim2.5\,mmol/L$ 为中度,$2.5\sim3.0\,mmol/L$ 为重度,$>3.0\,mmol/L$ 危及生命。有效血锂治疗浓度为 $0.6\sim1.2\,mmol/L$,维持治疗浓度为 $0.4\sim0.8\,mmol/L$,血锂浓度上限不宜超过 $1.4\,mmol/L$。须掌握锂的不良反应、早期中毒症状及预防措施,以便及时发现、及时处理。

📖 拓展阅读 11-2 服用锂盐时的注意事项

(二) 抗癫痫类

丙戊酸盐和卡马西平是疗效比较肯定且临床应用也较广泛的药物。抗癫痫类药物适用于锂盐治疗无效、快速循环发作、混合发作的患者。常见不良反应包括镇静、恶心、视物模糊、皮疹、再生障碍性贫血、肝功能异常等。

(三) 其他心境稳定剂

由于常规心境稳定药在疗效与不良反应等方面的局限,一些新的抗惊厥药物用于双相情感障碍,如拉莫三嗪,可以治疗双相快速循环型、双相抑郁发作和预防双相抑郁的复发,但对双相躁狂疗效不佳。主要不良反应有皮疹、共济失调、抑郁、困倦、复视、呕吐等。

四、抗焦虑药物

抗焦虑药物是一类主要用于减轻焦虑、紧张、恐惧,稳定情绪兼有镇静、催眠、抗惊

厥作用的药。目前抗焦虑药物主要有以下几类。

(一) 苯二氮䓬类

苯二氮䓬类药物有明确的抗焦虑作用,安全性高,是广泛使用的抗焦虑药。苯二氮䓬类药物耐受性好,不良反应小,主要有镇静、困倦、嗜睡、头晕等,大剂量可引起共济失调、口齿不清和意识障碍等。苯二氮䓬类药物能够产生依赖性。常用的苯二氮䓬类药物有以下几类。

1. 短效　如三唑仑、去甲羟安定、咪达唑仑等。

2. 中效　如艾司唑仑、阿普唑仑、替马西泮、劳拉西泮等。

3. 长效　如地西泮、硝西泮、氯硝西泮、氟基安定、氟硝西泮等。

(二) 阿扎哌隆类

阿扎哌隆类是近年来推出的一类新药物,以丁螺环酮为代表,为5-羟色胺部分激动剂,常用治疗剂量为 $20\sim40\,mg/d$。它对伴有抑郁、强迫、酒精滥用或依赖、冲动攻击行为症状的焦虑障碍也有效。以后相继又研制出了伊沙匹隆、坦度螺酮等,它们的药理作用与丁螺环酮相似。丁螺环酮一般不良反应较少,耐受性好,以胃肠道不适多见,此外尚有头晕、头痛等。

五、护理

(一) 评估

(1) 评估躯体情况:包括患者的精神状态,生理状况,生命体征(如体温、脉搏、呼吸、血压等),进食,营养状况,排泄情况,睡眠情况,活动与运动情况。

(2) 评估治疗的依从性:包括患者对治疗的态度、合作程度、治疗效果及不良反应的态度、能否坚持服药、定期随诊等。

(3) 评估有无药物的不良反应。

(二) 护理诊断

1. 焦虑　与知识缺乏,药物不良反应,环境、生活习惯改变等因素有关。

2. 服药依从差　与自知力缺乏、不能耐受精神药物的不良反应、对药物不良反应产生恐惧等因素有关。

3. 睡眠型态改变　如失眠或嗜睡,与药物不良反应、过度镇静或兴奋等因素有关。

4. 潜在暴力风险　与焦虑、难以忍受的不良反应等因素有关。

5. 知识缺乏　与疾病本身、缺乏疾病、药物等相关知识有关。

6. 便秘与尿潴留　与药物不良反应、活动减少等因素有关。

7. 跌倒风险　与药物不良反应所致步态不稳、肢体僵硬、行动迟缓、视物模糊、直立性低血压等因素有关。

8. 吞咽困难　与药物的不良反应有关,特别是引起咽喉肌群失调。

9. 感染风险　与药物不良反应粒细胞减少、免疫缺陷、过敏性皮炎等因素有关。

(三) 护理目标

(1) 患者逐步适应住院环境。

(2) 依从性改善,主动配合治疗。

(3) 患者睡眠改善或恢复正常睡眠。

(4) 患者对疾病、药物等相关知识了解并接受。

(5) 患者排便恢复正常,未出现尿潴留。

(6) 患者不发生跌倒等意外事件。

(7) 患者未发生感染。

(四) 护理措施

1. 一般护理　提供舒适、安静的住院环境,建立良好的护患关系,提高患者的依从性。

2. 用药护理　做好用药的健康指导工作,包括用药知识、用药方法、药物保管、一般不良反应及处理方法,可以使患者对药物治疗有更多的了解,更有利于患者坚持服药。

3. 不良反应护理　密切观察病情,及时处理用药后的不良反应。

1) 吞咽困难护理　由于精神科药物较易引起咽喉肌群失调,发生吞咽困难,导致呛咳或噎食。因此,提醒患者在饮食过程中要细嚼慢咽,防止呛咳,必要时,可以给予半流质或流质饮食。

2) 便秘或尿潴留护理　加强观察,及时询问患者排尿、排便情况,鼓励多饮水、食用富含纤维素的食品(如蔬菜、水果等),养成定时排便习惯;当患者出现尿潴留时可让患者听流水声、热敷下腹部等方法,必要时遵医嘱采用导尿术。

3) 直立性低血压护理　氯丙嗪等有明显的直立性低血压的不良反应,告知患者在改变体位(如躺卧、蹲位换站立、走步)时,动作宜缓慢,稍坐片刻再起立;如有心悸、头晕等现象时要立即坐下或躺下,并通知医护人员。发现患者直立性低血压时,应将患者就地平卧,不要挪动患者,监测生命体征,必要时遵医嘱去甲肾上腺素治疗,禁用肾上腺素。

4) 粒细胞缺乏症护理　主要以氯氮平最常见,定期检测血象;出现感染现象(如咽喉痛、发热、虚弱无力或昏睡)要立即报告医生;中性粒细胞绝对值低于$0.4 \times 10^9/L$,临床有发热、感染等症状时,应做好防止继发性感染,必要时采用保护性隔离措施。

5) 恶性综合征护理　恶性综合征是指在应用抗精神病药物过程中出现的以持续高热、肌肉强直、意识障碍、自主神经功能紊乱以及严重的心血管症状为特征的一组临床综合征,临床上较少见。一旦发生应立即停用抗精神病药;支持和对症处理;纠正水、电解质紊乱,做好基础护理,预防感染和压力性损伤的发生。

6) 锂盐中毒护理　由于锂盐的治疗剂量和中毒剂量较接近,容易出现中毒反应。服药时可用淡盐水吞服,嘱患者进食含盐饮食,并多饮水;若发现中毒反应,如严重的呕吐、腹泻、脱水现象等,应立即报告医生并给予早期处理。

7) 皮炎护理　皮炎呈点状,多为红色丘疹。最初发生在面部和背部,以后蔓延到四肢和全身,发现异常及时报告医生处理。对于严重的剥脱性皮炎患者,应采取保护性隔离措施,需对患者的衣服和被服进行消毒,以防继发感染。如有渗出、脱屑等情况,严格执行无菌技术操作,保护创面。

8) 戒断症状护理　常在停药 3 天后出现,轻者可表现为失眠、头晕、头痛、耳鸣、颤抖、厌食等;重者表现为血压、体温改变,偶见谵妄、抽搐。一般 1 周后反应逐渐消失,无须特殊处理。部分特殊病例可给予短效替代疗法,心理依赖顽固者可予安慰剂替补疗法等。

(五) 护理评价

(1) 患者的自理力是否恢复。

(2) 患者是否主动配合治疗、能否安心住院。

(3) 患者睡眠是否改善或恢复正常。

(4) 患者是否适应住院环境。

(5) 患者能否掌握疾病、药物等相关知识。

(6) 患者大小便是否正常。

(7) 患者住院期间是否发生跌倒、噎食等意外事件。

第二节　改良电休克治疗与护理

改良电休克治疗又称无抽搐电休克治疗(modified electric convulsive therapy, MECT),是一种快速、安全、有效的治疗精神疾病的方法,对抑郁症、躁狂症、精神分裂症等,可以迅速缓解急性期精神症状。其原理是利用短暂、适量的电流刺激大脑,引起患者脑细胞同步放电,产生一次癫痫大发作,从而脑内的神经递质代谢也会产生相应改变,使精神症状减轻甚至消失,而达到治疗精神障碍的一种方法。在通电治疗前先作静脉麻醉并注射适量肌肉松弛剂,因而无明显的四肢抽搐发作。

一、改良电休克治疗的适应证与禁忌证

(一) 适应证

(1) 伴有自杀、自伤、精神病性症状的抑郁发作。

(2) 躁狂发作。

(3) 精神分裂症。

(4) 伴有木僵、违拗、缄默、兴奋冲动、拒食等行为状态。

(5) 精神药物治疗无效或对药物治疗不能耐受。

(二) 禁忌证

(1) 麻醉药、肌肉松弛药过敏者。

（2）美国麻醉医师协会（ASA）评级 2 级以上。

（3）颅内高压。

（4）严重心血管疾病。

（5）严重肾脏疾病。

（6）严重呼吸系统疾病。

（7）新近或未愈的骨关节疾病。

（8）严重的青光眼和视网膜剥离。

（9）严重性消化性溃疡。

二、改良电休克治疗的护理

（一）治疗前护理

（1）向患者介绍治疗的目的和过程，术前用药及术后可能出现的不适，做好心理护理，消除患者的紧张情绪。

（2）术前常规检查：血尿常规、心电图、血糖、电解质水平，年龄较大者建议查腰胸椎 X 线片、颅脑 CT。全面躯体检查和神经系统检查。

（3）术前 12 h 内慎用丙戊酸盐、氯硝西泮。

（4）术前 6 h 内慎用注射抗精神病药及苯二氮䓬类。

（5）术前 6 h 内禁食、禁水。

（6）术前常规测生命体征：体温、脉搏、血压，询问女性患者的月经情况，若生命体征异常或女性患者月经来潮，应通知医生暂停治疗。

（7）取下患者的活动性假牙、眼镜、手表、发饰和其他金属物品。

（8）术前必须由 2 名护士核对患者身份信息并落实签名。

（9）病房护士与改良治疗室人员做好交接工作。

（二）治疗中的护理

（1）核对患者身份与所需药物。

（2）监测血压、动脉血氧分压、心电图、脑电图、呼吸。

（3）遵医嘱依次静脉注射药物，阿托品（术前 30 min）、丙泊酚/依托咪酯、琥珀酰胆碱，待肌颤结束后通电治疗。

（4）心电监护，持续给氧，及时清理分泌物，保持呼吸道通畅，观察自主呼吸恢复情况，做好评估。

（5）全身麻醉未清醒前，为防意外发生，须专人看护。

（三）治疗后的护理

（1）改良治疗室人员与病房护士核对患者身份，做好交接。

（2）返室后安置患者卧床休息，测量并记录患者术后的生命体征。

（3）术后 2 h 内禁食、禁水，术后第一次进食以流质为宜，慎用抗精神病药物及镇静安眠药物。

（4）患者返回病室休息时应加强看护，防坠床等意外发生。

三、改良电休克治疗的不良反应与并发症

（一）不良反应

改良电休克治疗的不良反应发生率相对较少，是一种安全、可靠的治疗方式。常见的不良反应有意识不清、头痛、近记忆减退、心动过速、尿失禁、兴奋话多、恶心呕吐等。

（二）并发症

1. 癫痫发作

1）临床表现

（1）治疗后续发的癫痫发作多为一次性发作，予以及时控制而终止。

（2）续发癫痫表现为在肌肉松弛剂（琥珀胆碱）临床效应消失，患者自主呼吸恢复后，突然出现呼吸不规则以至停止，眼球上翻或张大嘴、四肢屈曲抽动，各种深反射由恢复转为消失。

2）处理

（1）将压舌板置于上下齿之间，遵医嘱缓慢静脉推注地西泮 10 mg，或氯硝西泮 1～2 mg，观察 3 min 后，未终止发作者继续缓慢静脉推注地西泮 10 mg，患者症状仍未缓解的，遵医嘱静脉推注丙泊酚 40～50 mg，以及琥珀胆碱 30～40 mg。

（2）将患者下颚托起或头偏向一侧，清除口腔和呼吸道分泌物或呕吐物，防止舌后坠。用保护套约束患者四肢以保护四肢及关节，心电监测密切观察患者的意识、呼吸、心率、皮肤色泽、心与脑电变化，四肢抽动是否终止。

2. 记忆障碍　有研究显示，改良电休克治疗会引起海马中谷氨酸信号系统异常，海马炎症可导致脑脊液中胆碱复合物减少，受患者的年龄、治疗频次、麻醉剂种类、用电量高低、麻醉深度等因素影响，故而会出现治疗后的记忆障碍。记忆减退多在停止治疗后 6 个月内恢复，一般无须特殊处理。

3. 呼吸恢复延长　在电休克治疗时进行多种药物的联合运用可能造成呼吸延长，治疗中加量也会造成呼吸延长。此外，如合并锂盐就可与麻醉药物产生严重的毒性反应，如合并苯二氮䓬类药物，可影响电休克治疗阈值等；如合并运用抗抑郁药物也能导致呼吸恢复延迟。一般对症处理，保持呼吸道通畅。

4. 头痛　头痛的出现可能是由于颞肌受到较大电压的刺激，引起局部颞肌强直阵挛有关。也有研究证实两电极片间皮肤静态电阻值的高低与头痛的发生率成正比，因此，接触不良则电阻值就越大，头痛发生率也升高。治疗师通过注意检查电极与皮肤的接触情况，尽可能在治疗前将电极间皮肤静态电阻值控制在 1 000 Ω 以下，可降低头痛的发生率。一般无须特殊处理，重则对症处理。

5. 吸入性肺炎　由于治疗时误吸，导致出现肺部感染症状，造成吸入性肺炎。因

此,治疗时应防止误吸,术后及时复查,一旦发现肺部感染,立即给予抗感染治疗。

第三节　重复经颅磁刺激治疗与护理

重复经颅磁刺激治疗(repetitive transcranial magnetic stimulation treatment,rTMS)是通电线圈产生变化的磁场,无衰减地透过颅骨,在局部大脑皮质及部分白质产生诱发电流刺激皮质神经元和皮质联络细胞,改变皮质电活动进而影响精神活动。rTMS 自1985 年面世,近年来逐渐用于精神疾病的治疗,是一种无侵入性、安全、直接影响大脑皮质功能活动的物理治疗方法。

一、适应证和禁忌证

(一) 适应证

目前 rTMS 在精神科主要用于抑郁症和精神分裂症的治疗。rTMS 具有中度抗抑郁的效果,伴有明显焦虑症状或睡眠障碍的患者也可以应用。rTMS 主要治疗精神分裂症患者的幻听症状。此外,rTMS 可能对焦虑症、创伤后应激障碍、强迫症、孤独症、迟发型运动障碍有治疗作用。

(二) 禁忌证

(1) 癫痫病史或脑电图检查显示有癫痫样改变者。
(2) 急性期的脑外伤、脑出血、脑梗死患者。
(3) 颅内感染等器质性疾病史患者。
(4) 颅内有金属及其他异物患者。

二、常见不良反应及处理

重复经颅磁刺激治疗的不良反应很少,短暂、轻微。常见的不良反应有耳鸣及头疼,可通过调整刺激部位和强度来缓解。

1. 癫痫发作　在预先神经科筛查和控制治疗频率后,可降低癫痫发作率,一旦患者出现癫痫抽搐发作,立即通知医生并让患者平卧头偏向一侧,配合医生的相关处理。

2. 头痛　是最常见的不良反应,患者会出现不同程度的头痛,可采用按摩的方法缓解或遵医嘱在治疗前应用镇痛剂进行预防。

3. 听力障碍　大量的研究表明,rTMS 本身并不会导致听力问题,听力的不良反应往往是脉冲声导致,可通过在治疗过程中给患者戴上耳塞预防。

三、护理

(一) 治疗前护理

1. 心理护理　rTMS 是一种新型的非药物治疗手段,许多患者或家属对此不了解,甚至有些患者或家属将 rTMS 和电休克治疗混为一谈,故而对治疗产生恐惧和紧张的心理,护理人员应介绍治疗机制及其无痛、无损伤的特点,消除或减轻患者的紧张和恐惧心理。

2. 患者准备 详细询问患者既往史,如是否伴有严重的躯体及脑器质性疾病,是否有脑部手术史和癫痫病史;体内是否植入电子设备,如植入心脏起搏器或胰岛素泵的患者均应排除在外;了解患者的服用药物史;对正在服用降低癫痫性发作药物者、严重酗酒者及使用神经兴奋性药物者应避免进行治疗。

(二) 治疗中护理

调整治疗椅的高度和倾斜度,取一个舒适的位置,嘱患者双目微闭,全身放松;告知患者治疗中发出的磁脉冲有咔嗒声,为避免引发纯音听力障碍及耳鸣,患者须戴上耳塞。治疗中若患者出现癫痫性发作、头痛等不良反应时,应立即停止治疗并给予对症处理。

(三) 治疗后护理

评估患者对治疗的感受,及时掌握患者的心理动态,对于出现不良反应的患者,告知出现不良反应的后果、处理和预防方法,使患者能以正确的态度面对不良反应,提升患者对治疗的依从性。

(四) 健康宣教

加强对患者家属的健康宣教,争取家属对治疗的理解与支持,通过家属的协同强化患者治疗的依从性。

第四节　住院患者康复护理

康复是指综合协调地应用各种措施,最大限度地恢复和发挥病、伤残者的身体、心理、社会、职业、娱乐、教育和周围环境适应方面的潜能。精神康复是康复医学的一个分支,它致力于复原,其基本原则是功能训练、全面康复、回归社会、提高生活质量。康复训练能够改善精神障碍患者的阴性症状,有效保持和恢复患者社会功能,在这过程中患者在医护人员的指导下,以科学的方法、坚韧的意志挖掘自身的资源与复原潜力,增加对疾病的了解与认同感,减少症状、调整情绪、提高应对挫折的能力。

一、康复护理内容和形式

(一) 作业治疗

作业治疗指利用劳动来治疗疾病,其实质是应用有目的性的活动,包括游戏、运动、手工艺来使用肢体和脑,使其提高灵活性,从而对人类的健康产生影响,是患者回归家庭重返社会的桥梁。其目的是改善患者精神状态、提高认知能力,改善日常生活能力、提高生活质量,提供就业前技能训练,提高患者独立能力和自信心,改善患者的社会交往和人际关系。

(二) 音乐治疗

音乐可以明显促进人体的内环境稳定,减少紧张、焦虑,促进放松。当人体由于生理和心理上长期紧张而造成严重损害和疾病时,聆听音乐可以获得良好的治疗作用。患者可在音乐活动中学习和提高人际交往能力、语言能力、自我克制能力、与他人合作的能力;也为患者提供了一个通过音乐和语言交流来表达、宣泄内心情感的机会。

(三) 森田治疗

森田治疗以顺应自然、为所当为作为基本治疗原则,应用说理、作业、生活疗法等治疗方法,打破精神交互作用,消除思想矛盾,让患者的病态注意力从固着于症状逐步转向现实生活,扭转"情绪本位"的心理状态,以达到精神康复,回归社会。森田治疗共 4 期,分别是相对卧床期、轻作业治疗期、重作业治疗期和社会适应训练期。

(四) 内观治疗

内观治疗是日本吉本伊信在 20 世纪 40 年代提出,是一种"观察自己内心"的心理治疗方法,其观察内容包括个体意识中的和以往经历过的体验。内观治疗的原理是回顾和检讨个体在人际关系中的问题,并加以反省、分析,以致可以改变个体在人际交往中的不良态度,并可以带来继发性的行为改变。

单次内观治疗包括三方面的主题:①"得到",即别人给予我的物质、精神内容;②"回报",即我给予别人的物质、精神内容;③"添麻烦",即我给别人造成了什么麻烦、烦恼等。通过反复内观的方式,觉察到已经被遗忘的一些过往别人给予的深厚恩情,而自己却没有给予其回报,发觉自己曾经给他人增添的麻烦,从而消除怨恨、敌对、反抗、不满等负性情绪,进一步改善由负性情绪导致的行为问题、人际关系问题。

(五) 社交技能训练

抗精神病药物可以治疗幻觉、妄想等症状,却无法改善社交技能缺陷,而社交技能训练能提高患者的社交技能和社会适应能力。其操作流程如下。

1. 明确学习技能的目的　工作人员可以有倾向性地提问学习技能有什么重要性,通过这种方式来引导患者为什么要学习新技能。

2. 讨论技能步骤　将学习技能的步骤需要写下来,并张贴在固定的训练场地,让参与者都能看到。

3. 进行角色扮演　首先需要两名康复训练员,其中一位进行技能演示,另一位做搭档。演示结束后,训练员和患者回顾此技能的每一个步骤,引导他们说出每个步骤有没有表演出来,并要求每个患者从总体上评价康复训练员进行的交流是否有效。然后一位患者和康复训练员进行角色扮演。

4. 给予肯定的反馈与纠正的反馈　患者角色扮演后,要马上告诉患者具体什么地方做得好,当然也可以引导其他患者予以反馈。纠正的反馈应该是简短的、非批评性的、中肯的、具有针对性的。

5. 布置课后作业与分享作业　分享作业时请患者说出在什么场合使用了什么技能,是否有成效等。

(六) 生活技能训练

生活技能训练的主要对象为长期住院,且病情处于慢性衰退性的精神障碍患者。包括以下几个方面:个人卫生与生活自理能力,如洗漱、饮食、排泄、整理衣柜、折叠衣服等活动;按照季节的变化更换衣服;帮助患者建立良好的生活习惯,如有规律地起床、睡眠、进餐等;学会利用公共设施,如打电话、上网等。

二、康复评估

康复评估是规划治疗和评价康复效果的依据。由于我国的精神康复相对国外而言起步较晚,尚未有一套成熟的评估标准。完整的评估主要包括:①初期评定:全面了解患者的功能状况和障碍程度,以确定康复目标和制订康复治疗计划。②中期评定:经过康复治疗后,评定患者总的情况,有无康复效果,分析原因,并调整康复治疗计划。③末期评定:在康复治疗结束时进行,目的是经过康复治疗后,评定患者的总体情况,评价治疗效果,为进一步的康复治疗提出依据与建议。

第五节　心理治疗与护理

心理治疗是在治疗师与患者建立良好关系的基础上,由经过专业训练的治疗师运用心理治疗的有关理论和技术,积极地影响患者的心理活动,解决情绪困扰,纠正错误认知,改善不良行为,保持心理健康,使患者在自身条件下获得最适宜的身心状态。

一、心理治疗技术

(一) 认知行为治疗

认知行为疗法(cognitive behavioral therapy,CBT)是一种有结构、短程、认知取向的心理治疗方法,包括认知治疗和行为治疗,让患者发现自身不合理的认知问题,通过改变患者对己、对人或对事的看法与态度来改变心理问题。CBT已成为目前使用最广泛的心理治疗方法之一。

(二) 精神分析性心理治疗

精神分析性心理治疗(psychoanalytic psychotherapy)又称心理动力性心理治疗,19世纪末由奥地利精神医学家弗洛伊德(Sigmund Freud)创立,通过自由联想、释梦、抗阻分析和移情、释梦、解释等技术进行治疗。

（三）人本主义心理治疗

人本主义心理学是 20 世纪 50～60 年代在美国兴起的一种心理学思潮,其中以马斯洛思想的"人本"特征以及罗杰斯的"求助者中心理论"为代表。人本主义治疗运用倾听、共情和积极关注等心理治疗技术,让患者通过自我理解的方式,重塑真实的自我,达到自我概念与经验的协调统一,从而改变自我的适应不良行为,矫正自身的心理问题。

（四）团体心理治疗

团体心理疗法是指通过选择具有共同或类似心理问题的来访者,将患者组织在一起,以团体的形式进行心理治疗的方法。它将讨论与社交训练结合,使患者有良好的参与积极性与主动性。在活动过程中,患者可以坦率交流感受和想法,通过相互影响,改善自己不良的人际关系和行为。团体心理治疗中的游戏,可以提高患者在人际交往中的心理素质,培养患者一些社会性的人际关系经验。经受取胜和失败等不同刺激的心理磨炼,促进人际关系改善。团体治疗有很多优势,包括团体参与者彼此的支持、能够照顾更多的患者等。

（五）系统家庭治疗

系统家庭治疗是一种特定的家庭心理治疗方法,将整个家庭的人际系统视为治疗单位,以系统论、控制论等为指导思想,强调个体与人际系统间的心理动力学关系,关注整体和系统中各种互动性联系。系统家庭治疗的焦点在于家庭成员之间的人际关系,要改变病态的现象或行为,不能单从治疗个人成员着手,而应以整个家庭系统为对象。

二、心理治疗基本过程

心理治疗的基本过程也可称为心理护理的基本程序,它是个连续、动态的过程,需因人而异,灵活运用,主要包括以下环节。

（1）建立良好的护患关系:在严格遵循相关伦理学的原则与要求的基础上,充分运用沟通技巧,与其建立相互信任的治疗性护患关系。

（2）全面收集患者信息:包括患者现阶段的身体反应与心理反应,了解患者既往表现、生活环境、性格特征等。

（3）确定患者的心理状态与需要,制订治疗方案,确定治疗目标。

（4）运用一种或多种理论作为指导,运用治疗方法使患者在治疗互动关系中产生理解、领悟、重建认知、情感和行为等,改善其疾病状态。

（5）评估心理治疗效果,分析主要原因与影响因素。

（6）确定新的方案:效果的评估既是上一个治疗周期结束,又是下一个循环的开始。

三、心理治疗过程中的护理

（1）建立良好的治疗性护患关系,运用沟通技巧,以同情、关怀的态度接纳患者,建立彼此间的信任,强化其接受治疗的动机。

（2）掌握患者的基本情况,包括患者的性格特点、生活习惯、主要心理问题以及其对治疗的期望程度等。

（3）耐心倾听患者的述说,运用解释、鼓励、安慰等方法,使患者感受到被接纳与理解,消除其紧张情绪与内心痛苦。若非必要,一般不中断患者的谈话。

（4）在治疗过程中应当尊重患者的人格,涉及隐私的谈话应选择没有其他患者的场所进行,同时工作人员也应尽量减少,对患者的隐私予以保密。

（5）引导患者正视自我、确立问题,同时引导其观察自己的情绪、认知和行为,适时运用社交技巧训练、角色扮演等方式指导患者掌握人际交往技巧,以便建立良好的人际关系。挖掘治疗面临的困境,鼓励患者正确面对问题和焦虑情绪,学会应对方法,提升其处理问题的能力,并逐渐锻炼其独立性、责任感和增加自信与自尊。

（陶凤瑛）

数字课程学习

〇教学PPT 〇导入案例解析 〇复习与自测 〇更多内容

第十二章　精神障碍患者的社区康复和家庭护理

章前引言

　　WHO 于 1981 年为康复下的定义是："康复是指运用各种有用的措施以减轻残疾的影响和使残疾人能重返社会。"精神病是种长期慢性病,精神康复不仅仅意味着消除疾病的症状,更重要的任务是让康复者能够自然地与人交往,能够胜任自己的生活、工作和学习。精神障碍患者的社区康复与家庭护理是精神障碍护理学的一个分支,是应用精神障碍学与其他行为学科的理论、技术和方法,对一定地域内人口的精神障碍患者进行疾病预防、治疗、康复和整体管理;帮助患者从医院回归社会后尽快适应家庭生活;协助其利用社区资源进行全面康复,巩固治疗效果,防止疾病复发,恢复社会适应能力的一门护理学科。

● 学习目标 ●

　　1. 知道社区精神康复护理技能训练、个案管理在社区康复护理中应用。

　　2. 理解社区精神康复护理评估、家庭护理内容及具体措施。

　　3. 根据精神分裂症案例进行社区康复评估和相关护理训练。

思维导图

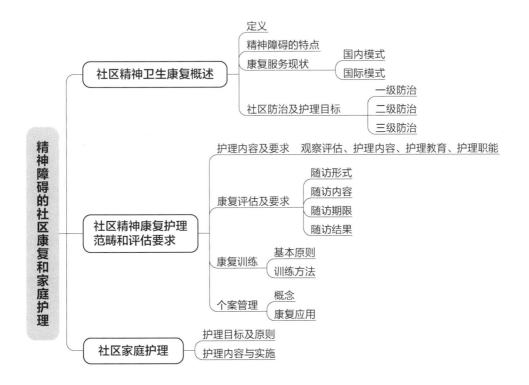

　　患者,女,26岁,中专毕业,无业。诊断为精神分裂症,2019年7月12日再次发病,出现冲动伤人行为,用刀砍伤其母,称其母要害自己,并划伤自己右手掌,由警察送入院治疗,经奥氮平、丙戊酸钠缓释片治疗后,病情好转,表现安静、未见明显紊乱。10月15日,病区护士通知社区护士,患者预约2天后出院。

　　社区护士进一步向患者及其家属了解情况,患者已第2次住院,上次出院后,在家不规则服药,病情复发再次入院。目前患者对自身疾病认识不足,只认为其母亲自私,不关心自己,自己看不惯,不满足,才发生不计后果的行为,父母和患者都不认为需要坚持服药;个人生活料理显疏懒,洗头、换衣需督促;性格内向,不与同学、朋友等交往,基本是独自待在家里。

　　问题:

　　1. 对该准备出院的患者应怎样做康复评估?

　　2. 患者目前存在的主要护理诊断是什么?如何对其进行康复训练?

第一节　社区精神卫生康复概述

目前,我国社区精神卫生服务主要是对纳入基本公共卫生服务管理的严重精神障碍患者(主要指六大类:精神分裂症、分裂情感性障碍、偏执性精神病、双相情感障碍、癫痫所致精神障碍、智力发育障碍伴发精神障碍)提供全程管理,针对社区普通人群开展心理健康卫生服务近年才刚刚起步。

一、定义

社区精神卫生是指以社区为基础,通过政府、专业部门、专业人员共同努力,采取积极有效的措施,使居民得到精神卫生相关知识、心理卫生服务、社区康复指导和训练,以减少和避免心理行为问题的发生,提升严重精神障碍患者的社区康复水平,保障社会和谐、安全。

社区康复(community-based rehabilitation,CBR)是指患者或残疾者经过临床治疗后,为促进身心康复,由社区继续提供的医疗保健服务。

二、社区精神障碍患者的特点

1. **轻症精神障碍者**　如神经症、人格障碍、适应障碍及智力发育障碍等。

2. **严重精神障碍患者**　截至2017年底,我国严重精神障碍信息系统中登记580.6万名患者,居家患者占90.16%,精神分裂症患者占73.83%,是目前严重精神障碍社区管理治疗工作的主要和重点人群。

3. **社会功能方面**　社区中慢性精神障碍患者、精神残疾和智能衰退的患者较多。这些患者往往表现为日常生活自理能力低、人际关系交往障碍、心理应变能力低下等。他们最重要的问题是社会功能障碍或缺陷,不能完成应有的家庭、社会角色。

4. **职业能力方面**　社区中慢性精神障碍患者大多与家人一起生活,做些简单家务劳动,参与社区活动和临时性工作,也有少部分患者能维持正常工作。

5. **用药方面**　社区中慢性精神障碍患者在维持用药方面,在册患者中有部分能按时按量服药,少部分患者医嘱无须服药,还有部分患者不按时按量用药及不用药。因此,社区康复护理在促进患者服药依从性方面需待重视。

6. **生活质量方面**　强烈的病耻感和患者不断衰退的精神及社会功能,给患者及其家属的身心健康、人际交往及生活质量带来较大影响,然而,家属心理健康和生存质量的状况不仅直接影响患者的治疗、预后和康复水平,还会直接影响对患者的监护效果。

综上所述,基于精神障碍患者的康复护理、家庭护理需整合多方专业力量,多元化地拓展精神疾病社区康复服务,具有积极的现实意义。

三、社区精神卫生服务现状

从世界范围看,精神卫生的发展大致分成两个阶段,第一阶段的重点是保护社会,这一阶段认为精神障碍患者是危险的,服务重点是加强对严重精神障碍患者的收治、隔离和控制。第二阶段则为保护患者,扩大精神卫生服务,促进患者的社区康复,目前多数发达国家已经处于精神卫生发展的第二阶段。

(一) 国外社区精神卫生康复治疗发展概况

国外从 20 世纪 50 年代就开始研究精神疾病患者的社区康复治疗模式,大概经历了 3 个时期,即机构化时期、去机构化时期、社区照顾时期。主要有:个案管理工作模式(case management model)、康复会所模式(club house model)以及主动式社区治疗(assertive community treatment,ACT)、医院-社区一体化服务模式。精神病社区康复理论主要有赋权理论、优势视角、抗逆力理论、复原理论等。众多学者结合相关理论发展了众多的精神病社区康复模式。

(二) 我国社区精神卫生康复防治发展概况

我国社区精神卫生工作起步于 1958 年第一次全国精神病防治会议,制订了"积极防治、就地管理、重点收容、重点治疗"的工作方针,开始重视药物治疗和社会治疗相结合的模式。1986 年 10 月,全国第二次精神卫生工作会议在上海召开,开始在市、区(县)、街道(镇)建立"三级防治网络",通过疑似病例筛查、诊断、治疗逐步推进社区精神卫生服务,三级防治网络被 WHO 认可并逐步在国内外进行推广;1990 年以来,在我国较为广泛地开展了社会-心理康复、家庭治疗、对患者及家属的心理教育等方面的工作。2006 年起卫生部疾控局精神卫生处先后以严重精神障碍管理治疗项目("686"项目)、精神卫生综合管理试点工作、社会心理服务体系建设试点工作为抓手,在全国各省市以点带面全面推广社区严重精神障碍患者全程康复管理模式。从发展趋势来看,精神障碍患者的康复正逐步从医院康复向社区防治康复转移。

国内社区精神康复服务主要模式主要有以下几种:

1. 上海模式 由政府、医院、街道共同组成;精神疾病三级防治网。

2005—2009 年,上海市还出台了《关于进一步加强本市社区精神患者日间康复机构建设的意见》《上海市精神病防治康复"十一五"实施方案》等文件,规定全市每个街道(镇)要建立一所精神残疾人的日间照料站——阳光心园。目前,上海全市共有 200 多家"阳光心园"为社区精神障碍人士提供服务。

服务内容:①由全科医生、精神科防治医生、社区主管护士组成专业指导队,定期到阳光心园访视,观察康复者的情况并指导工作人员开展工作;②建立精神障碍患者个人健康档案,制订详细的个性化护理计划;③对监护人进行教育,每月对监护人开展精神卫生知识、康复技能知识培训等;④日间照料服务,日间中心每周开放 5 天,除了指导和监督患者按时服药外,也安排健身操、手工、画图、书法、健康知识宣教等;⑤手工劳动或田间劳动;⑥社工师、心理咨询师及社会志愿者参与到对康复者的服务中。

2. 广州模式　从 20 世纪 90 年代初广州市提出推行社会化、开放式精神防治工作的模式,服务理念坚持以社区为本,提供社会工作专业服务,促进精神障碍者康复。

其服务内容分 3 个模块:①对康复者的服务:心理与社会支持服务、职业工作训练、社交娱乐活动、会所服务等。②对家属的服务:提供个别辅导、心理教育和心理干预、疾病咨询等服务;为复发的患者提供住院转介服务;建立家属互助小组。③社区服务:为社区精神病患者及其家属提供关怀与帮助,并协助建立社区支持网络。

3. 会所模式　会所模式起源于 1948 年,最初是由一群刚从纽约州精神病院出院的康复者联合创建的自助组织。后来发展为国际会所发展中心(International Center for Clubhouse Development,ICCD)。目前我国已成立多家精神康复会所,如长沙心翼会所、深圳蒲公英会所、广州卓毅社、昆明新天地会所、杭州潮鸣会所,会所模拟一个"小社会",在这里精神障碍者被称为"会员"。

服务内容:以国际会所标准模式为基础,如设置工作日、行政部、阅览室、餐饮部、社交娱乐活动、辅助教育、辅助就业等,促进会员和职员彼此合作,即发挥会员个人潜能,促进发展。

4. 北京模式　康复之家——"玫瑰园"。北京大学附属第六医院与欧盟合作开展了"促进中国三个地区社区精神卫生项目",于 2010 年在北京海淀区精神卫生防治院成立了中国首家精神障碍人士的社区康复之家——"玫瑰园"。

服务内容:成立自助居住式的社区康复模式,为无家可归、渴望独立自主生活的精神障碍者提供住宿和医疗服务。北医六院作为"玫瑰园"等居家康复项目的专业技术提供医院,医生会定期询问康复患者的病情,患者如果出现病情变化会第一时间被送往该院治疗,这种形式满足了更多精神病康复期患者回归社会的需求。

四、精神障碍社区防治和康复护理的工作目标

精神障碍社区防治和康复护理的工作目标,是根据 20 世纪 50 年代后期由 Leavell 和 Clark 提出的三级预防概念发展而来,主要是预防精神障碍的发生,减轻患者的精神残疾和社会功能缺损。精神障碍的预防包括 3 个层次:①减少精神障碍危险因素,增强精神健康保护因素,预防精神障碍的发生,称为一级预防;②早期发现、早期诊断、早期治疗、降低精神障碍危害,称为二级预防;③对精神障碍患者进行生活自理能力、社会适应能力和职业技能训练,减少精神障碍残疾和社会功能损害,称为三级预防。

(一) 一级社区防治工作目标

一级预防为病因学预防,是通过消除或减少病因或致病因素,探索特异性疾病病因预防途径,同时重视全社会人群"健康促进(health promotion)",尤其是针对各类精神卫生亚健康人群的预防性工作,积极探索素质因素及环境因素的致病作用。例如,在重点人群中,通过开展心理保健和疾病防治知识宣传教育,达到一定"知晓率"指标、建立心理健康档案等早期监测的相关工作等,一级预防属于最积极、最主动的预防措施。

1. 健康教育　有计划地开展精神卫生知识的宣教,重视各年龄段的心理教育,提高个体的应变及适应能力,提高人们对精神健康、压力应对及情绪管理等的自我保健,加强一般和特殊学校的精神卫生工作等。

2. 咨询指导　及时提供健康指导和心理咨询服务,如可能与遗传有关的精神障碍遗传咨询、婚姻咨询、优生优育、亲子关系、高危儿童咨询、精神卫生知识及心身疾病咨询等。

3. 早期干预　对一些具有易患精神障碍的高危人群,应建立健康档案,持续跟踪、评估及帮助其寻找支持资源。在专科医生的指导下,采取特殊的心理干预措施,如认知疗法、正念疗法、家庭治疗等,减少其致病因素,提供情绪宣泄的途径,提高个体及家庭成员的适应能力,保护高危人群,预防和减少精神障碍的发生。

4. 流行病学调查　定期进行精神障碍的流行病学调查,研究精神障碍在人群中的发生率、发病规律、影响因素和分布情况,结合地区人口构成特征,为相关部门制订规划、进行决策、从宏观上预防精神障碍的发生提供依据。

(二)二级社区防治工作目标

二级预防的服务对象为精神障碍发生期的患者,重点是早期发现、早期诊断、早期治疗,防止和避免疾病的慢性化发展,积极识别和处理各种并发症、防止复发、减免影响整体心身健康的各种有害因素等。对重点疾病(如精神分裂症、抑郁症、双相障碍和阿尔茨海默病等)"提高识别率、降低未治率";结合辖区实际建立"对口帮扶"等工作制度,在辖区组织开展精神卫生科普宣传、患者诊断复核、病情评估、调整治疗方案等。

1. 早期发现　向公众宣传精神卫生知识,提高人们早期识别精神障碍的能力,改变人们对精神障碍患者的偏见,鼓励患者及其家属尽早就医诊治;定期对社区居民进行精神健康调查,如社区居民自我精神健康评估检查、家访巡回和提供咨询等护理活动时发现精神异常者。

2. 早期诊断、早期治疗、减少复发　收集影响精神健康并造成精神障碍、精神疾病边缘状态及精神疾病的危险因素和相关因素,对确诊或可疑的精神障碍者,指导患者及其家属及时就诊,明确诊断,积极治疗,使疾病达到完全治愈或症状缓解,同时积极进行随访与巩固治疗,减少复发。

3. 提供指导和帮助,防止意外发生　如及时进行危机干预,及时要求患者就医和尽早合理用药,防止各种暴力和意外事故发生。

4. 做好会诊-联络工作　发现精神、行为异常者,及时通知医生,与社区等人协作,联系专科医生会诊或转介到专业医疗机构。

(三)三级社区防治工作目标

三级预防和康复服务的主要对象是慢性精神障碍患者和残疾人。要点是做好精神残疾者的康复训练,延缓疾病衰退的进程,调整周围环境和社会条件,提高患者的生活质量;最大限度地促进患者社会功能的恢复,减少功能残疾。

1. 降低病残　在治疗、护理过程中关心和满足精神障碍患者的合理要求;重视心理、社会环境对疾病预后、复发的影响;尽可能使患者恢复一定的心理功能和社会功能;预防疾病的复发,减少后遗症和并发症。

2. 环境调整　做好出院患者的定期随访工作,使患者能够接受及时而有针对性的医疗指导和服务。调整出院患者生活、工作环境,动员家庭成员支持和参与患者的康复活动,指导、协助家庭成员为患者制订生活计划,努力解决患者的心理健康问题和日常生活中的实际困难。

3. 康复指导　建立各种工娱治疗站、作业站、娱乐站等。开展各项康复训练指导,如生活技能、人际交往、职业及相关与精神康复有关的健康教育、心理咨询等,使患者早日恢复家庭生活,重获社会生活的能力。

4. 定期随访　为做到患者在家庭、社会生活时能继续进行治疗,应定期随访;协助患者或家庭成员能认真落实按时、按量服药,坚持生活、社会技能训练等;妥善协助精神障碍患者及精神残疾者恢复工作或重新就业。

5. 康复管理　包括康复之家、患者公寓、康复会所、寄养之家的管理,如制订规章制度,注意环境的布置和设施的装备,患者及照顾者的护理管理等。促进机构工作正常运行,以扶持患者享受社会生活,预防疾病复发,减轻医院和家庭负担。

6. 网络管理　对经过治疗,病情趋于稳定的患者,统一纳入网络管理,进行多种形式的心理治疗和康复训练,并及早识别患者病情复发征兆,做好信息管理和联络转介工作。

第二节　社区精神康复护理范畴和评估要求

社区精神康复护理是指社区护士定期对患者康复状况进行综合评估,根据患者可以链接的各种资源,由患者、家属和其他社区工作人员共同制订康复服务的计划,然后按照计划分步对患者实施康复技能训练、健康教育、心理支持等,以帮助患者改善认知、提高用药依从性、提高康复水平,降低复发住院率、致残率。

一、社区精神康复护理工作内容及要求

1. 观察评估　包括:①观察及评估服务对象的精神及健康状况;②观察药物疗效及药物不良反应,给予解释及适当处理;③识别影响服务对象护理康复的问题,并给予适当指导和处理;④定期给予服务对象风险评估及家庭评估。

2. 护理内容　包括:①定期探访服务对象及家庭;②为服务对象提供全面的社区康复护理;③给予服务对象适当的个体化辅导和教育;④提供家庭护理;⑤危机评估与处理;⑥按医生处方,为服务对象执行用药。

3. 护理教育　包括:①参与社区精神卫生及心理卫生活动的宣传工作;②定期开展精神健康及心理护理讲座;③介绍有关治疗精神障碍药物的疗效和不良反应;④指导

家属进行药物管理及病情监测;⑤指导家属为患者提供康复生活环境和采取安全防范措施。

4. 护理职能　社区康复护士要求是注册护士,并有 2 年以上经验,接受过专门的社区康复护理培训的护士,在整个团队中一般担任整合协调等管理功能。

二、社区精神障碍康复评估及要求

按照国家卫生健康委员会下发的《严重精神障碍管理治疗工作规范(2018 年版)》,社区护士(医生)对已纳入管理的严重精神障碍患者进行基础管理分级病情评估,并在此基础上按照《上海市严重精神障碍患者综合风险评估标准》开展患者肇事肇祸潜在风险因素评估,综合评判患者肇事肇祸风险,患者综合风险从高到低(以颜色区分)分为高风险(红色)、较高风险(橙色)、一般风险(黄色)和低风险(绿色)4 个风险等级。对首次随访和出院患者,应当在获取知情同意或获得医院转介信息后的 10 个工作日内进行面访评估。

(一) 随访形式

随访形式包括面访(如预约患者到门诊就诊、家庭访视等)和电话随访。社区护士应当在综合评估患者的病情、社会功能、家庭监护能力等情况后选择随访形式,随访要在安全地点进行,注意保护自身安全,同时注意随访时的方式方法,保护患者及家庭隐私等。

(二) 随访内容

根据服务对象和范围的不同可进行如下评估内容。

1. 患者评估　评估患者的身体状况、精神障碍症状、治疗过程、基本生活能力、文化背景及由于精神障碍带来的角色改变后的适应程度。同时也可通过个案的筛检,早期发现和早期治疗。

随访内容具体包括危险性评估、精神症状、服药情况、药物不良反应、社会功能、康复措施、躯体情况、生活事件等。其中危险性评估分为 6 级:①0 级:无符合以下 1～5 级中的任何行为。②1 级:口头威胁,喊叫,但没有打砸行为。③2 级:打砸行为,局限在家里,针对财物,能被劝说制止。④3 级:明显打砸行为,不分场合,针对财物,不能接受劝说而停止。⑤4 级:持续的打砸行为,不分场合,针对财物或人,不能接受劝说而停止(包括自伤、自杀)。⑥5 级:持械针对人的任何暴力行为,或者纵火、爆炸等行为,无论在家里还是公共场合。根据患者的危险性评估分级、社会功能状况、精神症状评估、自知力判断以及患者是否存在药物不良反应或躯体疾病情况对患者进行分类干预。基层医疗卫生机构应当按照国家有关要求,每年对患者进行 1～2 次健康体检,必要时增加体检次数,可与随访相结合。

2. 家属评估　社区精神卫生护理人员评估家属与患者的互动方式和家庭的负担。评估项目包括家属的情绪,身体心理社会方面的压力源,心身的需求,对疾病的看法和经济状况等。

3. 社区评估　社区评估项目包括影响社区的人口学资料、经济水平、科技发展、政府决策方针与社会文化发展背景,社区精神卫生资源运作方法和社区内群众对精神障碍患者的态度,以及社区精神卫生护理工作的基础。评估的重点放在患者与社区的联系、社区内群众对患者的接纳情形。患者与社区的联系可分为:①非正式的联系,如社交活动、休闲活动以及社区精神卫生与非精神卫生机构间的接触;②正式的联系,包括工作安排、持续的治疗、团体活动的参与以及家庭护理的追踪服务等。

4. 评估要求　在定期家访时采用观察了解、量表评定及相关康复评估,定期完成阶段小结。康复评估反映患者的功能水平,自服务展开起至少每年有 4 次随访评估。

1) 初次评估　在患者出院后 2 周内,即进行初次评估。通常采用对指定项目进行定式评估,以便了解患者的功能状况、障碍程度、发展原因、康复潜力及康复预后等。并以此作为制订康复目标和康复计划的依据。

2) 中期评估　在患者接受社区康复治疗护理数月或半年后进行评估。目的在于了解经过一段时期的康复训练后的功能改变情况,并分析原因。以此作为调整康复计划的依据。

3) 年末评估　评估 1 年后的功能状况,以便确切评出康复护理措施的效果,为以后重返社会或进一步康复,提供有价值的建议。

5. 康复护理家访程序及内容

1) 预约　社区康复护士在家访前电话与患者及其家属联系,确定家访日期和时间。

2) 交谈　家访中护士与患者谈话的基本内容包括以下几点:

(1) 患者和家属对服药的看法及患者服药后感受。

(2) 了解和观察患者精神症状的改善,有无冲动、暴力、自杀意向等。

(3) 询问患者每次服药的名称、剂量、时间等,及忘记服药后的处理情况,并检查患者所剩余药物的量是否与处方量一致,发现问题及时提供帮助和解决应对,了解药物疗效及药物不良反应。

(4) 了解患者与家人相处的情况,遇到问题矛盾时的解决方法,及时提供咨询与帮助。

(5) 了解患者生活中有什么困难,提供信息和帮助。

(6) 了解患者孩子的成长情况,必要时联系学校、社区志愿者共同给予协助。

(7) 了解患者的个人卫生、家务料理、工作胜任力、居住环境安全性等情况。

(8) 指导患者进行家务料理、社会交往及运用社会资源等内容。

(9) 与患者预约复诊时间,并告知下次家访时间。

(三) 随访期限

《严重精神障碍管理治疗工作规范(2018 年版)》规定按病情定期随访评估,病情不稳定的每 2 周 1 次,基本稳定的每月 1 次,稳定的每季度 1 次;按风险级别确定评估随访期限,高风险(红色)及较高风险(橙色)患者至少为每 2 周 1 次,一般风险(黄色)患者每月至少 1 次,低风险(绿色)患者至少每 3 个月 1 次。

(四) 随访结果

每次评估结束,护士要对患者的整体康复情况(如病情、社会功能、支持系统等)进行总结,对存在的风险和薄弱环节,制订、实施针对性的康复服务计划。随访结束后及时填写严重精神障碍患者随访服务记录表,并向患者所在社区关爱帮扶小组(如卫生干部、志愿者、民政干部、助残员等)反馈,符合相关政策的要帮助病家申请办理(如残疾评定和生活补助、免费服药、以奖代补、机构康复等)。

三、精神康复技能训练的方法

精神康复是以医疗康复为前提、社会功能康复为目标。精神康复包括 3 项基本原则:功能训练、全面康复、回归社会。功能训练是指利用各种康复的治疗和手段,对精神障碍患者进行各项功能活动,包括心理活动、躯体活动、语言交流、日常生活、职业活动和社会活动等方面能力的训练;全面康复是康复的准则和方针,使患者在心理、生理和社会活动方面实现全面的、整体的康复;而回归社会后适应社会生活、工作、学习则为康复的目标和方向。

(一) 疾病防治认知、行为训练

1. 对象 主要是对自知力部分或全部缺失、用药依从性差的严重精神障碍患者,通过疾病防治认知、行为训练疗法提高其对自身疾病、药物维持治疗、药物不良反应及病情波动等应对策略的认识,从而提高患者服药依从性、改善病情、减少复发。

2. 原理 应用认知、行为治疗理论,即通过改变思维或信念和行为的方法来改变不良认知,达到消除不良情绪和行为,促进其心理社会功能恢复的短程心理治疗方法。

3. 内容 疾病防治基本知识、药物不良反应及处理、病情自我监控等。

4. 方法 6~10 位患者、家属组成一个互助小组,由经过训练的社区护士,以讲课、心理游戏、角色扮演、经验分享、布置完成家庭作业等形式共同完成。

5. 反馈与评估 在训练过程中,发现患者认知、行为改善明显的部分,要及时关注,给予肯定;对存在的不足要用正确的理论和方法进行反复训练,强化正性认知和行为,尽量避免使用批评性的言行。

(二) 自理能力训练

1. 对象 主要适用于精神障碍慢性衰退期,自我照顾能力减退的患者。

2. 原理 矫正患者的不良行为和重建恰当的行为,运用正强化理论开展行为治疗。内容包括个人洗漱(如刷牙、洗脸、洗脚、洗澡等)、修饰(如梳头、剃胡须等)、合理着装(如穿衣、合理选择服装等)等。

3. 方法 按照示范、模仿、训练的方法,每日 1~2 次手把手督促指导患者训练。

4. 反馈与评估 当患者生活中自理能力有进步或表现较前有所改善时,可给予及时恰当的正强化,包括言语、物质或特殊权利的奖励,如不能完成则暂不予强化。

(三) 生活技能训练

1. 对象　主要是针对生活自理能力差的严重精神障碍患者,包括患病导致的生活疏懒,或者由于社会进步新的生活设施、设备不会使用等。

2. 原理　应用行为治疗理论(如正强化法)提高患者参与的积极性。

3. 内容　按患者的能力,从低到高分为 3 级:①自我料理能力,如折叠、清洗衣物,整理床单位等;②家务料理能力,如家用电器使用(如电饭锅、微波炉、洗衣机等);③家庭物资采购能力,如日常食品菜场、超市采购等。也可在社区康复站(如"阳光心园")开展"类家庭""类组织"等活动形式。

4. 方法　先对患者的生活自理能力进行评估,从料理自身、家务、采购等进行逐级评估,对有相同问题的患者,以小组形式制订梯度训练计划,由低级到高级逐级进行反复示范、指导操作、再纠正训练。在"类家庭""类组织"康复训练形式中,每组 10～15人,由"阳光心园"指导老师负责每周召开"家庭会议""组织会议",讨论每个人 1 周的角色分工,如做饭、洗碗、收拾用物、打扫卫生等,并给自己家庭或组织命名等。

5. 反馈与评估　略。同"自理能力训练"。

(四) 社交技能训练

1. 对象　有社交障碍或者是有提升社交能力需求的慢性康复期患者,主要是通过实施社交技能训练,提高患者的语言及非语言沟通能力,增强患者的自信心,促进其积极参加人际交往,提升解决问题及寻求帮助的能力,改善社会功能。

2. 原理　应用行为治疗理论、经典条件反射强调条件化刺激和反应的联系及其后继反应规律,解释行为的建立、改变和消退。操作性条件反射学说,阐明"奖励性"或"惩罚性"操作条件对行为的塑造。学习理论,前者强调社会性学习对行为的影响,后者认为任何行为都是可以习得或弃掉的。

3. 内容　爱的语言、情绪管理、沟通技巧、抗逆力训练、解决问题技能等。

4. 方法　6～10 位患者、家属组成一个互助小组,由经过训练的社区护士,通过讲课、游戏互动、绘画、聊天、角色扮演、相互反馈等形式反复训练,护士对患者在训练过程中表现出的正确的言行,要及时、积极地予以肯定和鼓励。

5. 反馈与评估　略。同"疾病防治认知、行为训练"。

(五) 职业能力训练

1. 对象　主要是对病情稳定、药物依从性良好、有一定自知力、生活自理能力完好、学习能力良好、有劳动需求的严重精神障碍患者。

2. 原理　略。同"社交技能训练"。

3. 内容　目前,国内农村主要为农疗训练、手工训练、种植养殖训练、花卉盆景栽植训练等,城市以收银员、洗车员、服务员等为主。

4. 方法　以农疗训练种植时令蔬果为例。首先社区护士要和农技人员组成训练小组,对训练内容进行沟通,制订好近期、远期工作计划;其次由农技人员对近期开展的工作进行总体、逐项介绍,对每项要完成的工作先要进行反复示范;最后在农技人员指导下,让患者参加实践训练,护士和其他工作人员在旁边进行观察、协助农技人员共同开展指导,并保障农具、农药使用安全。求职训练由帮扶小组给予提供支持,包括寻找工作机会、书写简历、模拟面试、协助申请及辅导等,鼓励、引导他们有一个良好的发展方向。

5. 反馈与评估　略。同"疾病防治认知、行为训练"。

四、个案管理

(一) 基本概念

全美社会工作者协会(National Association for Social Work,NASW)对个案管理的定义:个案管理(case management)指的是由社会工作专业人员为一群或某一案主统整协助活动的一个过程。过程中各个不同机构的工作人员相互沟通协调,以团队合作方式为案主提供满足其生活需求与身心健康为目的。

在我国,社区精神康复的个案管理,是以精神科医生为核心、社区护士(医生)作为个案管理员,协同助残员、卫生干部、社区警察、社工、志愿者、家属等组成管理团队。通过对患者进行整体评估,包括康复情况、社会保障等,整理出需要解决的问题,由重到轻依次排列,对每个问题制订近期、远期目标和干预措施,形成个体服务计划(individual service plan,ISP),然后根据计划,由个案管理团队分工负责,利用各种资源、采取各种措施为患者提供全方位服务,按照计划完成时间进行回顾评估、总结分析,对存在的问题和新发生的问题进行再次讨论、制订计划等。

📖 拓展阅读 12-1　个案管理发展

(二) 个案管理在康复中的应用

1. 适用对象　在社区实践中,个案管理比较适用于病情有波动、首次发病、新出院的患者,这些患者和家属对康复需求较为迫切,也具有一定的学习能力、能配合个案管理员开展工作。

2. 管理团队组成及职责　由负责患者康复管理的精神科医生、护士、社区医生、社区警察、助残员、民政干部、卫生干部、社工、家属、志愿者等组成。团队成员的主要职责:精神科医生主要负责对患者病情的评估,制订诊疗、康复方案;护士作为个案管理员,主要承担康复计划的制订、协调实施、评价反馈;社区医生主要负责日常访视评估、指导患者康复措施落实、发现处置突发事件、病情波动的转诊、免费服药等;社区警察主要负责突发事件的处置、以奖代补等;助残员主要负责协助办理残疾评定、机构康复训练、申领残疾补助;民政主要负责协助办理救治救助工作;卫生干部主要负责日常看护、协助落实社区康复;社工主要负责对病家的心理支持,对机构、居家患者进行康复训练;家属主要负责在专业人员指导下的日常看护、陪同就诊、居家康复训练、心理支持;志愿者主要负责在卫生干部指导下的协助看护、带领患者参加社区康复训练。

3. 实施过程　包括现况评估、明确问题、制订目标、成功指标、达到目标的措施、执行者和时间安排、进展检查等环节。

1) 现况评估　包括患者当前的精神和身体健康现况、既往病史、风险评估、家庭/社区支持系统、经济收入/住宿等，协调彼此期望，接纳及建立信任。

2) 明确问题　目前的主要问题是什么，分类列出问题清单，由易到难，有优势的地方在哪里？进行需要、风险、优势评估。

3) 制订目标　确立具体、可测量、可达到、相关和及时的目标，要明确"我们想什么？""我们想改变什么？"，并把目标转化为行动计划。

4) 成功指标　分为近期和远期指标，近期的指标可能只是一个小小的言行改变，如生活懒散、不肯刷牙等，能在督促下做到每天刷一次；远期的指标可以是终期目标——回归社会。

5) 达到目标的措施　主要包括：疾病知识教育；规范用药和治疗依从性教育；患者心理支持；家庭心理教育；抗复发计划；个人生活能力训练；社会交往训练；学习劳动训练；职业功能训练等。

6) 执行者和时间安排　执行者涉及个案管理团队的各个成员；时间设定主要是每个目标完成的时间及回顾日期。

7) 进展检查　回顾 ISP 执行情况，若没有完成应分析原因，是否 ISP 制订不合理或是合作团队中有成员没有尽职尽责；最后进行目标调整，对问题制订新的计划，直至案主因不同原因不需要服务时，才终止个案，结束服务关系。

8) 记录及存盘　个案管理员定时记录及存盘案主的康复进度。

第三节　社区精神障碍的家庭护理

家庭护理是以家庭系统为单位，把家庭看成一个整体，并在特殊环境中进行心理治疗及实施护理工作的过程。其核心是借助家庭内人际沟通模式与扰动互动方式的改变，以护理人员为主体直接实施、指导、帮助家庭成员对患者实施护理，以协助患者对生存空间更好地适应与康复。

一、目标与原则

（一）目标

（1）计划并能督促、帮助患者实施，能对患者的功能减退开展适当的康复训练，必要时能请求有关医疗部门或医护工作者的帮助和支持。

（2）了解疾病的相关知识：家庭成员能了解疾病的性质，能掌握药物治疗的相关知识，掌握药物治疗过程中的注意事项，能及时识别药物治疗过程中的不良反应，并能在医护指导下给予正确处理。

（3）培养患者独立生活能力：家庭成员提供适合患者的生活环境及日常生活的物质条件。协助患者安排合理的作息时间和家务劳动，养成良好的生活习惯，帮助患者恢复独立生活的能力。

（4）恢复患者社会功能：患者的精神症状基本消失或趋于稳定，自知力全部或部分恢复，在家庭中逐步恢复自我照顾，能承担正常的家庭角色，提高学习、工作和人际交往的能力。

（二）原则

1. 协作性原则　护理人员做好与家庭成员之间的沟通交流，耐心、准确地回答和讲解患者提出的疑问，并协助缓解家庭成员照顾患者过程中的焦虑和心理压力，介绍应对技巧和行为，提供情感支持，提高家庭抗逆力水平。

2. 能动性原则　护理人员应对患者家庭进行家庭压力评估，包括家庭形态与功能，家庭聚积的压力与需求，家庭对压力的认知，家庭问题解决能力与因应策略，家庭资源等。调动家庭成员之间重新建立更有弹性的亲密关系，提高主观能动性。与家庭成员及患者共同讨论患者的病情和合适的康复护理计划、执行评价、修正计划等，指导和督促患者参与康复行为训练及应对压力训练等。

3. 公益性原则　成立以康复患者、家属、医护人员共同组成的希望团体或家庭联谊会，定期组织开展团体活动，交流并分享康复过程中的困难、应对经验和心得感受，促进患者成长和相互支持。

4. 个体化原则　不同的家庭具有不同的家庭系统、家庭信念、价值观、文化背景及生活习惯等，其对健康质量和生活质量的要求也不同。因此，护理人员要有针对性地开展健康教育、家庭饮食营养、健身锻炼等个性化护理。

5. 慎重性原则　了解精神障碍患者的心理康复需求，了解其对家庭成员参与治疗和护理的理解和看法，护士要根据患者对家庭成员的依赖、信任、接受程度，考虑是否邀请家属参与，哪些家庭成员参与及参与程度做出考量。

6. 中立性原则　社区护士的作用是评估、保持和增强家庭的健康，发挥家庭系统的健康潜能。护士应保持人格中立、经济中立、人际关系中立，不参与患者的家庭生活、家庭成员之间的纠纷处理。

二、内容与措施

精神障碍患者的家庭护理围绕患者自身和家庭系统两个方面开展。护理评估包括患者、家庭两个方面。从患者生理、心理社会等方面系统地评估和分析，特别是危险性评估；家庭评估包括对患者的家庭生活环境、可利用的社会支持系统等情况的评估；制订相应的护理目标；提出护理监护中的问题；制订家庭监护措施。家庭康复的主要工作内容和具体措施包括以下几点。

1. 医疗知识教育　指导患者及家属相应疾病知识的教育。了解疾病的特征，主要症状(如幻觉、妄想及冲动暴力行为、消极厌世行为等精神症状)、病因、治疗及家庭监护知识,特别是对疾病先兆症状的了解及如何预防复发,促使家庭成员和患者能掌握疾病的相关知识,了解家属情感表达与患者疾病复发的关联性,促使家属认清家庭康复的系统性和主动参与性。指导家属高度重视患者的病情变化,即做好对患者的病情观察,注意家庭生活的各种表现,包括情绪、饮食,生活是否规律以及幻觉、妄想等精神症状,发现病情变化应及时就医。

2. 指导维持药物治疗　　坚持服药仍是精神障碍的主要治疗手段。护士指导家属妥善保管好药物,按时按量督促患者服用,不可随意调整药量,防止患者藏药或一次性大量吞服药物;指导家属加强对药物不良反应的观察,能够识别药物不良反应,及时寻找资源应对。

3. 心理干预患者及家属　　对患者及家庭成员进行家庭心理干预,协助患者和家属营造一个正常的家庭氛围,提高家庭生活质量。根据其对疾病的误解或知识的缺乏出现的具体问题,给予科学、正确的解释和知识教育,矫正错误的认识。随访中鼓励患者或家属将压抑在内心深处的心理负担和负性情绪表达出来,引导患者全面接纳自己,指导家属学习有效的心理应付机制及压力管理,积极帮助患者解决实际问题,同时加强社会资源支持。对家庭成员所做出的努力和成效予以肯定,或向其他家庭推广,使得他们产生成就感和增强克服困难的信心。

4. 独立生活及社会技能训练　　培养患者良好的生活习惯,学习生活新技能,克服自卑,参与人际交往;指导家属训练患者掌握家庭生活技能,参加力所能及的劳动和运动锻炼,独立完成个人清洁卫生、房间布置、物品采购等;鼓励患者积极、主动地融入社会,参加社会活动,提高自身控制情绪的能力,促进人际关系、社会功能角色的逐步恢复。

5. 家庭突发事件危机干预　　当家属高情感表达时,应对应急能力下降,就会出现一些心理失衡的情况,当这种情况严重时,即可视为心理危机。例如,家庭成员出现极端的情绪波动、冲动,甚至自杀行为。患者可能出现危机,如受到负性事件刺激,患者出现焦虑情绪时要及时给予干预、安慰和必要的药物治疗,减轻焦虑,改善睡眠,待患者情绪平静后,鼓励其设法疏泄心中的不快,以促进其提高处理社会关系的技能。

(牛卫青、曹新妹)

数字课程学习

○教学PPT　○导入案例解析　○复习与自测　○更多内容

第十三章　精神科护理相关的伦理与法律

章前引言

　　精神障碍是一种特殊的疾病,罹患该病的患者及其家属深受疾病影响,身心承受极大的压力,他们寄望医护人员理解其悲惨的遭遇,给予他们更多的关怀与尊重,故精神科护理从业人员应具有更高的伦理道德要求。因此,精神科护士在临床工作中要严格遵守相关的伦理和法律要求,维护患者的合法权益,提供适切的精神卫生服务。

• 学习目标 •

　　1. 知道精神科护理伦理与法律的关系、精神科护理工作中常见的法律法规问题。

　　2. 理解医务人员职业道德原则、精神科护理伦理道德、依法管理。

　　3. 掌握护理伦理原则、精神科相关法律、精神障碍患者的权利和义务,学会判断精神科护理中常见的法律问题。

思维导图

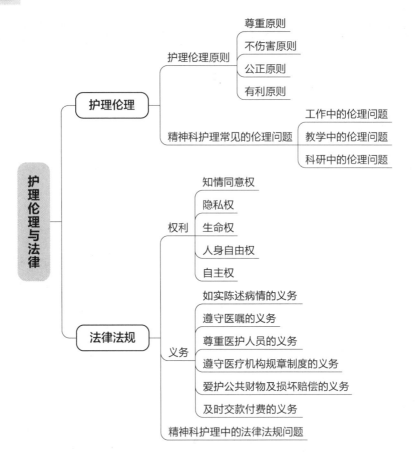

护理伦理与法律
- 护理伦理
  - 护理伦理原则
    - 尊重原则
    - 不伤害原则
    - 公正原则
    - 有利原则
  - 精神科护理常见的伦理问题
    - 工作中的伦理问题
    - 教学中的伦理问题
    - 科研中的伦理问题
- 法律法规
  - 权利
    - 知情同意权
    - 隐私权
    - 生命权
    - 人身自由权
    - 自主权
  - 义务
    - 如实陈述病情的义务
    - 遵守医嘱的义务
    - 尊重医护人员的义务
    - 遵守医疗机构规章制度的义务
    - 爱护公共财物及损坏赔偿的义务
    - 及时交款付费的义务
  - 精神科护理中的法律法规问题

案例导入

　　患者，男，20岁，大学生，未婚。1个多月前患者言语夸大，自感本事大，非常聪明，不需要听老师上课。对学校环境改造指手画脚，撰写整改报告要提交市政府。准备报考麻省理工学院，报名参加6个英语速成班。每天忙忙碌碌，在学校的留学生宿舍出入频繁。乱花钱，爱送人礼物，给室友每人一套高档化妆品，网购许多衣服，自己不能穿，宴请同学等。睡眠减少，每天只睡3～4 h，但精力充沛，说话滔滔不绝。父母在给患者办理住院手续过程中，患者突发冲动，将预检台上东西砸向他人，工作人员立即上前劝阻，随即遭到患者拳打脚踢，为防止伤害其他人员，门诊护士小张、小李对患者实施保护性约束。

　　问题：

　　1. 本案例中，护士的行为是否违反伦理道德？

　　2. 实施保护性约束时医护人员应注意哪些事项？

第一节 概 述

护理伦理学是以一般的伦理学基本原理为指导,研究护理道德的一门新的独立学科。即是研究护理道德的一门科学。学习和发展护理伦理学,对于培养护理人员高尚的道德情操和促进我国医学科学和护理学的发展具有重要的意义。

一、护理伦理

(一) 伦理与道德

伦理(ethics)是人伦道德之理,指人与人相处的各种道德准则,就是人与人的关系和处理这些关系的规则。伦理一词在中国最早见于《乐记》:"乐者,通伦理者也"。美国《韦氏大辞典》对于伦理的定义是"一门探讨什么是好什么是坏,以及讨论道德责任与义务的学科"。道德(moral)是指通过社会舆论、人们内心信念的力量来调整人们之间关系的行为准则和规范的总和。伦理与道德既相互区别又相互联系,伦理注重反映人们向善的社会理念,道德注重反映人们向善的社会实践。护理伦理是指护理人员在护理工作中遵循伦理原则、道德规范等服务于患者。

(二) 医学道德

医学道德简称医德,即医务人员的职业道德,是医务人员应具备的思想品质,是医务人员与患者、社会以及医务人员之间关系的总和。它是社会的一般道德在医学领域中的具体体现。医德规范是指导医务人员进行医疗活动的思想和行为的准则。医学职业涉及的是人的生命和健康,与人们的安危息息相关。在职业生活中,医务人员的行为应有利于患者、有利于社会。为了医学职业生活的稳定,为了医务人员与患者、社会关系的协调,以保障人类的健康和患者的生命安全,医务人员必须遵循一定的行为规范,即医德规范,它是社会对医务人员行为基本要求的概括。医德规范的基本内容:①救死扶伤,实行社会主义的人道主义。时刻为患者着想,千方百计为患者解除病痛。②尊重患者的人格与权利,对待患者不分民族、职业、地位、财产状况,都应一视同仁。③文明礼貌服务。举止端庄,语言文明,态度和蔼,同情、关心和体贴患者。④廉洁奉公。自觉遵纪守法,不以医谋私。⑤为患者保守医密,实行保护性医疗,不泄露患者的隐私与秘密。⑥互学互尊,团结协作。正确处理同行同事间的关系。⑦严谨求实,奋发进取,钻研医术,精益求精。不断更新知识,提高技术水平。

医护人员在临床工作中应遵循伦理原则中的最优化原则,它是指选择和实施诊疗护理方案时,以最小的代价获得最大的效果,使诊治、护理达到最佳程度,也称最佳方案原则,其内容主要有以下几点:①最佳疗效。指诊疗效果从当时科学发展的水平来说是最高水平,或虽受条件限制但在当时当地是最好的。②护理安全无害。以科学的损伤观为指导,尽可能杜绝责任性伤害,防范意外伤害,控制必然性伤害,保证患者生命安全。③痛苦最少。在保证治疗效果的前提下,运用痛苦最轻的诊疗护理手段,尽可能注意减轻患者的痛苦,包括疼痛、血液损耗、精力消耗等。④耗费最少。在保证诊疗护理和效果的前提下,医务人员在选择诊断手段和选用药物时,都应当考虑选择资源消耗少、患者的经济负担轻的诊疗护理手段。

最优化原则作为临床诊疗护理的最普遍、最基本的伦理原则,在医疗实践中,追求医疗行为的技术性与伦理性的统一,是最优化原则的具体体现。通常专业团体会发表道德标准,以反映专业人员对保护服务对象的意愿。

南丁格尔誓言诠释了护士应有的伦理道德:从事护理工作时,要忠于职守,不做有损患者的事,尊重患者隐私,慎言,遵医嘱行事,为提高护理专业标准而努力。

(三)护理伦理的现代价值

1835 年,广州第一所西医医院的建立,标志着我国正式开始有现代意义上的护理人员,并逐步完善传统医护伦理中不合理内容。随着现代医学的快速发展,国家开始以法律、法规等形式对护理人员执业过程中应该遵守的伦理准则提出了明确规定。例如,2013 年开始实施的《精神卫生法》第二十六条明确规定"精神障碍的诊断、治疗,应当遵循维护患者合法权益、尊重患者人格尊严的原则,保障患者在现有条件下获得良好的精神卫生服务"。著名护理专家、近代护理教育的创始人弗洛伦斯·南丁格尔(Florence Nightingale),在她所撰写的《护理札记》的很多章节中都渗透着护理工作的人文关怀。随着医学、护理学不断的社会化、国际化,产生了一系列国际性的有关护理伦理道德要求的法规。例如,《护士伦理学国际法》《国际护士条例》等。

护理伦理不仅调解护理人员与患者、家属、护理人员与其他医务人员之间的关系,而且已经扩展到护理人员与社会群体、护理事业与全社会的关系,既包括社区护理、家庭护理、特殊护理等,又包括做好各种人群的治疗、预防、保健、康复、宣教和优生优育。护理伦理在规范护理人员从业行为中发挥着重要的作用,它们在继承传统精髓的同时不断得到发展,始终为护理人员的行为规范提供保障。

(四)国际护士伦理守则

1953 年,在巴西圣保罗召开的国际护士会议上,国际护理学会首次发布了《国际护士伦理守则》,协作经历数次修订和确认后,在 2005 年完成最新的修订版,并一直沿用至今,这也体现了不同时代中护士角色以及伦理概念的变化。

护士的伦理责任,即:促进健康,预防疾病,恢复健康和缓解痛苦。

护理的本质就是尊重人的生命、尊严和权利。护理工作不受肤色、年龄、国籍、种族、信仰、政治或社会地位的影响,一律平等对待。

护士向个人、家庭及社会提供健康服务,并在服务过程中与有关团体进行协作。

1. **护士与民众**　护士的首要责任对象是需要护理的人。护士提供护理服务时,应尊重个人、家庭、社区的人权、价值观、习俗和精神信仰;在护理服务过程中确保患者能够获得相关护理和治疗的信息;护士应保守护理服务对象的个人秘密。运用服务对象的一切资料时必须作出伦理学的判断;护士应与社会大众共负倡导和支持全民健康的责任,尤其是弱势人群;护士应承担起维持和保护自然环境免受掠夺、污染、损害和破坏的责任。

2. 护士与实践 护士应保证护理专业能力,对所从事的护理工作负责,并通过继续教育来保持或提升;护士应保持自身的健康以便能提供护理服务的能力;护士应运用专业判断来接受任务和适当地将任务委托他人;护士应始终保持个人行为标准,以增加公众的信任度;护士应在确保服务对象安全、尊重人的尊严和权利的前提下,运用先进的科学技术和方法为人们提供护理服务。

3. 护士与专业 护士在从事临床护理工作、管理、教育和科研等方面起着主要作用,积极参与以科研为基础的专业知识学习,并通过专业组织,参与建立和保持一个安全和社会平等的工作环境。

4. 护士与合作者 护士在护理服务工作和其他工作方面,应与共事的医务人员及其他专业人员保持合作的关系;护士应采取适当的保护行为,避免服务对象个人、家庭、社区的健康受到威胁。

二、护理伦理原则

1. 尊重原则(principle of respect) 指护士应尊重患者及其家属的独立而平等的人格尊严,还要尊重患者的自主权利。尊重原则首先要求尊重患者的自主性,自主是尊重原则的核心概念和理论基础。

2. 不伤害原则(principle of nonmaleficence) 指在临床诊疗、护理过程中,无论动机,还是效果,均应避免对患者造成不应有的伤害。不伤害原则实质上就是"权衡利害"原则的运用。

3. 公正原则(principle of justice) 指在处理患者之间、患者与社会之间的利益关系时,要做到公平正直、合情合理。公正包括两方面内容:一是人际交往的公正;二是医疗资源分配公正。

4. 有利原则(principle of beneficence) 将患者健康放在首位并切实为患者谋利益的伦理原则。有利原则具体体现在护士要树立全面的利益观,要求护理人员积极做对患者有益的事,真诚关心患者的客观利益(如止痛、康复、节约费用等)和主观利益(如合理的心理需求、正当的社会需求等)。

三、护理伦理与法律

在我国社会、经济、文化迅速发展的影响下,人们自身的健康需求和法律维权意识不断增强,护理工作中涉及的法律问题日益增多。因此,法律与护理的关系也越来越受到护理人员的重视。学习有关法律知识,可以使护士了解与自身工作相关的各种法律规范,以法律的手段有效维护服务对象及自身的权利,避免法律纠纷的发生,提高护理服务质量。

（一）法律

法律是由国家制定或认可并依靠国家强制力保证实施的,反映由特定社会物质生活条件所决定的统治阶级意志,以权利和义务为内容,以确认、保护和发展对统治阶级有利的社会关系和社会秩序为目的的行为规范体系。法的主要特征为规范性、概括性、普遍性、严谨性。

（二）卫生法律规范

卫生法是由宪法、法律、行政性法规等众多的法律文件所构成,是卫生法律规范的总和,卫生法是由国家制定或认可的,有关食品卫生、医疗卫生、医疗事故的处理、卫生防疫、药品药械管理、从业资格、突发性公共卫生事件的应急处理等方面的法律规范的总称。卫生法是行政法法律部门的组成部分,属于特殊行政法。

卫生法律法规的主要特征包括以下几点:

1. 卫生法立法宗旨是保护公民人体健康　健康权是公民民事权利中一项基本权利,我国卫生法的立法目的在于维护公民身体健康及其合法权益;维护社会公共卫生秩序,规范人们卫生行为。

2. 卫生法具有诸法合体、多种调节手段并用的特殊形态　在运用上具有普遍的约束力,在保障上具有国家的强制性,在实施上有明显的导向性。往往在卫生法律法规所规定的法律责任中,包括民事责任、行政责任、刑事责任的相关规定。

3. 卫生法中技术规范和法律规范紧密结合　卫生法的具体条款往往以医学为主干,用立法来强调和确认卫生技术规范、流程等内容,形成操作规程、技术常规及医药卫生标准等法定性技术规范供人们遵照执行。

4. 卫生法的重要性将随着社会的发展而日益提高　随着社会的发展,人类的健康问题受到世界范围内的关注,反映健康领域内具有社会共性的问题及共同要求,成为世界各国卫生立法中的共识。在加强国际卫生立法合作交流,以及相互借鉴立法经验、法律条文的同时,要关注社会公众的利益,如知情权、人格权等,维护公众合法权益。

第二节　精神科护理相关的伦理

一、精神科护理伦理与基本原则

伦理原则是可持续发展的方法论原则之一,即生态伦理观,它包括相互联系的两个方面,一是自然对人类价值的意义,二是人类对自然的权利和义务。护理伦理学是护理人员在履行职责的过程中,调整个人与他人、个人与社会之间关系的行为准则和规范的总和,也是衡量医护人员道德品质及道德行为的标准。精神科护理工作中必须遵守的基本伦理原则主要有以下几个方面。

（一）尊重原则

尊重是指完全尊重某人或某物的价值。在医护实践中，尊重原则是指对患者的人格尊严及其自主性的尊重，如知情同意、知情选择、要求保守秘密和隐私等均是患者自主性的体现。精神障碍患者由于疾病的特殊性导致精神科护理工作中更加强调护理人员对患者的尊重。尊重原则包括尊重患者的人格及自主性两个方面。

"人格"也称个性，这个概念源于希腊语"Persona"，原来主要是指演员在舞台上所佩戴的面具，后来心理学借用这个术语，指一个人在人生的大舞台上，会根据社会角色的不同来更换面具，这些面具往往就是人格的外在表现。人格是人类独有的、由先天获得的遗传素质与后天秉承的内外信使相互作用而形成的、能代表人类灵魂本质及个性特点的性格、气质、品德、品质、信仰、良心以及由此形成的尊严、魅力等。人格的特征主要包括人格的独特性、稳定性、统合性、功能性。精神障碍可能会造成个体心理过程的异常，从而影响患者的人格发生变化，导致其不能正常自由地表达自己的意愿，护理人员更应该尊重精神障碍患者的人格。精神障碍患者的怪异思维、无礼的言语、粗暴的行为，是精神障碍所致的病态表现。无论患者的表现如何，护理人员应当一视同仁，以礼相待，不能因患者的病态表现而侮辱其人格，更不能与患者发生口角、争辩。要注意保护患者的人格尊严不受侵害。

"自主性（autonomy）"这个词是由古希腊语"autos"和"nomos"构成。Auto 是指自我，Nomy 是管理或支配。因此，该词的原始含义是自我管理、自己作主，现代含义是指坚持个人的思想和活动是其自己的思想和活动，不是由无法控制的动因或原因所主宰。在医学伦理中，自主性指的是能够为自己做出审慎或合理的决定，并且以此为基础付诸行动的能力。自主性原则严格地说就是尊重自主性原则。在医患交往中，患者应当尊重医生的自主权，除非医生的思想和行为严重地伤害了患者的利益。医生的自主权包括治疗决策权和医疗干涉权。在紧急情况下，医生可以根据疾病情况和道德原则做出干涉，防止患者因不能自主或不理性地行使自主权而引发危及生命的情形。患者自主权是指患者对医方及其所提供的诊治决策所享有的自主选择与决定权。对于患者而言，其具有作为一个人的独立的人格，享有法律所规定的作为自然人所享有的所有权利，可以对自己的身体享有处分权。但是，患者只有在健全的理性和完整人格的基础上，对医生的诊治决策的选择才具有伦理意义上的自主性。精神障碍患者大多存在情感、意识以及行为等方面的障碍，其行为和自主性受到一定程度的影响，使其医疗自主权的行使不同于普通患者。对于完全没有自主性的患者，医护人员应该及时向患者家属作出相关告知，由其家属代为做出决定。最后，要加强法律法规和职业标准建设，对护理人员的干涉权在合理范围内进行限制或提出更加明确的要求，避免干涉权滥用。

（二）不伤害原则

《中华护理学辞典》中对"不伤害原则"的定义是："诊疗过程中不使患者的身心受到不应有的伤害的伦理原则。医疗伤害作为职业性伤害，是医学实践的伴生物，并带有一定的必然性。不伤害原则的真正意义不在于消除任何医疗伤害,而在于强调培养为患者高度负责、保护患者健康和生命的医学伦理理念和作风,正确对待医疗伤害现象,在实践中努力使患者免受不应有的医疗伤害。"在精神科护理工作中,不伤害原则尤为重要。医务人员认真审视具体处理方案的科学性和合理性,采用对精神障碍患者最有利和伤害最小的方案,防止任何人利用患者的能力缺陷达到非医学目的。医疗机构对精神障碍患者实施导致人体器官丧失功能的外科手术,或者与精神障碍治疗有关的实验性临床医疗,应当向患者或其监护人告知医疗风险、替代医疗方案等情况,并取得患者的书面同意;无法取得患者意见的,应当取得其监护人的书面同意,并经本医疗机构伦理委员会批准。此外,对精神障碍患者实施导致人体器官丧失功能的外科手术,因情况紧急查找不到监护人的,应当取得本医疗机构负责人和伦理委员会批准。

(三) 公正原则

公正是指公平、正义。在现代社会中指的是为人们提供一视同仁的治疗而不带有偏见性。公正原则包括两方面的内容:①平等对待患者;②合理分配医疗资源。要求护士面对不同种族、肤色、年龄、职业、社会地位、经济状况、文化水平的患者,给予公正的护理。禁止利用约束、隔离等保护性医疗措施惩罚精神障碍患者。

(四) 行善原则

行善以善行为本,以使得受助者真正受益为原则。行善原则要求在善与恶之间必须总是选择善,在善与更善之间必须选择更善。医学上的行善原则要求医务人员对患者直接或间接履行仁慈、善良和有利的德行,从患者最大利益出发,应尽力为患者谋取利益,要求护理人员多做对患者有益健康的事,包括采取措施防止可能发生的伤害;排除既存的损伤、损害、伤害或丧失能力等情况。医疗机构应当配备适宜的设施、设备,保护就诊和住院治疗的精神障碍患者的人身安全,防止其受到伤害,并为住院患者创造尽可能接近正常生活的环境和条件。同时,为了保护精神障碍患者本人及其他患者的人身安全,当患者在医疗机构内发生或者将要发生伤害自身、危害他人安全、扰乱医疗秩序的行为时,医疗机构及其医务人员在没有其他可替代措施的情况下,可以实施约束、隔离等保护性医疗措施。

(五) 保密原则

保密原则是医务人员在工作中应遵守的一项重要的伦理原则,也是医护人员的义务,由于精神障碍患者病态时出现的异常行为易受到歧视,故对其隐私应严格保密。《精神卫生法》第四条规定:"有关单位和个人应当对精神障碍患者的姓名、肖像、住址、工作单位、病历资料以及其他可能推断出其身份的信息予以保密;但是,依法履行职责需要公开的除外。"因此,应避免在公共场所讨论患者病情,不能向任何无关人员透露患者的相关信息。保护隐私是医务人员应当遵循的基本的职业道德规范。在尊重患者人格的基础上,要恪守保护性医疗制度。

　　📖 拓展阅读13-1　我国第一部精神卫生法规的颁布

二、精神科护理中常见的伦理问题

由于精神障碍患者的疾病特殊性,精神科的护理工作常涉及复杂且特殊性的伦理问题。例如,如何收治非自愿住院患者、使用非自愿治疗、保护性约束、急危状态下的紧急医疗处置等。对于患者而言,护士既有一定特殊权利又可能涉及各类复杂的伦理问题,因此精神科护士应对工作中涉及的伦理问题保持高度的警惕。

(一)临床护理中的伦理问题

1. 非自愿住院医疗行为　《精神卫生法》中为非自愿治疗的应用条件作出了明确规定:"诊断结论、病情评估表明,就诊者为严重精神障碍患者并有下列情形之一的,应当对其实施住院治疗。①已经发生伤害自身的行为,或者有伤害自身的危险的;②已经发生伤害他人安全的行为,或者有伤害他人安全的危险的。"精神科从业护理人员应严格遵守该法律规定,从而防止非自愿住院治疗被滥用,不仅仅最大限度上保障患者的权利,同时也避免发生不利于护理人员自身的各类纠纷及违法违规事件。

2. 维持合乎伦理的治疗边界　精神科护理治疗中,对精神症状的观察与判断非常重要,涉及思维、感知觉、情感、意志行为等内容。精神科护士需要与患者保持深入、有效的沟通,鼓励患者表达内心隐藏的想法、感受、认知,观察患者的情感波动,从而才能了解患者的知、信、行之间的内在关联,才能采取更有效的护理措施,及时掌握病情变化。另外,由于患者疾病的特殊性,其外在行为表现常与内心想法不一致。例如,有些受精神症状困扰的患者为了回避社会性歧视从而否认病情,采取隐瞒、逃避的治疗态度。还有一些存在自杀意图的患者可能会表现出一反常态的开朗、乐观的行为举止,从而掩饰其自杀企图。建立良好的护患关系有利于了解患者的真实想法,准确地判断病情。但同时,在与患者深入沟通的同时,容易受移情或反移情影响,产生治疗关系之外的个人情感代入,有可能违反治疗边界的伦理原则。此外,护理人员也需要面对因知晓患者太多个人隐私未能守住伦理底线而导致的治疗越界。例如,在正常工作时间和场所之外与患者见面、收受礼物、参加社会或商业活动,以及与患者发生性接触等,均可能涉及违法或违反伦理的问题,应极力避免。

3. 探视及通信自主权　《精神卫生法》出台前,我国精神卫生领域对患者的探视、通信等权利缺乏统一规定。有时候,医院出于便利管理及安全性考虑,忽视了患者的探视及通信自由权的保障。例如,传统的封闭式病房需限制患者外出活动,除了必要的检查、外出治疗或活动外,患者基本不能外出。患者的社交性活动如交友、会客、通信等均受限制。随着近年精神医疗机构的不断完善及发展,以封闭式管理为绝对主导的格局也有所改变,开放式或半开放式病房在逐年增加。《精神卫生法》第四十六条规定:"医疗机构及其医务人员应当尊重住院精神障碍患者的通信和会见探访者等权利。除在急性发病期或者为了避免妨碍治疗可以暂时性限制外,不得限制患者的通信和会见探访者等权利。"事实上,确保患者具有一定的会客、通信自由是维护患者的法律权利。保持与家属、亲友的正常联系,有助于减少封闭式环境的枯燥、乏味、无助感,消除患者的不良情绪。另一方面也有利于发挥外界对医护人员行为监督的作用,从而进一步规范临床治疗及护理。与此同时,也应认识到盲目依从患者的通信、会客自由权也是不合理的。某些精神障碍患者在发作状态下往往丧失表达和控制的能力,无法合理地作出决策或控制自身行为。例如,存在被害妄想的患者可能会出于症状导致的恐惧被害感,不断拨打电话辱骂他人,甚至会攻击家属,所得到的负性情绪反馈又有可能加重疾病症状。对于此类患者,出于保护其自身或探视家属的安全考虑就必须对其进行一定的限制。当然,这些限制应尽量减少,或采用暂时限制的原则。一旦患者病情稳定,其相应权利就应该得到保障。

4. 最优化原则　最优化原则是临床诊治中最普遍、最基本的原则。在《医学伦理学辞典》中,最优化原则是指在选择和实施诊治方案时,尽可能用最小代价取得最好效果,使诊治达到最佳程度。临床实践中,护理方案的制订和护理措施的施行要遵循以最小代价为患者谋取最大化利益的原则。这实际上是有利原则与不伤害原则的临床实践应用。护理最优化要求护理人员在当时精神医学和护理学发展水平上、或在当地医院的技术条件下,为患者提供最好、效果最显著同时成本更低的护理措施。同时,还要尽量将伤害降到最低水平。例如,尽量使用单一用药、选择药物副作用更小的抗精神病药物,避免滥用精神外科手术,充分利用心理、物理治疗,尽可能开展社会功能康复训练等。

(二) 临床教学中的伦理问题

护理临床教学是护理人才队伍培养、护理知识技能传承、护理学科建设发展的重要推动力。精神科护理开展临床教学过程中由于涉及教学对象的特殊性,参与教学活动的师生、患者及家属都具有自身的权利和义务,有些甚至互相矛盾,具有一定复杂性。因此,在教学过程中也要注意涉及的伦理问题。

1. 隐私、保密　《精神卫生法》第四条规定:"有关单位和个人应当对精神障碍患者的姓名、肖像、住址、工作单位、病历资料以及其他可能推断出其身份的信息予以保密。"在临床护理教学过程中,为了更好地让学生了解病情、掌握知识点、熟悉各种操作技能等,教师常要公开患者的个人隐私信息、病历资料等,这就导致教学行为与保护隐私要求之间产生伦理问题。在教学过程前要向学生做好相关告知和培训,应明确涉及隐私信息的教学资料不得外传,与患者接触过程中不得私自摄录影音资料,教师及学生不得在公开场合讨论涉及患者隐私信息的教学内容,严守各项保密规定。

2. 知情同意　由于精神障碍患者缺乏自知力,临床教学前的相关告知均需取得患者及家属许可,接触过程中不得表达出歧视性言语行为,教师负有监督及纠错职责。另一方面,集体性教学活动可能会加重患者及家属对社会性歧视的担心。在活动开展之前,需要做好充分沟通,提供切实有效的保密措施,争取获得配合。

3. 不伤害　在护理临床教学过程中必须遵守不伤害的伦理底线。护理是一门对操作技术要求非常高的实践性专业。临床护士需要将理论与实践相结合,增加动手操作锻炼机会,才能切实有效的提高护理专业水平。因此,在培养护生成长的过程中,临床应该为其提供更多直接为患者服务的条件。但另一方面,护生单独操作时又极易受个人水平限制,若使患者受伤害则又违反了不伤害原则。因此,参与护理临床教学的师生均需充分做好教学前准备。带教老师需衡量两者利弊,充分预判到相关风险,在教学过程前要选择合适的教学对象、挑选带教内容,考虑合适的实践带教方法。带教过程中注重锻炼护生能力的同时,也要做到放手不放眼,既大胆锻炼又细心督察,防止带教过程中发生伤害事件。护生在进入临床前也应加强自我学习,做好相应的临床操作技能准备。例如,紧急状态下实施保护性医疗措施,应考虑到其他各类替代方法均无效时方可实施保护性约束。实施过程中不仅要考虑到约束部位、体位、用具,还要注意合适的约束手法,实施防护措施,保证约束过程中的安全性,正确做好约束后的评估观察及基础护理,确保约束对象风险告知的有效落实等。患者往往在约束过程中产生强烈的对抗行为,若不能预估到各类风险,约束无法有效实施导致患者因约束不当而受伤,实际上也是对患者的一种伤害。在临床教学中,带教老师不仅应指导相关知识,还应带领护生进行模拟训练,确保在不伤害患者的前提下达成教学目标。

(三) 科研中的伦理问题

科研中的伦理问题向来是人们关注的焦点。1947年,《纽伦堡法典》就医学实验中的知情同意进行了规范;1964年,世界医学会(WMA)颁布《赫尔辛基宣言》,这是"为涉及人类对象的研究活动制订的第一套国际伦理道德原则",对研究方案的审查、知情同意等进行了规定;1978年,美国国家保护生物医学和行为研究人体受试者委员会提出了《贝尔蒙特报告》,提出了医学实验研究的3个基本伦理原则:对人尊重的原则、仁慈原则和公正原则。精神疾病作为一种慢性迁延的难治性疾病,患者常饱受疾病折磨。患者自身、家庭和社会都承受了沉重的经济及身心负担。发展精神医学及治疗技术无疑能减轻疾病造成的各种不良影响。但是,确保在精神科开展以精神障碍患者为对象的科研必须满足《赫尔辛基宣言》第二十四条中规定的两个条件,即:①确保此项研究对促进这类人群的健康是必需的;②受试者的法定代表必须知情同意。因此,精神科护理科研的开展,除了科研者本身应具有的诚信、正直等科研基本素养外,还应注意以下伦理问题。

1. **知情同意**　科研范畴内以人体为对象的科研活动,其研究涉及的利害关系较明显,因此自愿是最基本的前提条件。而自愿参与是需要确保受试者达到完全程度的"知情""同意"之上的。精神科护理科研人员在开展科研活动时更需严格遵从知情同意原则。在选择科研受试对象时,若该研究对象可由一般患者代替,则不得以精神障碍患者为受试对象。当必须以精神障碍患者为受试对象时,由于患者缺乏自知力,可能存在认知、判断能力下降,导致其无法正确了解该研究的受益水平。此时,无法仅依据患者本人意见作为自愿的判定,应充分告知后征求其法定监护人的意见。当然,与受试者本人进行充分的告知与沟通,重视受试者的知情同意过程有利于提高其对该项研究内容的理解,从而促进对科研工作的配合参与程度。国内外研究中,常使用一些评定工具对精神障碍患者的知情同意能力进行量化评定,如霍普金斯知情能力评估工具(Hopkins

Competency Assessment Test，HCAT）、麦克阿瑟临床研究知情同意能力评估工具（MacArthur Competence Assessment Tool for Clinical Research，MacCAT‐CR）、半定式知情同意能力评估问卷（SSICA）等。

📖 **拓展阅读 13‐2　近年新兴的科研领域伦理议题**

2. 伦理审查　护理科研的目的是维护和增进人类健康，其有别于其他学科科研活动的关键在于，它总是直接或间接地为人的生命和健康利益服务，整个护理科研活动都始终在人类道德天平上接受道德的检验。因此，重视、执行科研伦理道德规范十分必要。1964 年，《赫尔辛基宣言》对研究方案的审查进行了明确规定。之后，许多国家成立了伦理委员会。20 世纪 80 年代末我国开始引入医学科研伦理审查机制，伦理问题日益受到重视。1999 年，国家药品监督管理局颁布实施的《药品临床试验管理规范》的第十七条规定，临床试验方案中应包括各方承担的职责和论文发表等方面的内容。2007 年，国家卫计委发布《涉及人的生物医学研究伦理审查办法（试行）》的第二十七条规定，对涉及人的生物医学研究项目进行结题验收时，应当要求项目负责人出具经过相应的伦理委员会审查的证明。2016 年，国家卫健委修订并发布了《涉及人的生物医学研究伦理审查办法》，明确了涉及人的生物医学研究应当符合的伦理原则。目前，医疗机构内部基本都成立了伦理委员会，对涉及患者的科研项目进行伦理审查，确保科研工作符合伦理要求。精神科开展科研工作前必须要重视将研究方案提请伦理委员会进行审查，确保符合伦理要求。当今，我国护理科研以前所未有的速度发展，加强护理科研方面的研究，强化对护理科研伦理的审查及管理具有十分重要的意义。

第三节　精神科护理与相关的法律

随着精神卫生事业的发展以及公民法律意识的增强，精神障碍患者的合法权益不断受到重视，医疗纠纷也随之成为人们投诉的热点。精神科护理行为与法律之间关系密切，精神科护理人员在从事临床护理工作过程中应该对相关法律知识有所了解并严格遵守各项法律法规要求。在提供健康服务的过程中，既要充分尊重患者权利，保障患者安全，又要维护自身的合法权益。

一、相关概念

（一）权利

权利是指法律赋予人实现其利益的一种力量。权利与义务相对应，法学的基本范畴之一，人权概念的核心词，法律规范的关键词。在家庭、社会、国家、国际关系中隐含或明示的最广泛、最实际的一个内容。从通常的角度看，权利是法律赋予权利主体作为或不作为的许可、认定及保障。患者的权利是公民健康权的一种，因此具有人权的基本特征,同时又是患者所特有的。

(二) 义务

义务就是个体对他人或社会做自己应当做的事,个人在社会生活中,需要履行各种义务,包括政治义务、经济义务、法律义务。义务是与权利相对的。伦理学中所指的义务主要指道德义务,是指在社会道德生活中,道德主体应尽的义务。作为法律上的义务,是指法律规定的对法律关系主体必须作出一定行为或不得作出一定行为的约束。违反法律义务就要承担法律责任。精神科护理人员在临床工作中,根据法律规定具有为患者提供与疾病护理相关的各种服务的义务。

二、精神障碍患者的法律法规问题

1. 完全无刑事责任能力的精神障碍患者　《中华人民共和国刑法》第十八条规定:"精神病人在不能辨认或者控制自己行为的时候造成危害结果,经法定程序鉴定确定的,不负刑事责任,但是应当责令他的家属或者监护人严加看管和医疗;在必要的时候,由政府强制医疗。"

2. 完全有刑事责任能力的精神障碍患者　《中华人民共和国刑法》第十八条规定:"间歇性的精神患者在精神正常的时候犯罪,应当负刑事责任。"

3. 限制刑事责任能力的精神障碍患者　《中华人民共和国刑法》第十八条规定:"尚未完全丧失辨认或者控制自己行为能力的精神病人犯罪的,应当负刑事责任,但是可以从轻或者减轻处罚。"

三、精神障碍患者的权利和义务

(一) 权利

我国现行法律、法规、条例规定,患者享有的基本权利有:知情同意权、隐私权、生命权、人身自由权、自主权等。

1. 知情同意权　知情同意权由知情权和同意权两个密切相连的权利组成,知情权是同意权得以存在的前提和基础,同意权又是知情权的价值体现。强调患者的知情同意权,主要目的在于通过赋予医疗机构及其医务人员相应的告知义务,使患者在了解自己将面临的风险、付出的代价和可能取得的收益的基础上自由作出选择,从而维护患者的利益,改变患者相对弱势地位。精神障碍患者同样具有知情同意权,《夏威夷宣言》中对精神障碍患者知情同意权作出了明确规定:"患者与精神病科医生的治疗关系建立在彼此同意的基础上。这就要求做到互相信任,开诚布公,合作及彼此负责。病重者若不能建立这种关系,则应像给儿童进行治疗那样,同患者的亲属或能被患者所接受的人进行联系。"精神障碍患者由于疾病影响,知情同意能力可能有不同程度受损,在不能行使权利的情况下,可由其监护人代为行使。

📖 拓展阅读 13-3　知情同意权的由来

2. 隐私权　隐私权是自然人享有的人格权,是指自然人对享有的和人生活安宁和不愿为他人知晓的私密空间、私密活动和私密信息等私生活安全利益自主进行支配和控制,不得他人侵扰的具体人格权。隐私权是一种基本人格权利。由于医疗行业的特殊性,患者的隐私权更容易受到侵害。医护人员在获取患者信息时,都有可能涉及患者个人史、家族史乃至生活方面的询问,其查体都可能有接触或暴露到患者的身体乃至隐秘部位,因此,我们有必要对患者的隐私权加大关注和保护的力度。

3. 生命权　生命是生物体所具有的活动能力,而法律意义上的生命仅指自然人的生命,是人体维持生存的、基本的物质活动能力。生命是不可以替代和不可逆转的,是人得以存在的体现,是公民享有权利和承担义务的前提和基础,是自然人的最高人格利益。生命权是以自然人的性命维持和安全利益为内容的人格权。我国的立法将生命权规定为一项独立的人格权而加以保护,这也是世界上多数国家的立法体例。精神障碍患者虽然在发病期间的行为可能会危害到他人或者社会安全,但是其生命权仍然受到法律的保护。

4. 人身自由权　是指公民在法律范围内有独立行为而不受他人干涉,不受非法逮捕、拘禁,不被非法剥夺、限制自由及非法搜查身体的自由权利。人身自由不受侵犯,是公民最基本的权利,是公民参加各种社会活动和享受其他权利的先决条件。人身自由权分为身体自由权和精神自由权。身体自由权也称行动的自由权,是指自然人按照自己的意志和利益,在法律规定的范围内作为和不作为,不受非法限制、剥夺、妨碍的权利。精神自由权也称决定意思的自由、意志自由权。精神自由权是自然人按照自己的意志和利益,在法律规定的范围内自主思维的权利,是自然人自由支配自己内在思维活动的权利。非法限制、妨碍自然人的精神自由,即为侵权行为。

人身自由权是精神障碍患者的一项基本权利,《精神卫生法》第五条、第三十条对精神障碍患者的人身自由提供了有力保障,在现实生活中,精神障碍患者可能会发生伤害自身、他人或威胁到社会安全的行为,在这种情况下《精神卫生法》作出了相应规定,即经其监护人同意,医疗机构应当对患者实施住院治疗,监护人不同意的,医疗机构不得对患者实施住院治疗,但必须做好看管,另外也可以对住院治疗的诊断要求再次诊断和鉴定。此外,《精神卫生法》第四十条规定:"精神障碍患者在医疗机构内发生或者将要发生伤害自身、危害他人安全、扰乱医疗秩序的行为,医疗机构及其医务人员在没有其他可替代措施的情况下,可以实施约束、隔离等保护性医疗措施。实施保护性医疗措施应当遵循诊断标准和治疗规范,并在实施后告知患者的监护人。禁止利用约束、隔离等保护性医疗措施惩罚精神障碍患者。"故精神科护理人员在符合保护性约束使用指征下实施保护性约束或隔离,并不属于侵害患者的人身自由权。

5. 自主权　自主权又称自我决定权,是在不受外在拘束的状态下自我判断、自我选择、自我决定的权利,是社会中每一个独立的个体或个人所享有的基本权利。精神障碍患者的医疗自主权是指患者有权基于自主意愿请求医疗救助、接受或拒绝医疗服务、参与治疗决定的权利,医护人员在帮助患者诊疗、诊治过程中征求精神障碍患者的意见,将强制性的诊疗控制在最小范围内,让患者有尊严地接受或拒绝医疗服务。

(二)义务

精神障碍患者属于特殊的弱势群体,但是精神障碍患者同正常人一样,享有一些平等的权利和应履行的义务。

1. 如实陈述病情的义务　患者及家属应向医护人员详细地提供健康情况、既往病史、过敏史及其他有关疾病、诊疗相关的信息。

2. 遵守医嘱的义务　患者应配合医务人员进行治疗、检查、护理,拒绝或不遵从医嘱时,要承担相应的责任。

3. 尊重医护人员的义务　医患双方的尊重是相互的,这是维持良好治疗关系所必需的,精神障碍患者在病态下可能会出现辱骂,甚至攻击医护人员,此时医护人员应多包容,从病患角度正确处理和对待。

4. 遵守医疗机构规章制度的义务　患者及家属都应该认真遵守医疗机构各项规章制度,任何违反相关制度的行为都应避免或被及时制止。

5. 爱护公共财物及损坏赔偿的义务　我国宪法对公共财物的爱护进行了明确的规定,任何人都应该爱护,精神障碍患者即使在发病期间造成的公共财物损坏也应赔偿。

6. 及时交款付费的义务　所有患者都应该在治疗过程中履行及时付费的义务,不能以任何借口拖延付费甚至是恶意欠费。

四、精神科护理中的法律法规问题

1. 侵害患者隐私权　由于诊断、治疗护理的需要,医护人员很容易接触到患者大量个人隐私,如个人、家庭的挫折与不幸,身体缺陷,恋爱婚姻生活,生活资料等一系列私人信息,这是对医务人员的信任而提供这些信息,必须严格保守,否则即可能侵犯了患者的隐私权。精神障碍患者这一特殊群体,个人隐私的保护尤为重要,精神科护理人员必须将保护患者的隐私上升到法律高度,在保护患者的同时也是保护自己。而护理人员未保守秘密,将患者的隐私和秘密不经意泄露或当作笑料传播和扩散,会导致侵害患者的隐私权。

2. 忽视患者安全权　在精神科病房,有些意外事件难以完全避免,如患者在住院过程中发生自伤、攻击、外逃等事件,护理人员对患者的反常行为不采取防范措施或防范措施不当,致使患者的生命安全受到威胁,就可能侵害患者的安全权。护理人员必须不断提高自己的专业内涵,能早期识别患者不良行为的先兆并及时采取相应护理措施,防患于未然。

3. 侵害患者人身自由权　保护性约束与隔离是精神科为防止患者发生意外事件或满足医疗护理工作需要所必须采取的保护性措施,从患者疾病治疗的角度考虑,在其他方法无效的情况下不得不采取的措施,但该办法侵犯了患者的自主权并可能给患者带来心理上的严重羞辱感,所以必须严格把握指征,谨慎使用。在实施保护性约束或隔离这一操作时,应当由执业医生决定,护士应按医嘱执行,不得越权任意施行,更不可作为惩罚患者的手段滥用。在采取保护性约束或隔离前要跟患者说明理由,尽可能争取患者的理解与配合,如果当时不能取得患者的合作,也要事后再次进行沟通,尽量取得患者的理解。

4. 限制患者会客和通信权　精神障碍患者在住院期间除享有医疗服务外,还有通信、会客的权利。如果因病情或医疗护理等原因需要对患者加以限制时,医务人员应将理由告知精神障碍患者本人或监护人。

5. 侵犯患者自主权　精神障碍患者的非自愿住院在住院人群中占有一定的比例,医疗机构必须按照相关规定认真执行,否则可能侵害了患者的自主权,《精神卫生法》第二十八条规定:"除个人自行到医疗机构进行精神障碍诊断外,疑似精神障碍患者的近亲属可以将其送往医疗机构进行精神障碍诊断。对查找不到近亲属的流浪乞讨疑似精神障碍患者,由当地民政等有关部门按照职责分工,帮助送往医疗机构进行精神障碍诊断。疑似精神障碍患者发生伤害自身、危害他人安全的行为,或者有伤害自身、危害他人安全的危险的,其近亲属、所在单位、当地公安机关应当立即采取措施予以制止,并将其送往医疗机构进行精神障碍诊断。"因此,精神障碍患者住院治疗首先应遵循自愿原则,其次对于非自愿住院患者应严格根据法律规定进行住院治疗,并取得其监护人同意,根据《精神卫生法》完善医院非自愿住院相关知情同意书、告知书等。

(李娜、曹新妹)

数字课程学习

○教学 PPT　○导入案例解析　○复习与自测　○更多内容

参考文献

1. 蔡军,柏涌海.社区精神康复实务[M].上海:第二军医大学出版社,2019.
2. 蔡篮.精神科护理[M].北京:北京出版社,2014.
3. 曹新妹,黄乾坤,金小丰.护理心理学:临床案例版[M].武汉:华中科技大学出版社,2015.
4. 曹新妹.精神科护理[M].上海:复旦大学出版社,2015.
5. 曹新妹.精神科护理学[M].2版.北京:人民卫生出版社,2015.
6. 曹新妹.精神科护理学[M].北京:人民卫生出版社,2009.
7. 曹新妹.精神障碍护理[M].北京:人民卫生出版社,2020.
8. 曹新妹.实用精神科护理[M].2版.上海:上海科学技术出版社,2015.
9. 曹新妹.实用精神科护理[M].上海:上海科技出版社,2007.
10. 曹新妹,粟幼嵩.护理心理学:数字案例版[M].武汉:华中科技大学出版社,2020.
11. 陈美玉,徐佳军.精神康复实践手册[M].北京:人民卫生出版社,2011.
12. 崔勇,许冬梅.精神障碍康复与护理[M].北京:中国医药科学技术出版社,2018.
13. 杜亚松.儿童心理障碍诊疗学[M].北京:人民卫生出版社,2013.
14. 方贻儒,洪武.精神病学[M].2版.上海:上海交通大学出版社,2023.
15. 高万红.精神障碍康复:社会工作的本土实践[M].北京:社会科学文献出版社,2019.
16. 顾康莹,李婴慧,钱一平,等.精神科住院患者护理风险评估及干预方法的探讨[J].中华现代护理杂志,2016,22(12):1747-1750,1751.
17. 郝伟,陆林.精神病学[M].8版.北京:人民卫生出版社,2018.
18. 贾慧.精神科护理学[M].北京:人民卫生出版社,2016.
19. 江开达.精神病学[M].2版.北京:人民卫生出版社,2010.
20. 江开达.精神病学[M].7版.北京:人民卫生出版社,2017.
21. 江开达.精神病学高级教程[M].北京:中华医学电子音像出版社,2016.
22. 江开达.精神药理学[M].北京:人民卫生出版社,2011.
23. 江领群,徐亚荣.精神科护理技术[M].北京:人民卫生出版社,2012.
24. 雷慧,岑慧红.精神科护理学[M].4版.北京:人民卫生出版社,2018.
25. 李怀珍.护理伦理与法律法规[M].2版.北京:人民卫生出版社,2019.
26. 李凌江,陆林.精神病学[M].3版.北京:人民卫生出版社,2015.
27. 李秀华.精神卫生专科护理[M].北京:人民卫生出版社,2018.

28. 李圆征,刘洁妍.联合国发布《2019 年世界毒品问题报告》——全球 3 500 万人患有药物滥用障碍 2/3 吸毒者死亡源于阿片类药物[EB/OL].[2019 - 06 - 27]. http://world. people. com. cn/n1/2019/0627/c1002 - 31199347. html.

29. 刘文凤,段桂香,马雄英.护理干预对老年精神病患者饮食安全的效果评价[J].护士进修杂志,2015,30(7):604 - 605.

30. 刘哲宁,杨芳宇.精神科护理学[M].4 版.北京:人民卫生出版社,2017.

31. 陆林,沈渔邨.精神病学[M].6 版.北京:人民卫生出版社,2017.

32. 陆峥.性功能障碍与性心理障碍[M].北京:人民卫生出版社,2012.

33. 马风杰.精神科护理学[M].2 版.北京:人民卫生出版社,2006.

34. 美国精神医学学会.精神障碍诊断与统计手册:案头参考书[M].5 版.北京:北京大学出版社,2014.

35. 申文武.精神科护理手册[M].2 版.北京:科学出版社,2015.

36. 沈渔邨.精神病学[M].6 版.北京:人民卫生出版社,2018.

37. 沈渔邨.精神病学[M].5 版.北京:人民卫生出版社,2016.

38. 施慎逊.精神病学高级教程[M].北京:中华医学电子音像出版社,2010.

39. 世界卫生组织.ICD - 10 精神与行为障碍分类[M].5 版.北京:人民卫生出版社,1993.

40. 王桂梅,谢红芬,沈蕾,等.JCI 标准对住院抑郁症患者自杀风险管理的研究[J].护理管理杂志,2015,15(10):737 - 739,760.

41. 王红,吴建红,王芒果.精神疾病急危重症临床流程管理[M].北京:中国科学技术出版社,2016.

42. 武跃明.精神科护理学[M].3 版.西安:第四军医大学出版社,2015.

43. 萧素媚,杨海晨,曾志强,等.中文版 NGASR 应用于住院抑郁症患者的信度和效度研究[J].齐鲁护理杂志,2017,23(6):23 - 25.

44. 徐国彬.精神科护理学[M].天津:天津科学技术出版社,2013.

45. 燕铁斌,尹安春.康复护理学[M].4 版.北京:人民卫生出版社,2019.

46. 杨铤,高国丽.精神科护理学[M].北京:中国医药科技出版社,2018.

47. 杨艳杰,曹枫林.护理心理学[M].4 版.北京:人民卫生出版社,2017.

48. 余明迪,周谊霞,杨文晴,等.微课在本科护理专业学生徒手心肺脑复苏及海姆立克急救法中的应用[J].护士进修杂志,2018,33(8):759 - 761.

49. 张帮峰,朱要国,李太栋,等.精神科暴力行为风险管理的研究进展[J].护理研究,2018,32(10):1516 - 1521.

50. 张斌.中国失眠障碍诊断和治疗指南[M].北京:人民卫生出版社,2016.

51. 张秋冬,李瑞兰,代建华.精神科护理学[M].镇江:江苏大学出版社,2018.

52. 张渝成,吴学华.精神障碍护理[M].北京:人民卫生出版社,2016.

53. 章秋萍.精神心理护理专科实践[M].北京:人民卫生出版社,2019.

54. 赵忠新.睡眠医学[M].北京:人民卫生出版社,2017.

55. 郑丽鹏,郑胜丽,朱晶晶,等.定位管理对精神科急重症患者暴力行为的疗效分析[J].现代实用医学,2017,29(12):1661 - 1662.

56. GBD 2019 Diseases and Injuries Collaborators. Global burden of 369 diseases and injuries in 204 countries and territories, 1990 - 2019: a systematic analysis for the Global Burden of Disease Study 2019 [J]. Lancet, 2020,396:1204 - 1222.

57. Huang Y, Wang Y, Wang H, et al. Prevalence of mental disorders in China: a cross-sectional

epidemiological study [J]. Lancet Psychiatry, 2019,6(3):211 - 224.

中英文名词对照

第一章

精神障碍护理(mental disorder nursing) 001

精神健康(mental health) 003

世界卫生组织(World Health Organization，WHO) 003

精神障碍(mental disorder) 003

精神疾病(mental illness) 003

精神障碍护理学(psychiatric nursing) 003

第二章

精神病理学(psychopathology) 014

心理应激(psychological stress) 016

感觉(sensation) 018

知觉(perception) 018

感觉障碍(sensorg disorders) 019

感觉过敏(hyperesthesia) 019

感觉减退(hypoesthesia) 019

感觉倒错(paraesthesia) 019

内感性不适(senestopathia) 019

知觉障碍(perception deficit) 019

错觉(illusion) 019

幻觉(hallucination) 019

幻听(auditory hallucination) 019

幻视(visual hallucination) 020

幻嗅(olfactory hallucination) 020

幻味(gustatory hallucination) 020

幻触(tactile hallucination) 020

内脏性幻觉(visceral hallucination) 020

真性幻觉(genuine hallucination) 021

假性幻觉(pseudo hallucination) 021

功能性幻觉(functional hallucination) 021

反射性幻觉(reflex hallucination) 021

思维鸣响(audible thought) 021

感知综合障碍(psychosensory disturbance) 021

视物变形症(metamorphopsia) 021

视物显大症(macropsia) 021

视物显小症(micropsia) 021

思维(thinking) 022

思维形式障碍(thought form disorder) 022

思维奔逸(flight of thought) 022

思维迟缓(inhibition of thought) 022

思维贫乏(poverty of thought) 022

思维散漫(loosening of thought) 023

思维破裂(splitting of thought) 023

思维不连贯(incoherence of thought) 023

思维中断(thought blocking) 023

思维云集(pressure of thought) 023

强制性思维(forced thought) 023

思维插入(thought insertion) 023

思维扩散(diffusion of thought) 023

思维播教(thought broadcasting) 023

强迫观念(obsessional idea) 023

病理性赘述(circumstantiality) 024

持续言语(perseveration) 024

重复言语(palilalia) 024

病理性象征性思维(pathological symbolic thinking) 024

语词新作(neologism) 024

妄想(delusion) 024

原发性妄想（primary delusion） 025

继发性妄想（secondary delusion） 025

妄想知觉（delusional perception） 025

妄想心境（delusional mood） 025

系统性妄想（systematic delusion） 025

非系统性妄想（unsystematic delusion） 025

被害妄想（delusion of persecution） 025

关系妄想（delusion of reference） 025

物理影响妄想（delusion of physical influence） 025

嫉妒妄想（delusion of jealousy） 026

夸大妄想（grandiose delusion） 026

钟情妄想（delusion of love） 026

罪恶妄想（delusion of guilt） 026

被洞悉感（experience of being revealed） 026

疑病妄想（hypochondriacal delusion） 026

否定妄想（delusion of negation） 026

注意（attention） 027

注意增强（hyperprosexia） 027

注意减弱（hypopreosexia） 027

注意狭窄（narrowing of attention） 027

注意涣散（dirergence of attention） 027

注意减退（hypoprosexia） 027

记忆增强（hypermnesia） 028

遗忘（amnesia） 028

顺行性遗忘（anterograde amnesia） 028

逆行性遗忘（retrograde amnesia） 028

心因性遗忘（psychogenic amnesia） 028

进行性遗忘（progressive amnesia） 028

错构症（paramnesia） 028

虚构症（confabulation） 028

科尔萨科夫综合征（Korsakoff syndrome） 029

智能（intelligence） 029

智商（intelligence quotient，IQ） 029

智力发育障碍（disorders of intellectual development） 029

假性痴呆（pseudodementia） 029

童样痴呆（puerilism） 029

定向力（orientation） 030

自知力（insight） 030

意识（consciousness） 030

嗜睡（drowsiness） 031

昏睡（sopor） 031

意识混浊（clouding of consciousness） 031

意识错乱（confusion） 031

昏迷（coma） 031

朦胧状态（twilight state） 031

走动性自动症（ambulatory automatism） 031

梦游症（somnambulism） 032

神游症（fugue） 032

谵妄状态（delirium） 032

梦样状态（oneiroid state） 032

人格解体（depersonalization） 032

交替人格（alternating personality） 032

双重人格（dual personality） 032

多重人格（multiple personality） 032

人格转换（transformation of personality） 032

情感高涨（elation） 033

欣快（euphoria） 033

焦虑（anxiety） 034

恐惧（phobia） 034

易激惹（irritability） 034

强制性哭笑（forced crying and laughing） 034

病理性激情（pathological affect） 034

情感淡漠（apathy） 035

情感倒错（paraesthesia） 035

矛盾情感（ambivalent feeling） 035

情感幼稚（affective infantility） 035

意志（will） 035

意志增强（hyperbulia） 035

意志减退（hypobulia） 035

意志缺失（abulia） 036

意向倒错（parabulia） 036

矛盾意向（ambitendency） 036

精神运动性兴奋（psychomotor excitement） 036

躁狂性兴奋（manic excitement） 036

精神运动性抑制（psychomotor inhibition） 037

木僵（stupor） 037

紧张性木僵（catatonic stupor） 037

心因性木僵（psychogenic stupor） 037

抑郁性木僵（depressive stupor） 037

蜡样屈曲（waxy flexibility） 037

缄默症（mutism） 037

违拗症（negativism） 037

被动性违拗症（passive negativism） 037

主动性违拗症（active negativism） 037

被动服从（passive obedience） 037

强迫动作（compulsive act） 037

模仿动作（echopraxia）　038

刻板动作（stereotyped movement）　038

持续动作（perseveration）　038

第三章

器质性精神障碍（organic mental disorder）　041

谵妄（delirium）　041

急性脑综合征（acute brain syndrome）　041

痴呆（dementia）　042

慢性脑综合征（chronic brain syndrome）　042

阿尔茨海默病（Alzheimer's disease，AD）　042

血管性痴呆（vascular dementia，VD）　042

混合性痴呆（mixed dementia，MD）　042

记忆减退（hypomnesia）　042

失语（aphasia）　042

失认（agnosia）　042

失用（apraxia）　042

灾难反应（catastrophic reactions）　043

简易智力状态检查(mini mental state examination，MMSE)　043

遗忘综合征（amnestic syndrome）　043

载脂蛋白 E（ApoE）　044

乙酰胆碱酯酶（AchE）　046

短暂性脑缺血发作（transient ischemic attack，TIA）　048

先兆（aura）　049

前驱症状（prodromata）　049

自动症（epileptic automatisms）　049

长谷川痴呆量表（Hasegawa Dementia Scale，HDS）　051

躯体疾病所致精神障碍（mental disorders due to physical diseases）　055

第四章

精神活性物质（psychoactive substances）　065

成瘾物质（substances）　065

药物（drug）　065

依赖（dependence）　065

戒断状态（state of withdrawal）　065

滥用（abuse）　065

耐受性（tolerance）　065

抗抑郁药（antidepressants）　065

致幻剂（hallucinogen）　066

阿片类物质（opioid）　066

奖赏系统（reward system）　066

酒精依赖（alcohol dependence）　067

吗啡（morphine）　068

海洛因（heroin）　068

脱毒（detoxification）　070

单纯性醉酒（simple drunkenness）　071

病理性醉酒（pathological drunkenness）　071

复杂性醉酒（complex drunkenness）　072

单纯性酒精戒断反应（uncomplicated alcohol withdrawal）　072

震颤性谵妄（delirium tremens）　072

酒精中毒性幻觉症（alcoholic hallucinosis）　073

酒精中毒性妄想症（alcoholic delusiveness）　073

酒精中毒性脑病（alcoholic encephalopathy）　073

韦尼克脑病（Wernicke's encephalopathy）　073

酒精性痴呆（alcoholic dementia）　073

双硫仑（disulfiram）　074

苯丙胺类兴奋剂（amphetamine-type stimulants，ATS）　074

尼古丁（nicotine）　076

第五章

精神分裂症（schizophrenia）　085

伤残调整生命年（disability-adjusted life year，DALY）　085

多巴胺（dopamine，DA）　086

5-羟色胺（5-hydroxytryptamine，5-HT）　086

第六章

心境障碍（mood disorder）　100

情感性精神障碍（affective disorder）　102

抑郁（depression）　102

躁狂（mania）　102

去甲肾上腺素（noradrenaline，NE）　104

下丘脑-垂体-甲状腺轴（hypothalamus-pituitary-thyroid，HPT）　104

下丘脑-垂体-生长素轴（hypothalamic- pituitary-gonadal axis，HPGH）　104

选择性 5-羟色胺再摄取抑制剂（selective serotonin reuptake inhibitors，SSRI）　109

选择性 5-羟色胺和去甲肾上腺素再摄取抑制剂（ selective serotonin-norepinephrine reuptake inhibitors，SNRIs）　110

去甲肾上腺素和特异性 5-羟色胺能抗抑郁药

（noradrenergic and specific serotonergic antide-pressants，NaSSAs） 110

伏硫西汀（vortioxetine） 110

重复经颅磁刺激治疗（repetitive transcranial magnetic stimulation treatment，rTMS） 110

汉密尔顿抑郁量表（Hamilton Depression Scale，HAMD） 111

汉密尔顿焦虑量表（Hamilton Anxiety Scale，HAMA） 111

杨氏躁狂状态评定量表（Young Mania Rating Scale，YMRS） 112

第七章

恐惧症（phobia） 121

广场恐惧症（agoraphobia） 122

社交恐惧症（social phobia） 122

广泛性焦虑障碍（generalized anxiety disorder，GAD） 123

自由浮动性焦虑（free-floating anxiety） 124

预期焦虑（apprehensive expectation） 124

急性应激反应（acute stress reaction） 133

创伤后应激障碍（post-traumatic stress disorder，PTSD） 133

适应障碍（adjustment disorder） 134

躯体化障碍（somatization disorder） 142

疑病障碍（hypochondriasis） 144

缩阳症（Koro） 148

第八章

心理因素相关生理障碍（physiological disorders related to psychological factors） 160

神经性厌食（anorexia nervosa） 160

瘦素（leptin） 161

神经性贪食（bulimia nervosa） 164

失眠症（insomnia） 172

易感因素（predisposing factor） 173

促发因素（precipitating factor） 173

持续因素（perpetuating factor） 173

嗜睡症（hypersomnia） 174

睡眠-觉醒节律障碍（sleep-wake rhythm disorder） 175

睡行症（sleep walking） 175

第九章

唐氏综合征（Down syndrome） 185

特纳综合征（Turner's syndrome） 185

克兰费尔特综合征（Klinefelter syndrome） 185

脆性 X 染色体综合征（fragile X syndrome） 185

戈谢病（Gaucher disease） 185

孤独症（autism） 191

孤独症行为评定量表（Autism Behavior Checklist，ABC） 193

儿童期孤独症评定量表（Childhood Autism Rating Scale，CARS） 193

克氏孤独症行为量表（Clancy Autism Behavior Scale，CABS） 193

孤独症诊断观察量表（Autism Diagnostic Obser-vation Schedule，ADOS） 193

孤独症诊断访谈量表修订版（Autism Diagnostic Interview-Revised，ADI‐R） 193

注意缺陷多动障碍（attention deficit and hype-ractive disorder，ADHD） 198

美国儿童少年精神病学会（American Academy of Child and Adolescent Psychiatry，AACAP） 198

遗传度（heritability） 198

品行障碍（conduct dissocial disorder） 204

分离焦虑障碍（separation anxiety disorder） 210

第十章

耳温计（ear thermometer） 220

海姆利希手法（Heimlich maneuver） 239

第十一章

锥体外系不良反应（Extra-pyramidal symptoms，EPS） 247

急性肌张力障碍（acute dystonia） 247

迟发性运动障碍（tardive dyskinesia，TD） 247

第十二章

社区康复（community-based rehabilitation，CBR） 264

个案管理工作模式（case management model） 265

康复会所模式（clubhouse model） 265

主动式社区治疗（assertive community treat-ment，ACT） 265

国际会所发展中心（International Center for Clubhouse Development，ICCD） 266

健康促进（health promotion） 266

全美社会工作协会（National Association for

Social Work，NASW 1987) 273

个案管理(case management) 273

个体服务计划(individual service plan，ISP)
273

第十三章

伦理(ethics) 279

道德(moral) 279

弗洛伦斯·南丁格尔(Florence Nightingale)
280

尊重原则(principle of respect) 281

不伤害原则(principle of nonmaleficence) 281

有利原则(principle of beneficence) 281

公正原则(principle of justice) 281

自主性(autonomy) 283

霍普金斯知情能力评估工具(Hopkins Competency
Assessment Test，HCAT) 287

麦克阿瑟临床研究知情同意能力评估工具
(MaDcArthur Competence Assessment Tool for
Clinical Research，MacCAT‐CR) 288